つまずきから学ぶ漢方薬

構造主義と番号順の漢方学習

岩田健太郎【著】
神戸大学微生物感染症学講座
感染治療学教授

西本　隆【監修】
医療法人社団岐黄会西本クリニック
神戸大学医学部附属病院漢方内科

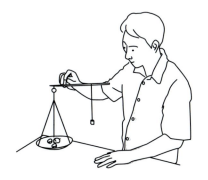

中外医学社

序文

　本書は、感染症治療学のスペシャリストである岩田健太郎氏によって書かれた漢方の入門書であると同時に、著者が、漢方と出会い、触れ合い、分かり合おうとした体験記とも言うべき書である。

　ヒトが自分の慣れ親しんだ思考回路と異なる概念に出会った時の反応は、おおよそ次の三つのタイプに分類される。この世に生まれ出た赤ん坊が目を見開いて世界を見るように新たな興味の対象として捉えるか、あるいは、まるで自分を侵食する邪敵のように拒絶し排除するか、あるいは、その概念がまるでこの世に存在しないのかのごとくに無視するか。岩田氏は間違いなく、第一のタイプである。もちろん、彼は、赤ん坊どころではなく、「知の収集家」といってもよいほどに医学以外にもさまざまな分野の知識を持ち、発信しつづけている巨人であるが、巨人であるがゆえに、「知」に対する姿勢は常に謙虚で慎重である。

　例えば、岩田氏は本書の中で、現象学者のフッサールが用いた「エポケー」という古代ギリシャ語を用いて、漢方理論や診断において、自らが理解しかねる、腑に落ちない部分を「判断保留」とした上で前に進む方法を紹介している（「エポケー」：私にとっては高校時代に大好きだった倫理社会の先生に教えてもらった懐かしい言葉）。漢方基礎理論や診断学においては、自然現象を観察して得られた情報と、観念的、哲学的な概念が夾雑している部分が多く、いわゆる西洋科学的なアプローチのみでは整理・理解が困難である場面が少なくない。これは西洋医学を学んだ医師達が漢方医学を学ぼうとする際に、最初に遭遇するハードルであるが、すべての者がクリアできるものではなく、そこで逡巡し引き返すも者もおれば、このハードルを無理に越えようとして傷を負う者もいるであろう。ハードルの存在を知っただけで近づかないようにする者もいるかもしれない。本書において、著者は、この障害をいったん「エポケー（留保）」としておくことで、言い換えれば、ハードルをいったん迂回することで、さらにその奥にある重要なものに辿り着こうという姿勢の必要性を説いている。

　さらに、四物湯と四逆散と四君子湯って似ているけど全然別の薬です、というような、知ったかぶりをしがちな似非専門家では思いもつかないような言葉を用いて、著者は、漢方の初学者が遭遇する最初のハードル、それも、「余り重要でないのに、つい、つまずいてしまいがちな」障害の存在をやさしく指摘し、かつ、それを取り除いてくれているのである。

　破天荒だとされた談志の高座が誰にもまねのできないような丁寧で形式美の備わったお辞儀で始まり終わるのを思い出させるが如く、一見、駄洒落と挿話が盛

りだくさんの本書の中で、岩田氏は読者に対して謙虚であり親切丁寧なのである。

　そしてポリファーマシーに対する一つの「解」が漢方薬にあることや、時代とともに漢方薬の使われ方が変わっていくべきであることなど、「漢方を現代に生かす」啓蒙の視点も忘れられてはいない。

　そして、後半の各論部分においては、製品番号順に医療用漢方エキス製剤についての解説を試みている。その内容は、生薬構成を中心に、文献的考察や古人の口訣に加え、自己の経験、さらには EBM などをちりばめたものである。処方を理解するのに、まずは生薬を理解し、その構成から処方の作用ベクトルを知るという方法論は、岩田氏の言葉を借りれば、構造主義的理解ということになるのであろうが、漢方処方を勉強する方法論としては個人的にも大賛成である。日本漢方においては、ややもすると「まず古典を読み、先人の口訣を学ぶ」ことが正しい勉強方法であるとされがちであるが、方剤とは「まず生薬ありき」なのであり、生薬の効能を理解し、その組み合わせとしての処方がどのような作用ベクトルを持つのかを理解していく方法は、より短時間で多くの方剤に対する正しい理解と応用へと導いてくれる方法論である。もちろん、古典の条文や先人の口訣の勉強が必要なことは言うまでもないが、まずは生薬の効能と構成を学んだ後でも十分であると考えている。

　「師匠の門に弟子入りし、師匠について傷寒論を読み習う」という、まるで、古典芸能のような学習方式を取ってきた従来の漢方家には決して書けないであろう本書は、多くの若い医師達にとって恰好の入門書になり得ると同時に、西洋医学のトップランナーでありつつ漢方の心を理解した、著者が言うところのジェネシャリストであるからこその内容が、漢方の専門家にとっても大いに糧になるものであると確信する。

　本書の冒頭で、岩田氏が漢方に接した最初のきっかけが、島根県の故阿部勝利先生との出会いであったことが紹介されている。実は私自身、約 25 年前に阿部先生と台湾への視察旅行をご一緒したことがあり、その訥々とした語り口と漢方に向き合う真摯な姿勢から、私にとって「僕の好きな先生」のお一人であったのだが、今回、岩田健太郎氏から御著書の監修を依頼され、序文まで書かせていただいたことに、故人につながる不思議なご縁を感じている。

　　　2018 年 1 月

　　　　　　　　　　　　　　　　　　　　　　　　　　　　西本　　隆

目　次

はじめに ……………………………………………………… 1

本当に手軽に使える、例えばこんなとき ………………… 7

ただし、ピットフォールにはご用心 ……………………… 10

「足し算」を「引き算」にポリファーマシー対策としての漢方薬 ……… 11

漢方医学は西洋医学に対立しない ………………………… 12

漢方は数千年の歴史しかし、現代の使われ方は違うかも ……… 13

面倒くさくても、生薬を学ぼう …………………………… 14

番号順にエキス剤を学ぶ理由 ……………………………… 17

ダジャレを使ってもよいじゃない ………………………… 21

患者のイメージを大切に …………………………………… 22

まずは麻黄湯を使ってみよう ……………………………… 23

風邪診療の西洋医学的問題 ………………………………… 32

風邪に漢方は使えるか ……………………………………… 35

生薬の副作用について ……………………………………… 38

桂枝湯を使ってみよう ……………………………………… 40

構造主義と漢方診療 ………………………………………… 42

なぜ、「漢方」と呼ぶのか ………………………………… 51

気血水（きけつすい）について …………………………… 61

陰陽五行説とは ……………………………………………… 63

陰陽五行説はでたらめか …………………………………… 70

証はゲシュタルト …………………………………………… 73

証における「陰陽」とは …………………………………… 74

六病位 ………………………………………………………… 76

中医学の病態生理とエポケー ……………………………… 82

中医学と日本漢方の違いの捉え方 ………………………… 84

漢方診療の診察 ……………………………………………… 85

i

舌診、脈診、腹診	86
漢方診療のキーワードに慣れよう	87
漢方薬とは、どういうものか	90
漢方でエビデンスは作れない？	97

◆ 1番〜9番 …… 107

1	葛根湯	107
2	葛根湯加川芎辛夷	110
3	乙字湯	111
5	安中散	113
6	十味敗毒湯	115
7	八味地黄丸	118
8	大柴胡湯	120
9	小柴胡湯	122

◆ 10番〜19番 …… 124

10	柴胡桂枝湯	124
11	柴胡桂枝乾姜湯	125
12	柴胡加竜骨牡蛎湯	127
14	半夏瀉心湯	129
15	黄連解毒湯	131
16	半夏厚朴湯	133
17	五苓散	134
18	桂枝加朮附湯	136
19	小青竜湯	137

◆ 20番〜29番 …… 140

20	防已黄耆湯	140

21	小半夏加茯苓湯	141
22	消風散	142
23	当帰芍薬散	145
24	加味逍遙散	146
25	桂枝茯苓丸	149
26	桂枝加竜骨牡蛎湯	150
27	麻黄湯	152
28	越婢加朮湯	152
29	麦門冬湯	154

◆ 30番〜39番 ····· 156

30	真武湯	156
31	呉茱萸湯	158
32	人参湯	159
33	大黄牡丹皮湯	160
34	白虎加人参湯	161
35	四逆散	162
36	木防已湯	163
37	半夏白朮天麻湯	164
38	当帰四逆加呉茱萸生姜湯	166
39	苓桂朮甘湯	168

◆ 40番〜49番 ····· 169

40	猪苓湯	169
41	補中益気湯	170
43	六君子湯	172
45	桂枝湯	173
46	七物降下湯	175
47	釣藤散	175

| 48 | 十全大補湯 | 177 |

◆ 50番〜59番 178

50	荊芥連翹湯	178
51	潤腸湯	180
52	薏苡仁湯	182
53	疎経活血湯	182
54	抑肝散	184
55	麻杏甘石湯	185
56	五淋散	186
57	温清飲	187
58	清上防風湯	188
59	治頭瘡一方	189

◆ 60番〜69番 191

60	桂枝加芍薬湯	191
61	桃核承気湯	192
62	防風通聖散	192
63	五積散	194
64	炙甘草湯	195
65	帰脾湯	196
66	参蘇飲	198
67	女神散	199
68	芍薬甘草湯	200
69	茯苓飲	201

◆ 70番〜79番 202

| 70 | 香蘇散 | 202 |
| 71 | 四物湯 | 203 |

目　次

72	甘麦大棗湯	204
73	柴陥湯	205
74	調胃承気湯	206
75	四君子湯	206
76	竜胆瀉肝湯	207
77	芎帰膠艾湯	209
78	麻杏薏甘湯	209
79	平胃散	210

◆ 80番〜89番 211

80	柴胡清肝湯	211
81	二陳湯	212
82	桂枝人参湯	214
83	抑肝散加陳皮半夏	214
84	大黄甘草湯	215
85	神秘湯	215
86	当帰飲子	216
87	六味丸	217
88	二朮湯	218
89	治打撲一方	219

◆ 90番〜99番 221

90	清肺湯	221
91	竹茹温胆湯	222
92	滋陰至宝湯	224
93	滋陰降火湯	225
95	五虎湯	226
96	柴朴湯	227
97	大防風湯	228

v

| 98 | 黄耆建中湯 | 229 |
| 99 | 小建中湯 | 230 |

◆ 100番～109番 ……………………………………… 232

100	大建中湯	232
101	升麻葛根湯	233
102	当帰湯	233
103	酸棗仁湯	234
104	辛夷清肺湯	235
105	通導散	236
106	温経湯	236
107	牛車腎気丸	238
108	人参養栄湯	238
109	小柴胡湯加桔梗石膏	239

◆ 110番～119番 ……………………………………… 241

110	立効散	241
111	清心蓮子飲	241
112	猪苓湯合四物湯	242
113	三黄瀉心湯	243
114	柴苓湯	243
115	胃苓湯	244
116	茯苓飲合半夏厚朴湯	245
117	茵蔯五苓散	246
118	苓姜朮甘湯	246
119	苓甘姜味辛夏仁湯	247

◆ 120番～128番 ……………………………………… 248

| 120 | 黄連湯 | 248 |

vi

121	三物黄芩湯	248
122	排膿散及湯	249
123	当帰建中湯	249
124	川芎茶調散	250
125	桂枝茯苓丸加薏苡仁	251
126	麻子仁丸	251
127	麻黄附子細辛湯	252
128	啓脾湯	253

◆ 133番〜138番 254

133	大承気湯	254
134	桂枝加芍薬大黄湯	255
135	茵蔯蒿湯	255
136	清暑益気湯	256
137	加味帰脾湯	256
138	桔梗湯	257

◆ 311番〜324番 258

311	九味檳榔湯	258
314	梔子柏皮湯	259
319	大柴胡湯去大黄	259
320	腸癰湯	260
324	桔梗石膏	261

参考文献 262

あとがき 264

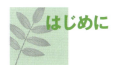

はじめに

みなさん、こんにちは。岩田健太郎です。

本書は漢方薬の入門本です。

なんでイワタが漢方の本なのか？ お前は感染症屋ではないのか？ そういう声も聞こえてきそうです。

実は、何を隠そう（特に隠してませんが）ぼくは日本東洋医学会認定の漢方専門医なんです。漢方は、医学生の頃からもう20年以上勉強してきました。きっかけははっきり思い出せないのですが、漢方薬に昔から関心があったのですね。

ぼくは島根医科大学（現・島根大学）の出身ですが、学生当時は開業されていた阿部勝利先生（故人）の主催する勉強会に参加していました。先生のご自宅兼クリニックで、土曜日に定期的にお昼を食べながら漢方を勉強するという会でした。

阿部先生はぼくの主治医でもありました。学生時代のイワタはいろいろな壁にぶち当たっていて、行き詰まっていまして、そしてうつ症状まで見られるようになりました。当時はまだSSRIとかSNRIとかはなく、精神科医に処方された四環系の抗うつ薬も効果が乏しく副作用にも苦しみました。

そんなあるとき、ぼくは阿部先生の外来で自分のうつ症状について相談しました。阿部先生はぼくに香蘇散（煎じ薬）を処方してくださいました。これを煎じて毎日飲み、危機を脱したというわけです（まあ、香蘇散だけで危機を回避したわけではないのですが、話すと長くなるので割愛します）。

それとは別に、ぼくは学生時代に漢方については研究にも参加していました。当時、島根医科大学で生理学を教えていた亀井勉先生（現・長崎大学教授）のお手伝いをして、人参養栄湯に関するNK細胞活性の研究などを手伝ったりしていましたのです。そのいくつかは論文化もされ、ぼくは共著者に加えていただきました（Kamei T, Kumano H, Beppu K, Iwata K, Masumura S. Response of healthy individuals to ninjin-yoei-to extract--enhancement of natural killer cell activity. Am J Chin Med. 1998; 26: 91-5, および Kamei T, Kumano H, Iwata K, Nariai Y, Matsumoto T. The effect of a traditional Chinese prescription for a case of lung carcinoma. J Altern Complement Med. 2000; 6: 557-9 など）。当時基礎医学者になりたかったぼく（ぼく

は、基本的に基礎医学者に「なり損なった」臨床屋なのです）
はこうした研究活動に、楽しく参加しました。

　その後、沖縄県立中部病院の研修医、アメリカの内科研修医
と感染症の後期研修医をしていた間はずっと漢方の勉強はサボ
っていました。とはいえ、アメリカ時代には、日本のメーカー
の漢方薬アメリカ進出について諸検討を行ったりはしています
（あまりうまくはいきませんでしたが）。

　さて、ぼくのアメリカでの研修は東京海上メディカルサービ
スの西元慶治先生たちによる「Ｎプログラム」のおかげで可能
になりました。西元先生もまた漢方診療を専門とされており、
不思議な縁を感じます。

　その西元先生とともにニューヨーク市のベスイスラエル・メ
ディカルセンターにおいでになったのが、なんとあの花輪壽彦
先生でした。漢方診療の大家です。ぼくは昔から花輪先生のフ
ァンで、その著書をぼろぼろになるまで読み込みました。島根
に花輪先生がいらしたときはそのボロボロの本にサインまでし
ていただきました（ミーハーです）。花輪先生はベスイスラエ
ル・メディカルセンターで基調講演をするためにアメリカにお
いでになったのでした。イワタは、まさかアメリカで花輪先生
にお目にかかれるとは！　とこの奇縁に小躍りしました。

　が、その講演日がなんと、「あの」2001 年 9 月 11 日だった
のです。

　アメリカでは夜に講演などしませんで（集中力落ちてますし、
家に帰りたいですから）、朝に基調講演をやるのが普通です。花
輪先生の講演が終了したのが午前 9 時前後。その後で内科のチ
ェアマンが真っ青な顔をして現れ、我々はマンハッタン島の対
面に位置していたワールドトレードセンタービルに旅客機が突
っ込んだことを知ったのでした。その後、感染症屋のイワタは
炭疽菌事件で忙殺されるのですが、それはまた別の話（この顛
末は「バイオテロと医師たち」集英社新書を参照ください）。花
輪先生もさぞびっくりなさったことでしょう（予定通り帰国で
きなくなりましたし）。

　さて、2003 年。そんな狂乱のニューヨークから、SARS が流
行してやはり大混乱だった北京に異動します。北京では 1 年間

2

家庭医をしていたのですが、中国で「漢方薬」を処方するには「中医」の資格が必要だったので、「西医（西洋医学の医者）」だったぼくは「漢方薬」の処方チャンスがありませんでした。まあ、今にして思えば、この期間は中国医学を勉強する大きなチャンスだったわけで、返す返すも惜しいことをしました。自分の怠惰と短見を呪います。

　その後、ぼくは 2004 年に帰国し、亀田総合病院で総合診療外来や救急外来に入るようになりました。そこで再び漢方薬を処方するチャンスが増えました。亀田時代には感染症と漢方診療に詳しい外房こどもクリニックの黒木春郎先生と感染症と漢方薬について議論を重ねる機会にも恵まれました。

　その後、神戸大学に異動し、漢方については西宮の西本クリニック院長西本隆先生のご指導を仰ぐ機会を得ることができました。神戸では漢方に関する勉強会が盛んに行われており、そこに参加したり、ちょこっとお話する機会にも恵まれました。また、その間、ささやかながら漢方薬に関する論文執筆もしてきました（Iwata K, et al. Gingyo Gedokusan vs Oseltamivir for the Treatment of Uncomplicated Influenza and Influenza-like illness: An Open-label Prospective Study. General Medicine. 2013; 14: 13-22/岩田健太郎, 他. 腸管スピロヘータ症治療に大建中湯エキスを用いた一例. 日本東洋医学雑誌. 2013; 64: 27-31/岩田健太郎, 他. インフルエンザ診療における意思決定モデルの開発現象と治療に立脚した診断方針の試案. 日本東洋医学雑誌. 2013; 64: 289-302）。

　まあ、そんなこんなで現在に至っています。

　そういうわけでイワタと漢方医学の付き合いは「案外」長いのです。

　とはいえ、ぼくの漢方診療の実力は多くの達人たちには全く及ばない、ほんのささやかなものです。

　実は亀田時代にぼくは熊本赤十字病院の加島雅之先生に感染症の指導をしたことがあります（これも奇縁です）。数カ月の短期研修でしたが、その間に加島先生が漢方領域の大巨人であることを知りました。そういう「巨大さ」を目にすると、自分の存在の矮小さが厳しく自覚できるのでした。本書の執筆に関しては西本隆先生に監修をお願いしていますが、西本先生がお書

きになった論文を読むともう果てが見えないほどの「遠さ」を感じてしまい、自分が何をわかっていないのかすら分からない絶望感に苛まれます。

ですので、そのような漢方修行の途上にあるぼくが不遜にも漢方の本を出すのはいかがなものか？　とお考えの方も多いと思います。そのお気持ちはよく理解できます。

しかし、本書は漢方マスターが漢方指南をするといった、大所、高所から漢方を論じたものでは決してありません。そんな本はイワタに書けるはずもありません。

ただ、ぼくにも作れそうなコンテンツがひとつあります。

それは、修行途上で踏みがちな地雷、未熟者が陥りやすいピットフォール、そしてマスターでない凡庸な人物でも学びやすいであろう初学時の「コツ」みたいなものをまとめることです。

本書を執筆するにいたったいくつかのエピソードがあります。そのひとつは、とある内科回診での研修医との会話でした。

「ミノマイシンってあるよねえ」

「はい」

「ミノマイシンの仲間にはどんなのがある？」

僕の質問は、テトラサイクリン系のミノマイシン（ミノサイクリン）という抗菌薬（抗生物質）についてでした。同系統の抗菌薬、ドキシサイクリンなどを列記できればいいよ、という意図を込めた質問でした。

ところが、この研修医はこう答えたのです。

「クリンダマイシン？」

「…いや…」

「ゲンタマイシン？」

「…それも…違う…」

「アジスロマイシン？？」

ああ、わかった。この研修医はなんとかマイシン…はみんな同系統の薬だと思ってるんだ。このまま続けてるとブレオマイシンとか言い出しかねないな。

抗菌薬のプロの目から見ると、こういう間違いはとても初歩的なミスです。名前こそ似ていますが、クリンダマイシンもゲンタマイシンもアジスロマイシンもみんな別系統の、異なる抗

—4

菌薬だからです。

　しかしぼくはこのとき「はっ」と思ったのでした。学習者が躓くのは、案外こういう「ちょっとした初歩的なエラー」なのではないか、と。

　それはプロにとってはあまりに初歩的すぎて、すっ飛ばしてしまい、レクチャーなんかでも無視してしまうようなミスです。薬理学の講義でも感染症学の講義でも

　「ミノマイシンとクリンダマイシンは別物だよ」

なんて教えてくれません。

　漢方を始めたばかりの時も、このような「似て非なるもの」に翻弄されます。

　例えば、漢方薬には「四」から始まるものがたくさんあります。いくつか並べてみましょう。

　四物湯
　四逆散
　四君子湯

　上から「しもつとう」「しぎゃくさん」「しくんしとう」と読みます。ね、紛らわしいでしょ。

　これら3つの漢方薬は、全然別の薬です。が、ビギナーは翻弄されます。まあ、四物湯と四逆散は別、くらいは言われればすぐに覚えられるかもしれません。しかし四逆散と四逆湯（しぎゃくとう、と読みます）が全然異なる漢方薬だとかになると、もうかんべんしてくれ、って気分になります。実際、四逆散と四逆湯は全然べつの漢方薬なのです。

　同じように、

　柴胡加竜骨牡蛎湯
　桂枝加竜骨牡蛎湯

　みたいな漢方薬は遠目には「同じように」見えます。ちなみに前者は「さいこかりゅうこつぼれいとう」と読み、後者を「けいしかりゅうこつぼれいとう」と読みます。紛らわしいですね。

　ていうか、そもそも漢方薬って漢字が多すぎます。まあ、中国由来なので当たり前といえば当たり前なのですが。でも、これがそもそも、つまずきの元ですね。さらに、単に漢字の量が

多いだけでなく難しい漢字が多い。普段使わない漢字がわんさか出てきます。さらにさらに、その漢字の読み方が特殊でして、これもビギナー泣かせです。牡蠣はふつう「カキ」って読みますよね。なんで「ボレイ」やねん。

こういう「つまずき」や「しくじり」を丁寧に説明できたら、漢方薬の勉強はもっともっと楽になるのではないか。本書では、こういう「漢方の大家は、あまりにバカバカしすぎて教えてくれないような」、しかし初心者が案外つまずきそうなトピック、しくじりそうな地雷を丁寧に取り上げています。〜マイシン話でぼくをはっとさせてくれた研修医には感謝です。「教育することが一番の学び」って本当ですね。本書はまあ、一種の「しくじり先生」ですね（番組は見たことないですが）。

というわけで、本書は基本的に、ぼくが漢方を勉強していてつまずいたところをメモっていた、そのノートが膨大な量になりまして、それをまとめ直したものです。そしたら本一冊分になりました。まあ、つまずきまくったんですよ。津液は「しんえき」と読みますよ、「つえき」じゃないですよ、とか。瘀血は「おけつ」と読みますよ、でもおしりじゃないですよ、とか。

一般に、専門家は「この世界は甘くないよ、一朝一夕にはマスターできないよ」とビギナーに脅しをかけます。それが自分たちプロの存在価値を高めてくれるからです。「ああ、こういうのはちょちょっと勉強すれば、すぐできるようになるよ」なんて言う専門家は皆無です。それは、「私の価値はちょいちょい、とマスターできるようなものですよ」とカミングアウトするようなものですから。

そして、実際に漢方の世界はとても奥が深いです。「ちょいちょい」でマスターできるものでは到底ありません。もちろん、本書を読んだくらいで、マスターできるものでもありません。

しかし、門というものはくぐってみなければ先に進めません。スタートしなければ、ゴールもありません。まずはスタートしてみましょう、という誘い水は、易しく、そして優しい方がよい。たとえ、それがつらい苦難の道のりに向かうときの「方便」に過ぎなかったとしても。ぼくはそう考えています。本書は漢方マスターを育てるための存在ではありません。しかし、本書

つまずきから学ぶ漢方薬 ■

は漢方マスターに至る道の、「門をくぐる」ための本なのです。

いろいろな病院に勤務していると、まだ漢方薬をまったく置いていない病院も少なからずあります。あと、芍薬甘草湯と大建中湯と葛根湯しか置いてない病院とか。多くの医師が漢方薬をルーティンで処方していますが、その一方で全く漢方薬を使ったことがないドクターも少なくありません。その「全く使ったことがない」ゼロを1にするのが本書の目的です。

アメリカの内科医はメンタルヘルスも守備範囲にしており、ぼくらはうつ病やら不安神経症の患者さんをたくさん診てきました。しかし、もちろんぼくのメンタルヘルスの理解はプロの精神科医にはおよびません。精神分析もできませんし、ラカンなんか読んでもチンプンカンプンです。それでも、「ゼロ」が「1」になるのは素晴らしいことでして、現在でもその能力はささやかながら臨床現場に活かせています。

花輪先生とか加島先生とか西本先生のような大リーガー級、イチロー級の漢方マスターになれなくても、多くのドクターが漢方薬を自分の診療に活用できることは素晴らしいことだと思います。そのためのささやかな取り組みが本書の作成です。

漢方薬を急にマスターするのは無理かもしれません。しかし、日常診療にちょっと使ってみることは可能です。そして、使ってみると意外に便利です。門の向こう側の人たちが、門のこちら側に来てくれるように、「気軽にどうぞ、おこしやす」なのが本書なのです。医学部、薬学部、看護学校の学生さんとかでも、気楽に最後まで読み通せる本…くらいを目指しています（いろんな人に読んでもらえる本のほうが、「売れる」という小狡い計算もありますが ^^;)。

本当に手軽に使える、例えばこんなとき

例えば、「芍薬甘草湯」という漢方薬があります。「しゃくやくかんぞうとう」と読みます。この漢方薬はもっとも「手っ取り早く」処方できる漢方薬です。

というのは、芍薬甘草湯は、「こむら返り」の特効薬なのです。こむら返りがあって困ってるんです、という患者がいたら、「と

7

りあえず」処方しておけばよい、という気軽さがあるんですね。便利です。西洋には、「こむらがえり」に対する良い薬はほとんどありませんから。

あるいは、「二日酔い」。

西洋医学的にはほとんど治療薬がありません（Verster JC, et al. Curr Drug Abuse Rev. 2010; 3: 116-26）。病気扱いすらされず、あまり研究もされていません。

しかし、現実には二日酔いに苦しむ人はたくさんいるわけで、そこに西洋医学が満たしえないニーズが生じます。

こういうときにも漢方薬なら選択肢はあるのです。例えば、黄連解毒湯（おうれんげどくとう）や五苓散（ごれいさん）は二日酔いによく使われる漢方薬です（もっとも、その臨床効果については「いわゆる」エビデンスとしての検証十分ではありませんが）。

あるいは、胸がドキドキする「動悸」。

脈が「速くなる」動悸には西洋医学がしばしば有用です。不整脈の薬とか、心臓カテーテルによる治療とか。

しかし、脈が速くならないのに、「ドッキン、ドッキン」と強い脈を感じる患者がいます。このような、ドキドキ感が強くなる、脈拍数自体は速くなったり遅くなったりしないような状態には、西洋にはあまり良い薬がありません。心電図をとり、心エコー検査をして、「検査に異常はありません」といって、帰されてしまいます。いくら検査に異常がないといっても、実際に患者は主観的につらいわけですから、不全感が残りますね。

こういうときにも漢方薬なら、治療の選択肢はあるのです。例えば、さきほど紹介した、柴胡加竜骨牡蛎湯が効果を発揮することがあります。さいこかりゅうこつぼれいとうと読むのでしたね。少し、慣れましたか？

漢方薬は漢字だらけで真面目そうで、一見、近寄りがたい外見ですが、西洋薬では埋められない隙間を埋めてくれるんです。「案外いい奴」なんです、漢方薬って。

他にも漢方薬が「西洋医学では埋められない隙間」を埋めてくれる領域があります。

例えば、精神科領域。

つまずきから学ぶ漢方薬 ■

「身体症状障害」という疾患があります。英語では somatic symptom disorder といいますが、精神科疾患を分類する DSM-5 では、

A. 1つまたはそれ以上の、苦痛を伴う、または日常生活に意味のある混乱を引き起こす身体症状

B. 身体症状、またはそれに伴う健康への懸念に関連した過度な思考、感情、または行動で、以下のうち少なくとも1つによって顕在化する。

①自分の症状の深刻さについての不釣り合いかつ持続する思考

②健康または症状についての持続する強い不安

③これらの症状または健康への懸念に費やされる過度の時間と労力

C. 身体症状はどれひとつとして持続的に存在していないかもしれないが、症状のある状態は持続している（典型的には6カ月以上）。

（日本精神神経学会 日本語版用語監修, 高橋三郎, 大野　裕 監訳. DSM-5 精神疾患の診断・統計マニュアル. 東京: 医学書院; 2014. p307-10 より）

　ぼくの感染症内科外来にはこのような症状の患者がわりと多くやってきます。あるワクチンを接種したあと続く身体症状、生まれて初めて風俗に行き、その後性感染症ではないのかという不安を伴う身体症状。

　後者については過去にまとまった文献がないので論文化しました (Iwata K, Katsuda Y. Somatic symptoms after sexual behavior with fear of four sexually transmitted diseases: A proposal of novel disorder. Journal of Family Medicine and Primary Care. 2016; 5: 706)。

　この身体症状障害、西洋医学的には治療するのが困難です。血液検査でも画像検査でも異常は見つかりませんから、「検査は正常でした」と放っておかれたりするケースも多いです。患者さんは苦しんでいるのですから、不満、不全感が残りますね。

　でも、こういう患者さんたちにも漢方薬は使えます。例えば、先程紹介したケース・シリーズの症例。売春婦とセックスした後、あちこちの体部痛と、HIV 感染があるんじゃないかという不安を持つ患者さんには柴胡加竜骨牡蛎湯や釣藤散（ちょうとうさん）が使われましたし、オーラルセックス後の喉の違和感と性感染症じゃないかという不安感には半夏厚朴湯（はんげこ

うぼくとう）が用いられています。古代中国には存在しなかった（少なくとも認識されていなかった）こうした疾患にも漢方薬が使えるというのは興味深いことだと思います。

　他にも漢方薬は西洋医学ではうまい治し方がない領域をカバーしてくれます。「怒りっぽくてイライラする」とか「あくびがでる」「しゃっくりが止まらない」「夜泣き」などなど。患者さんの訴えに「検査正常ですから気にしないでください」ではなく、「ではこういう漢方薬はどうでしょうか」と肯定的な選択肢を提供できるのは素晴らしいことだと思いませんか。

ただし、ピットフォールにはご用心

　もっとも、このような漢方薬の「気軽さ」や「便利さ」はリスクと背中合わせだったりします。
　例えば、芍薬甘草湯のポテンシャルなリスクを知らずに、ホイホイこむら返りに処方していると、必ず痛い目にあいます。あなたが、そして患者が。
　それは、なぜか。
　芍薬甘草湯には甘草が入っています。こういう漢方薬に入っている成分、原料を生薬といいます（「しょうやく」と読みます）。
　甘草にはグリチルリチンという物質が入っています。グリチルリチンの代謝物にアルドステロン様の作用があることが知られています。芍薬甘草湯には比較的多くの甘草が含まれています。だから、漫然と長期間服用していると「偽アルドステロン症」の副作用が出てしまうことがあるのです。
　つい先日も、他院で芍薬甘草湯を毎日出されていて、「原因不明のむくみ」を訴えてぼくの外来を受診された患者がいました。これは芍薬甘草湯の使い過ぎで、甘草のアルドステロン様作用が強く出過ぎてしまったために起きた副作用でした。芍薬甘草湯を中止したら、むくみはすぐによくなりました。
　こういうリスクを理解せずに、「こむら返りには芍薬甘草湯」とパターン認識的に覚えてこれを使っていると、痛い目にあってしまいます。

10　　　　　　　　　　　　　　　　　　　　　　　　JCOPY 498-06926

つまずきから学ぶ漢方薬 ■

なので、「ビギナー」はまず手軽に漢方を処方できそうなシチュエーションを勉強する、次にビギナーが陥りやすい「ピットフォール（落とし穴）」に目配せする。この両セットをきちんと勉強しなければなりません。とくに重要な漢方薬の副作用については後述します。

「足し算」を「引き算」に
ポリファーマシー対策としての漢方薬

「足し算」を「引き算」にする効果も、漢方薬の利点です。

西洋薬は基本的に「足し算の医療」でして、どんどん薬が増えていく傾向にあります。頭痛には頭痛薬、動悸には不整脈の薬、イライラには抗不安薬、肩こりには筋弛緩薬、疲労感にはビタミン剤、便秘には下剤…とパーツごとに薬を「足して」いきます。どんどん薬が増えていきます。

昔は「薬漬け」なんて言っていましたが、最近ではこういうのを「ポリファーマシー（polypharmacy）」と呼ぶようになりました。

薬が多くなると、相互作用によって新たな問題が起きることも多いです。多くの高齢者がたくさんの薬を処方され、こうしたポリファーマシーに苦しんでいます。

例えば、前立腺肥大の治療薬と高血圧の治療薬を両方飲んでいて、立ちくらみ…なんて患者をよく見ます。両者の血管拡張作用のためです。

あちこちに「足し算的に」薬を加えていくと、一つの薬を使っているときよりも副作用のリスクが増していきます。これがポリファーマシーの問題点です。

しかし、漢方薬はそのようなポリファーマシーを減らすのにも有用です。なぜなら、ひとつの漢方薬が、いろいろな症状に効果をもたらすことがあるからです。

例えば、頭痛、動悸、イライラ、肩こり、疲労感、便秘を訴えている患者。よくいますね。こういうとき、西洋薬なら、頭痛に消炎鎮痛薬、動悸に抗不整脈薬、イライラに抗不安薬、肩こりに筋弛緩薬、疲労感にビタミン剤（本当に効くのかな）、便秘に下剤…と6剤も薬が入ってしまいます。まさに「薬漬け」

JCOPY 498-06926

11

です。

　医者は基本的に良心的で献身的なので、患者の訴える全ての問題を解決しようと頑張ります。けれども、しばしば、頑張り過ぎています。そのような「足し算の医療」だと、どうしても検査漬け、薬漬けになってしまいがちです。医者の悪意が検査漬け、薬漬けを生むのではありません。医者の良心と献身がそうさせるのです。

　でも、「加味逍遙散（かみしょうようさん、と読みます）」という一つの漢方薬を使えば、これらの症状を全部治療できてしまうこともあるのです。サッカーではいろいろな仕事ができるプレイヤーを「ポリバレント」な選手といいますが、まさに漢方薬は（しばしば）ポリバレントな薬なのです。

　医者の「患者の問題を全て解決したい」という良心を残したまま、ポリファーマシーを回避したい。このような難しい難題に対する、漢方薬は一つの回答になっているのです。

漢方医学は西洋医学に対立しない

　もっとも、誤解のないように申し上げておきますが、ぼくは西洋医学とか現代科学を全否定しろとか、漢方診療を絶対視すべきだ、と主張しているわけではありません。

　西洋医学にできて、漢方薬にできないことはたくさんあります。漢方薬は心筋梗塞やくも膜下出血、肺炎といった命に関わる病気を治してはくれません。人間の寿命を延ばす効果もおそらくはないでしょう（アスピリンやコレステロールを下げる薬は、あるタイプの患者の寿命を延ばしてくれる効果があります）。

　茵蔯蒿湯（いんちんこうとう）という漢方薬は「黄疸の治療薬」として有名です。

　が、ぼくは個人的には、黄疸の患者には茵蔯蒿湯を使いません。茵蔯蒿湯で黄疸が軽減する可能性はあるのかもしれませんが、肝硬変そのものの治療効果はないでしょう。肝硬変自体は西洋医学的な治療を行うのが王道です。大黄牡丹皮湯（だいおうぼたんぴとう）は虫垂炎の治療に用いる、という教科書的な記載があります。確かに右下腹部の痛みに大黄牡丹皮湯は使え

12

つまずきから学ぶ漢方薬

ますが、仮に自分が虫垂炎になったら抗菌薬と手術で治療してほしいです。漢方診療の古典に『傷寒論』という教科書があります。「傷寒」の正体は腸チフスだとかマラリアだとか諸説あるようですが、現在腸チフスになったら抗菌薬、マラリアになればアーテミシニンのようなマラリア治療薬を用いるべきでしょう。漢方外来には漢方薬を求めていろんな患者がやってきます。一見、俗に言う「不定愁訴」に見える患者も多いのですが、そのときに甲状腺機能異常や亜鉛欠乏などが紛れ込んでいることがあります。こういうときも西洋医学的な血液検査と治療薬が欠かせません。

　漢方は西洋医学に対立する概念というよりも相補的な概念です。オーバーラップしているところもあります。後述するようにマラリア治療薬のファーストチョイス、アーテミシニンはちょっと漢方薬みたいなところもありますし。

漢方は数千年の歴史
しかし、現代の使われ方は違うかも

　生物学者の池田清彦先生によると、縄文時代の人間の平均寿命は 15 歳程度だったと言います。明治時代でも 40 代前半でした。

　黄帝内経や傷寒論といった漢方診療の古典が書かれた数千年前の中国ではどうだったでしょう。平均寿命は 20 歳もなかったのではないでしょうか。

　実際、傷寒論の冒頭には「傷寒卒病論集」という張仲景の序文があります。張仲景は「傷寒雑病論」、すなわち『傷寒論』と『金匱要略』の両方を書いたといわれる人です。

　そのなかで、「自分の一族はもともと多人数で、以前は 200 人あまりもいたのだが、建安紀年（196 年）以来、10 年もたたないうちに死亡者は 2/3 におよび、死者の 70% は傷寒（感染症）によるものであった」と傷寒論をまとめた動機を記しています。

　この話が本当なのか、あるいはそもそも張仲景とは実在した人物だったのか、などについては諸説あるようです。ただ、この文章は、当時が「そういう時代」だったことを雄弁に教えてくれています。名医の張仲景の一族ですら、感染症でたくさん

13

死んでしまう時代です。そうでない人たちの人命は、いまよりもずっとあっさりと失われていたことでしょう。

　傷寒論以降、中国人がどのくらい生き延びるようになったのかはわかりませんが、現代医学でも人が死に至るような感染症（たいていは細菌感染症）に漢方薬は用いられないことを考えると、漢方で人が劇的に死ななくなったとは、ちょっと考えにくいです（仮説ですが）。

　いずれにしても、漢方診療の基本が確立されたのは、人の平均寿命が20歳あるかないかの時代のものなのです。

　対照的に、現代の世の中はどうでしょう。60代で死ぬなんて「若くして」の逝去、100歳を超えることも珍しくなくなりました。臓器移植や免疫抑制薬などが登場し、患者のあり方も昔とは随分違います。人の生活のあり方もずいぶん変化しました。気密性に優れた家屋、冷暖房の完備、自動車や電車など交通手段の発達なども、大きく人の健康に影響していると思います。ときにポジティブに、ときにネガティブに。

　ですから、ぼくは思うのです。漢方薬が人にもたらす効果も、当時と同じではない、と。したがって、『黄帝内経』や『傷寒論』といった漢方診療の古典は丁寧に読むべきかもしれませんが、「当時のままで」現代の漢方診療を行うのは、少し無理があるのかもしれません。現代生活に寄り添った形で古典を解釈する。ちょっとアクロバティックな知的営為がそこでは必要になるのです。

面倒くさくても、生薬を学ぼう

　漢方薬は複数の生薬（漢方薬の材料となる一つ一つの薬）からできているカクテル療法です。PL顆粒みたいなもんです。

　PL顆粒は風邪に使う薬です。しかし、PL顆粒を処方する医者の多くは、PLが何からできているか意識せずに「風邪」に出しています。それでも診療は可能といえば可能です。「風邪にはPL」とだけ覚えておけばよいのだから。

　しかし、診療の質から考えると「いまいち」な診療とも言えます。PLの成分に配慮すると処方のレベルはぐんと上がります。

つまずきから学ぶ漢方薬 ■

　例えば、PL にメチレンジサリチル酸プロメタジンという抗ヒスタミン薬が入っていることがわかれば「ああ、高齢者では尿閉を起こすこともあるから安易には出せないな」と考えるようになるでしょう。サリチルアミドが入ってるのでアスピリンアレルギーがあると出せないな、とかカフェインが入っているので実は安眠、休養の妨げになってんだな、とか理解できることでしょう。

　そういう知識が付けば、PL 顆粒は「風邪に、ぽいっ」という感じで、容易に、安易に出せなくなります。実際、いろいろ考えたあげく、ぼくは PL は処方してません。漢方薬を勉強するとさらに出す気が失せます。ほんとです。

　話がずれちゃいましたが、「急がばまわれ」でビギナーだからこそ、「風邪に葛根湯（かっこんとう）」とか「咳に麦門冬湯（ばくもんどうとう）」と生薬を無視して勉強するのではなく、葛根湯が何からできているのか、麦門冬湯が何からできているのか、ひとつひとつ指さし点検したほうがよりよく理解できるのです。本当です。そして、生薬を理解できれば、先に述べたような「こんな患者」のイメージも容易にできるようになります。

　さらに、生薬から漢方薬のメカニズムを理解しながら処方するようになると、診療が楽しくなります。どの患者にどの薬を出したらよいのか、一所懸命考えるようになるからです。そうすると、丁寧に患者を診察しなきゃ、と思うようになります。丁寧な診察が必然化すると、外来がさらに楽しくなります。苦しい思いをしないと、本当の楽しさはやってきません。まじで。

　そんなわけで、本書はビギナー向けの入門書ですが、「だからこそ」漢方薬の構成成分である生薬を端折らずに丁寧に説明しています。

　とはいえ、この生薬がまた厄介です。漢方薬もたいがい漢字ばかりで覚えにくいですが、生薬もまた漢字ばかりでわかりにくいのです。

　例えば、

黄連（おうれん）

黄芩（おうごん）

黄柏（おうばく）

黄耆（おうぎ）
大黄（だいおう）
地黄（じおう）
麻黄（まおう）

は全部異なる生薬ですが、すべて「黄」の漢字がついています。ビギナーにとっては、こういうのがつらいんですよね。紛らわしい。アリナミンとアミサリンとアミカシンが別ですよ、みたいなことはわかっている人には「当たり前」なことです。しかし、入門書を読む人はすべからく「わかっていない」人であり、すべてのことが「当たり前」ではないのです。

　漢方の大家にとっては大黄と麻黄が「ぜんぜん違う」のは、当たり前すぎるぐらいに、当たり前です。そういうのは「言うまでもないこと」なのです。だから、漢方のテキストの多くは「大黄と麻黄を混同しちゃ、だめだよ」みたいなことを「わざわざ」教えてはくれません。ジャズの指南書はたくさんありますが、「ビル・エヴァンスとギル・エヴァンスは似て非なる存在、別人なんですよ」と解説してくれないように（別人です）。

　そんなわけで、本書では似たような、でも異なる生薬についても丁寧に「ビギナー目線」で解説しています。升麻（しょうま）と麻黄（まおう）って同じなの？　違うの？　違うとしたら升麻にも麻黄にもどうして「麻」ってついてるの？　みたいに。

　とはいえ、一つ一つの生薬も実はいろいろな成分が入っており、その薬効も副作用も複雑です。実は多くの生薬は植物など自然の成分を利用しており、その構成成分が完全にわかっていないこともしばしばです。

　そのような生薬の薬理作用を全て説明しているとそれだけで大著になりますし、そもそもぼくにはそこまでの生薬の知識がありません。本書では生薬の代表的、かつ覚えやすい効能についてのみ説明し、各生薬のイメージをつかめるような構成を目指しています。

　それと、生薬はたくさんあるので、ひとつひとつバラバラに勉強していると大変です。そこで、本書では生薬をひとつひと

つまずきから学ぶ漢方薬 ■

つバラバラに紹介するのではなく、エキス剤の中でその都度紹介します。

　読んでいただければわかりますが、生薬の構成には「癖」があります。パターンといってもよいです。生薬を個別にバラバラに勉強するのはしんどいです。まずは組み合わせで覚えましょう。例えば、半夏（はんげ）と陳皮（ちんぴ）という生薬はしばしばコンビになっています。漢方薬の生薬を全部丸ごと飲み込むのは大変なので、こうやって小グループを作るのです。

　そうですね。例えば筑前煮を作るじゃないですか。そうすると、人参、ゴボウの根菜系。鶏肉、こんにゃく、干し椎茸は別枠。だし、みりん、醤油、は調味料…みたいに小グループに分けて、調理するときもそれぞれ小グループごとに料理するじゃないですか…伝わるかな。で、その「人参とゴボウ」とか「だしとみりんと醤油」みたいな小グループは他の料理にも応用できるのですよ。「醤油とは」を長々説明すると大変だし、ビギナーはそこで凹みますが、「煮物ではしばしば、だし、みりん、醤油のトリオを使います。あと、ここに酒が入ることも」みたいな説明ならとっつきやすいですよね。同様に「大棗、甘草、生姜はトリオで使われやすい。ときに人参（ここでは生薬の朝鮮人参ですが）が加わることも」的な覚え方なら、ちょっと取っ付きやすくないですか？　そんなことないですかねえ。

　このような小グループは何度も繰り返し出てきますから、自然に馴染んできます。「まずは」「とりあえず」そのへんから始めてみてください。

番号順にエキス剤を学ぶ理由

　さて、本書にはもうひとつ仕掛けがあります。それは番号順にエキス剤を説明することです。

　漢方薬には製薬メーカーが製造した、袋に番号のついた「エキス剤」と生薬をコトコト煮込んで作る「煎じ薬」の大別すると2種類があります。ぼくがうつ症状に陥ったとき、阿部勝利先生に出していただいたのは、独特の匂いがする煎じ薬（香蘇散）でした。どちらかというと、プロ向けの処方だと思います。

　本書は入門書ですから、どこでも処方しやすくて使いやすい

JCOPY 498-06926

17

エキス剤のみ解説します。あ、ちなみにエキスとはエキストラクト（extract）、抽出物の略です。エキス剤ももとは煎じ薬を煮詰めて粉にしたものなんですね。

本書はエキス剤を解説します。しかも、番号順に。これが本書のもうひとつの「仕掛け」です。

エキス剤には番号が振ってあります。袋の真ん中に番号が振ってありますよね。漢方薬を製造販売している製薬会社は複数ありますが、この番号は基本的に会社を問わず統一しているようです。ツムラでもコタローでも1番は葛根湯であり、16番は半夏厚朴湯です（微妙な違いはありますが）。

あの番号の根拠をぼくは知りません。

たしかにメーカーのサイトをみると「あれは識別しやすいように番号と色を付けてるんですよ」と説明されていますが、なぜ1番が葛根湯で100番が大建中湯（だいけんちゅうとう）なのかはわかりません。

薬効が近いものがまとまっているものもあります。98番が黄耆建中湯（おうぎけんちゅうとう）で、99番が小建中湯で、100番が大建中湯みたいに（みんな「建中湯類」といって、薬効は似ています）。でも、総じて番号は薬効とは関係なく、バラバラに見えます。

しかし、「だいたい」ではありますが、臨床的な傾向はあります。

それは、番号が若いものはよく使う有名な処方、番号が大きくなるほど比較的使わない、マニアックな処方になる傾向があるようなのです。

ですから、「まずは1番から9番の一桁の薬」「次に10から19の10番台」という勉強は理にかなっていると思います。患者も番号で薬を覚えている人、多いし。

すでに述べたように番号と薬効は必ずしもまとまっていません。1番の葛根湯の次が2番の葛根湯加辛夷川芎なのはいいとして、3番の乙字湯は痔の薬で、5番の安中散は胸焼けの薬です（4番は縁起が悪いので欠番です）。

つまり、番号順に漢方薬を勉強すると「いろいろな」患者にそれを試してみるチャンスが増えるのです。

確かに「承気湯類」「柴胡剤」というふうに似たような処方を

18

まとめて覚えるのも効率的です。あるいは「風邪」「めまい」「下痢」というように症候、疾患別に勉強するのもよいでしょう。来た患者、来た患者に応じてケース・ベイスド、プロブレム・ベイスドに勉強しても悪くありません。

　ただ、こういうやり方だと、ついつい自分の外来で遭遇しやすい問題だけ集中的に勉強して、それ以外の問題はお留守になりやすいのも事実です。皮膚科外来なら皮膚科外来、産婦人科外来なら産婦人科外来で、遭遇しやすい問題はパターン化されてしまいます。体系的で、包括的な漢方の勉強は、これだと難しい。

　処方用の漢方薬は現在 148、保険適応のある生薬は約 200 種類あるそうですが、ほとんどの診療医が実地診療で使う漢方薬はせいぜい 20 くらいだと聞いたこともあります。オン・ザ・ジョブ・トレーニング的に漢方を学ぶのは、若干問題があるのです。

　番号順に勉強すると、まんべんなく漢方薬を勉強できます。これって意外によい方法です。自分でやってみて驚いたほどです。少なくともぼくみたいに記憶力が悪い、学習能力が乏しいタイプの人は、「色んな角度から」勉強すると、知識が肉付けされて重層的になりやすいのです。ちょうど、縦糸と横糸と両方あると織物ができていくように。

　プロとビギナーの最大の違い（の一つ）は「知識量」です。ビギナーが、いきなりすべての漢方薬を勉強して暗記するなど、とても無理です。

　だから、番号順といっても、いきなり全部やる必要はありません。まず、10 個ずつやっていきましょう。まずは一桁、つぎに 10 番台、さらに 20 番台。途中でギブアップしても構いません。気が向いたら、また戻ってくればよいのです。生涯学習のよいところは何度でも「三日坊主」できることです。

　例えば、30 番まで頑張ったら、それなりに実臨床で処方ができるようになると思います。また元気がでたら 40 番台、50 番台に挑戦してもらったらよいのです。

　これはぼくがジャズ・レコードのレーベル、「ブルーノート」のレコードをおさらいしていたときに学んだやり方です。

　ブルーノートのレーベルには番号がついています。有名なの

が、1500番台、次が4000番台。なんで1500の次が4000なんだ、というマニアックな問いはおいておいて、とにかく番号順にジャズレコードをおさらいするのは、「わりと良いやり方だな」と学んだのでした。このやり方を教えてくれたのは故・中山康樹氏の『超ブルーノート入門　ジャズの究極・1500番台のすすめ』（集英社新書）です。中山氏は同様の方法論で4000番台も解説しています（『超ブルーノート入門　完結編　4000番台の至福』（集英社新書））。

　余談になりますが、『超ブルーノート入門』はふとしたきっかけで、2002年に購入しました。

　すでに申し上げたように、当時ぼくはニューヨーク市で研修医をしていました。2001年9月11日のテロ、その後の炭疽菌事件をもろに経験したので、それをまとめて新書を出しました。これが「バイオテロと医師たち」、生まれて初めて書いた本です。

　これは最上丈二というペンネームで出したのですが、当時バイオテロについて医者が本を書くのはセキュリティー上いろいろリスクが大きかったのです。CIAやFBIがメールをチェックしてるなんて噂もありましたし。

　で、これを集英社新書として出してもらったのですが、生まれて初めて本を書いて舞い上がっていたぼくは同月出された他の新書と比べてどうなんだろ、ととても不安になりました。で、ニューヨーク市の紀伊國屋書店でその月に出た集英社新書を全部買い漁って読み比べたのです。バカですね。そのうちの一冊が「超ブルーノート入門」。瓢箪から駒とはこのことです。

　この本を読んで以来、漫然と聞いていたジャズのなかに『ブルーノート1500番台』という一本の軸ができたのでした。そして、「軸を作って勉強するのは、よい勉強法だ」とも学んだのでした。

　というわけで、本書でも「漢方薬の軸」を作るために、エキス剤を番号順に説明しています。

　前述のように、漢方薬はツムラ、小太郎、クラシエ（旧カネボウ）などいろいろな会社が出していますが、どの会社も同じ薬に同じ番号をふるのを原則としています。ただ、会社ごとに微妙に違うものもあります。本書では（あくまで便宜的に）ツ

つまずきから学ぶ漢方薬 ■

ムラの番号順を原則として並べ、必要に応じてクラシエではどうなってるとか、小太郎しか出していない漢方薬とかも付記しました。

本書を最後まで頑張って読まれた方は、他社の漢方薬、処方薬以外のOTCの漢方薬、生薬を煎じた煎じ薬、あるいは日本にはない中国の処方などにも、容易に挑戦できると思います。

最初から全ての薬を覚える必要はありません。まずは20種類くらい。それで覚えた薬にフィットする患者が目の前に現れるのを待ちます。患者がいたら使ってみます。使用経験を積んだら、「この薬の目標とはちょっと違うな」という「似て非なる患者」も出てくるでしょう。そうしたら、さらに勉強してエキス剤の種類を増やされたらよいと思います。

ダジャレを使ってもよいじゃない

本書の特徴はさらにあります。ダジャレとイメージです。

オヤジギャグという言葉はオヤジを揶揄するときにしか使われません。近年ダジャレは「くだらない存在」と低くみられがちです。

しかし、同音異義語の多い日本語においてダジャレは非常に高級な言葉遊びでした。和歌の掛け言葉は要するにダジャレそのものです。

百人一首の和歌、小式部内侍の

大江山　いく野の道の　遠ければ　まだふみもせず　天の橋立

では、「いく野」は「野を行く」と地名の「生野」の掛け言葉、まだふみも見ずは到達したことを意味する「踏み」と手紙の「文」をかけています。掛詞というから高級感があるのですが、要するにダジャレです。

落語もダジャレが多いですね。「冗談は寄席」、ってくらいですから。通じるか？

人間の記憶力には限界があります。自慢じゃないですが、ぼくも記憶力には自信がありません。しかも、すでに日本人男性の平均余命の折り返し地点を通過しており、そのなけなしの記

21

憶力はますます衰えを増しています。

　無意味な数字を記憶するような作業は苦手ですが、そこに「意味」を見い出せば記憶は容易になります。「ダジャレ」は無味乾燥な暗記に「意味」を与えてくれます。

　2の平方根は

　1.41421356…

　でまったく意味のない数字ですが、これを

　ヒトヨヒヨトデヒトミゴロ

　と読み替えればそこに意味が生じます。数学者の岡潔が言うように、まさに数学は情感が大事なのです。最近の言葉で言うならば「クオリア」でしょうか。

　というわけで、柴胡剤は「psycho な症状」に使う、的なダジャレをたくさん用いています。ほとんどは、意味のない語呂合わせであり、くだらないジョークであり、ときにやや品位を欠いている場合すら、あります。しかし「ちょっと下品」くらいのジョークのほうが覚えやすいのもまた事実。できれば、「それは政治的に正しいコメントではない」と目くじらを立てて怒ったりしないで、笑って許してください。

患者のイメージを大切に

　本書では、「患者のイメージ」も大切にしています。どうしてかというと、漢方薬は「証」に対して処方されるからです。「証」についてはあとでご説明しますが、ざっくり言ってしまえば「目の前の患者を見ていて醸し出されるイメージ」と思っていただいて結構です。例えば、この患者は弱々しい感じだ、とか、カッカしててエネルギーに満ちている感じだとか。

　漢方薬は病気に処方するわけですが、同時に「こんな患者」という患者のイメージにも処方します。

　例えば、当帰芍薬散は「竹久夢二の絵に出てくる女性」みたいな人に出す、なんて言い方があります（後述）。言い得て妙だと思います。

　イメージはスローガンと言ってもよいかもしれません。「女性を見たら妊娠と思え」みたいな。

　そこにはもちろん、誇張があります。ウソもあります。もち

22　　　　　　　　　　　　　　　　　　　　　　JCOPY 498-06926

つまずきから学ぶ漢方薬 ■

ろん、たいていの女性は妊娠していませんし。でも、臨床的には役に立つスローガンです。有用なクリニカルパールです。学問的厳密性を欠きますが、臨床的には役に立ちます。

要は覚えて理解できれば手段は関係ないのです（きっぱり）。というわけで、本書はアウトカムベイスドな（？）、覚えられれば何でも使う、みたいなアプローチで説明していこうかと思います。患者のイメージについても、若干「言い過ぎ」な記載はあるとは思いますが、そこは覚えるための方便ということで、勘弁して下さい。

まずは麻黄湯を使ってみよう

さて、前置きが大変長くなりました。そろそろ漢方薬を実際に使ってみましょう。

漢方薬のビギナーの勉強の仕方としては、漢方薬を勉強する ─→ その漢方薬の証に合致する患者の出現を待つ ─→ 患者が現れたら使ってみる ─→ 効果を確認する…という感じで処方を繰り返しながら学びを深め、そのレパートリーを広げていくのがよいと思います。先に述べた「番号順の勉強」で包括的な漢方の知識を身につけつつ、診療における処方の反復で練度を高めていきます。座学とオン・ザ・ジョブ・トレーニング（OJT）を重ね合わせることで、複合的で重厚な理解が深まっていきます。

では、まずはわかりやすいところで、麻黄湯の使い方を考えてみたいと思います。まおうとう、と呼びます。よくインフルエンザに使われていることで有名です。

では、どんな患者に麻黄湯を使ったらよいのでしょう。

それは、麻黄湯という薬がうまくフィットする症状の患者に麻黄湯を使えばよいのです。言い換えるならば、風邪・インフルエンザであっても、麻黄湯がフィットする患者と、フィットしない患者がいるのです。

麻黄湯がフィットする患者の症状。これを漢方診療では「証」と呼びます。麻黄湯がフィットするような患者のイメージ…これが「証」です。麻黄湯がフィットする証のことを「麻黄湯証」と呼びます。

JCOPY 498-06926

23

しつこいようですが、はっきりさせるために繰り返します。風邪・インフルエンザ＝麻黄湯証なのではありません。風邪・インフルエンザの中に麻黄湯証が含まれているのです。

　もっというならば、風邪・インフルエンザを細かく分割しましょうよ、ということなのです。これまで風邪と言えば「フロモックスと PL 顆粒」、インフルエンザならタミフル、と決めていた処方を、もっと細かく分割しましょうよ、ということなんです。

　ええ？　そんなの面倒くさい？

　でも、考えてもみてください。風邪にフロモックスと PL 顆粒と決めつけて薬を処方するの、飽きません？　同じことの繰り返し、同じ患者の繰り返し、同じ処方箋の繰り返し（ウイルス感染に抗菌薬を出すのが「不適切」だ、という事実は置いておいても、です）。

　飽きるような処方、退屈な診療。つまらない外来。ぼくはそういう判で押したような診療は苦手です。飽きっぽいので。

　そうではなく、同じ「風邪」という名前であっても A という風邪と、B という風邪と、C という風邪と、D という風邪と、何種類もあるとしましょう。もし、そういう風邪の細かい細分化を外来で行おうと、一所懸命尽力する。それは非常にエキサイティングな知的営為にならないでしょうか。毎日の診療が生き生きと楽しいものにならないでしょうか。患者との対話が、患者の診察が、敢えて誤解を恐れずに言えば、「楽しく」ならないでしょうか。

　ぼくは楽しいです。風邪の診療。毎日、風邪の患者を診ていても、一人一人みんな違う。これは A というタイプの風邪だろうか、B だろうか、C だろうか。一所懸命弁別するために、患者に質問します。診察します。このような能動的な活動は苦痛ではありません。時間はあっというまに過ぎ去っていきます。ちっとも面倒くさくありません。

　この「A というタイプ」とか「B というタイプ」という細分割が、「証」による分類になります。同じ風邪でも麻黄湯証の風邪とか、桂枝湯証の風邪とかがあるのです。

　では、麻黄湯証とは、どんな証か。それは、漢方診療の古典、『傷寒論』を読めばわかります。

麻黄湯は『傷寒論』には次のように紹介されています。

「太陽病、頭痛発熱、身疼腰痛、骨節疼痛、悪風、汗なくして喘する者、麻黄湯之を主る」

　ああ、まだ本書を放り投げるのは待ってください。もちろん、これが読みにくい昔の言葉であるのは存じています！　『傷寒論』は中国の書物ですから、中国語、あるいは中国語の書き下し文（高校の「漢文」で習いましたね）で読むことになります。これがまた、ビギナーをビビらせます。

　が、ここは慌てず、ゆっくりやっていきましょう。

　困難は分割せよ、とデカルトは言いました。昔の書物はそのままスラスラは読めませんから、分割しながら読むのが大事です。そして、分割してしまえば、大抵の難解な文章もさほど怖くはない。これは英語など外国語の文章を読むときや、哲学書などの「ややこしい」本を読むときにも通用する一般法則といえます。

　まあ、簡単に言うと、これって「典型的な」インフルエンザの説明といってもよいくらいなんです。麻黄湯がインフルエンザに使われやすいのも、ナットクです。

　太陽病、についてはこれは後で説明します。傷寒論における病気の分類の一種です。

　頭痛発熱、これは良いですね。

　身疼腰痛、骨節疼痛。こりゃ、カラダの節々が痛いってことです。やっぱ典型的なインフルエンザです。

　悪風。これは寒気のことです。風が当たると寒気がする、というものです。ちなみに、痛風という病気がありますが、これは風が吹いただけでも痛い、という意味です。発想の仕方は似ていますね。

　汗なくして。汗が出ない発熱のことです。これが麻黄湯証の「決め手」の一つとなります。汗が出ている患者だと、たとえインフルエンザでも麻黄湯は使いません。

　喘する。これは喘息の喘で、あえぐ、息切れする、ということです。インフルエンザは呼吸器感染症ですからね、これはその通りでしょう。

最後に、「主る」は「つかさどる」と読みます。

要するに、高い熱が出て、頭痛、カラダのあちこちが痛い、で寒気があって、呼吸器症状があって汗が出ない…が麻黄湯証です。そう、まさに典型的なインフルエンザ。

というわけで、麻黄湯はインフルエンザに出す薬、と決めつけると失敗します。麻黄湯証＝インフルエンザではないのです。たとえば弱々しい高齢者で虚証の患者には麻黄湯は使いにくいです。微熱、鼻水でインフル迅速検査が陽性、でも麻黄湯は使えません。あくまで麻黄湯証が麻黄湯処方の目標です。

インフルエンザとは何でしょうか。これは簡単です。インフルエンザ・ウイルスが起こす感染症のことです。感染症の裏側には、いつだって病原微生物があるのです。

そして、タミフルのような抗インフルエンザ薬は、インフルエンザ・ウイルスにピンポイントで作用する薬です。パウル・エールリッヒの「側鎖説」の延長線上にある薬です（後述）。極言すれば、タミフルはインフルエンザの薬ではなく、インフルエンザ・ウイルスの薬なんです。

インフルエンザは病気です。インフルエンザ・ウイルスは病原体です。病原体は病気の原因ですが、病気「そのもの」ではありません。当たり前ですね。

しかし、我々は抗生物質使用の長い歴史から、「病原体を殺すこと」が「病気を治すこと」と同義なのだと勘違いするようになりました。病原体を殺すことは、結果的に病気を治すことにつながります（つながることが多いです）が、病原体が病気なのではないのです。

ややこしいですね。実例をあげましょう

インフルエンザ・ウイルスじゃないウイルスも、インフルエンザのような症状、

急性の高熱、寒気、震え、のどや体の節々が痛い、汗が出ない

という症状を起こすことがあります。たとえば、パラインフルエンザ・ウイルス、たとえば、RS ウイルス、いろいろなウイルスが同じような症状を起こします。

タミフルは、パラインフルエンザ・ウイルスが起こす、

急性の高熱、寒気、震え、のどや体の節々が痛い、汗が出ない

には効きません。全く効きません。タミフルはインフルエンザ・ウイルスには効きますが、パラインフルエンザ・ウイルスには全く効かないからです。タミフルはインフルエンザの薬ではなく、インフルエンザ・ウイルスの薬なんだ、と申し上げた意味はここにあります。

でも、今はインフルエンザ・ウイルスを見つける検査キットがあるから、それでインフルエンザ・ウイルスを見つけてやればよいじゃないか、という意見があるかもしれません。ちっちっち。ところが違うんだなあ。

なぜかというと、インフルエンザ・ウイルスを見つける検査（迅速キット）はしょっちゅう間違えるからです。具体的には、よく間違って陰性に出るのです。こういうのを偽の陰性、偽陰性と言います。

インフルエンザの検査をして陰性でも、インフルエンザ・ウイルスがいない、とは証明できないのです。

最近、学校とか企業で、「インフルエンザの検査をしてください。陰性でなければ、登校（出勤）してはいけないから」というところがとても多いですが、とんでもない間違いなのです。検査が陰性でも、インフルエンザ・ウイルスがいない証明にはなりません。日本人は（医者も含め）検査に対して過大な期待をしていることが多いのです。

さて、迅速キットが陰性でもインフルエンザ・ウイルスがいないとは言えません。でも、「いる」とも（もちろん）いえません。こういうときは、タミフルは処方しにくいですね。タミフルは副作用の懸念こそあれ、インフルエンザ・ウイルスには作用します。利点・欠点合わせれば、インフルエンザという病気に使っても得をする可能性は高いです。でも、もしその熱がインフルエンザ・ウイルスによるものでなければ、あるいはタミフル耐性のインフルエンザ・ウイルス（最近では珍しくありません）が原因であれば、タミフルは完全に空振り、副作用の懸念だけが残ってしまうのです。

迅速キットはインフルエンザ・ウイルスがいるかいないかを言い当てる力が低いのです（感度が低い、と言い換えても良い）。

ということは、迅速キットで「タミフルを使ったほうがよい患者」なのか、そうでないのか正確に言い当てることができないのです。

しかし、その患者が、

急性の高熱、寒気、震え、のどや体の節々が痛い、汗が出ない

な患者である限り、麻黄湯を使うことができるからです。「麻黄湯証」はウイルスの種類を問わないのです。

なぜなら、タミフルはインフルエンザ・ウイルスに作用する薬ですが、麻黄湯は「患者に」「病気に」作用する薬だからです。迅速キットなんてもちろん必要ありません。あれもやった方はご存知でしょうが、鼻をぐりぐりされて、涙が出るほどしんどい検査です。

ぼくは、インフルエンザの患者を診ても、漢方薬を使うときは迅速キットをできるだけ使いません。治療薬の選択に寄与しないからです。よけいに患者に苦しい思いをしてほしくないからです。タミフルを使う時は（ぼくは決してタミフル全否定派ではなく、使う時は使います）、ウイルスの確認のために迅速キットを使う時もありますが。

さらにいうと、インフルエンザ・ウイルス感染症であっても、

急性の高熱、寒気、震え、のどや体の節々が痛い、汗が出ない

という症状がでないことがあります。もともと、インフルエンザは冬に流行する病気ですが、近年、夏にインフルエンザになったり、微熱、鼻水、鼻づまりみたいな、もともとインフルエンザと思われていない病気でもインフルエンザ・ウイルスが原因であることがわかってきました。

こういうときは、麻黄湯は使えません。

微熱、鼻水、鼻づまり

は麻黄湯証ではないからです。いや、最近ではインフルエンザ・ウイルス感染の大多数は不顕性感染、すなわち症状が全く出ない感染症であることがわかったのです。このとき、麻黄湯を出すのは全く無意味です。なにしろ患者（というのもおかしいですが）は「病気」になっていないのですから (The Lancet Respiratory Medicine Internet. 2014 Mar cited 2014 Mar 22; Available from:

つまずきから学ぶ漢方薬 ■

http://www.thelancet.com/journals/lanres/article/PIIS2213-2600(14)70034-7/abstract）。

インフルエンザ・ウイルス（病原体）＝インフルエンザ（病気）ではありません。そこには病原体と病気の「ずれ」があります。漢方薬は病気に出す薬です。タミフルのような薬は病原体に出す薬です。その「ずれ」を理解していれば、特に難しい問題ではありません、この話は。

麻黄湯とはどんな薬？

さて、麻黄湯は4つの成分（生薬）からできています。比較的シンプルな薬ですね。本書は生薬を大切にしますから、ここで麻黄湯の生薬をご説明しましょう。

> マオウ（麻黄）
> ケイヒ（桂皮）
> キョウニン（杏仁）
> カンゾウ（甘草）

です。

麻黄は植物です。多くの生薬は植物由来なのです。麻黄には交感神経を亢進させる作用があります。麻黄湯の名前がついているだけあって、この漢方薬の「キモ」になる生薬が、麻黄です。

桂皮も植物で、要するにシナモンです。ニッキなんて呼称も知っている人はやや中高年かな（ぼくが、まさにそうです）。

シナモン・パウダーをお茶やカフェラテに入れると、体がポカポカしますね。体があったまるのです。麻黄と桂皮を組み合わせると、温めて発汗する作用があるのです。麻黄湯のキモが「麻黄＋桂皮」ともいえましょう。

麻黄＋桂皮

大事なコンビネーションなのでまとめて覚えましょう。どちらも「辛温解表薬」という種類に属する生薬です。要するに辛味があり、温めて、病気を表から発散して追い出すってイメージです。汗バンバンかいて温まると病気が体表から抜け出ていくような気がします。そういう主観的なイメージをまず捉えてください。

日本のエキス剤の場合、「桂枝」が生薬成分になっていても、実際には桂枝（えだ）ではなく、桂皮という皮（肉桂）が入っています。『傷寒論』や『金匱要略』でも最初は「桂皮（実際には桂心あるいは桂と表記されていたらしい）」だったらしいのですが、宋の時代に全部「桂枝」に書き直したんですって。へ〜！

　杏仁は漢方の世界ではキョウニンと呼びますが、普通の言葉で呼ぶならば、「あんにん」ですね。杏仁豆腐の「あんにん」。アンズの種の「天神さん」のことです。止咳薬です。「止咳平喘薬」という薬に分類されます。そのまんまですね。

　甘草はマメ科の植物で、その根を使います。芍薬甘草湯で出てきましたね。その名の通り甘いです。これは胃腸を整える胃薬です。厳密には「脾」と「胃」に作用しますが、この説明を今やるとこんがらがるので後述します。甘草はたくさんの漢方薬に入っています。そして、ほんとうにいろいろな薬効があるのですが、ビギナーは

　胃腸を整える

　と

　筋肉や関節の緊張緩和と鎮痛

の2つから入るとよいと思います。分類としては「補気強壮薬」といって、気を産生する胃腸系を強める薬ですが、これも後述。

　漢方薬って自然界の物質、特に食品と（ほぼ）同じものを使っていることが多いことがわかりますね。他にも石（鉱物）とか、動物の成分を使うこともあります。

　麻黄湯は何のために使うのか。「寒気」のある体を温めて、ポカポカさせ、汗をかかせるのが目的です。生薬の麻黄と桂皮がメインとなって働くのです。

　すでに高熱が出ている患者をさらに温めてどうするんだ？と思う方もいるかもしれません。ここで治療すべきは「体温計」ではありません。患者の症状、「寒気」という主観です。

　人間の生命維持機能を評価するのに、医者は「バイタル・サイン」というのを使います。血圧、脈拍数（心拍数）、呼吸数、体温のことです。

つまずきから学ぶ漢方薬 ■

　実は、この中で一番生命維持に寄与していないのが体温です。ぼくらは「熱」をとても気にするのですが、熱「そのもの」で死ぬことはめったにありません。そりゃ、100℃とか、0℃とか、極端な温度だと死にますけど。血圧が高い、低い、脈拍が速い、遅い、呼吸が速い、遅いほうがよほど生命の危機に直結しています。

　高熱の患者の体温を麻黄湯で暖めても問題ありません。特に子どもの風邪は、高熱が出ていても本人が元気なら心配ないことが多いのです。どのみち、そんなに極端に体温は上がりません。「ポカポカ感じる」が目標です。「体温計を治療しない。患者を治療する」のが大事です。

　せっかく麻黄湯を飲んでいても薄着をしたり外出して体を冷やしていては、治りません。麻黄湯の薬効にフィットした生活態度が必要になります。インフルエンザの時には（厳密には麻黄湯証の時には）家を暖かくして、布団に入ってあったまるのが大事です。ぼくは海外出張のときに飛行機の中で寒気がして「やべっ、麻黄湯症だ」と思ったことがあります。海外に行くときは漢方薬を持っていきません（違法薬物と誤解されるのがイヤだからです）。そこでキャビン・アテンダントさんに毛布をたくさん持ってきてもらい、汗を出してすっきりと治しました。

　西洋医学でもそうですが、薬「だけ」で病気が治ることはありません。こうした生活上の工夫も病気の治癒に寄与するのです。

JCOPY 498-06926

31

風邪診療の西洋医学的問題

　風邪をひく人はとても多いです。そして日本の医者はほんとうに多くの抗菌薬を風邪に処方しています。

　でも、風邪には抗菌薬は効きません。風邪に抗菌薬を出すと、下痢や発疹といった抗菌薬の副作用や、耐性菌出現のリスクのほうが大きく出てしまいます。なぜ、風邪には抗菌薬が効かないのかについては、拙著、『99.9％が誤用の抗生物質』（光文社新書）をご参照ください。宣伝終わり。

　最近は日本政府も、薬剤耐性菌対策として「風邪に安易に抗菌薬を用いないよう」求めています。しかし、医者の中には「患者が薬を欲しがる」とか「外来に患者が来なくなる」ことを懸念される方もいます。

　どうでしょう、代替案として漢方薬をオファーしてみるってのは。

　漢方診療においても風邪の定義は難しいようです。

　例えば、風邪を「傷寒」の軽症である「中風」とする、という考え方があります。また、風邪＝感冒を、「傷寒」とは別物、とする考え方もあるそうです（曲直瀬道三や和田東郭など）。

　その感冒も、「風邪」と同義とは限りません。通常、「風邪」は気道感染症をさしますが、花輪壽彦先生は、「漢方診療のレッスン」の中で、「消化器性の感冒」という表現を用いています。今でも「お腹に来る風邪」という表現を用いる医者や患者はいますね。

　「腸感冒」という言葉もあります。これもまさに「お腹にくる風邪」でぼくも普通に使っていましたが、これって（ぼくの生まれ故郷の）島根県独特の方言なんだそうです。知らんかった、まじで（ただし、テレビネタなので事実検証は不十分です）。今でいうとノロウイルス感染症なんかは、まさに「腸感冒」だと思います。それにしても、自分が当然のように使っている言葉が案外ローカルで、普遍的に通用するものではない、という事実はとても教唆的ですね。こういう「俺の基準が世の中の基準」という思い込みで、周りを困らせている人は案外多いものです。むしろ、俺が考えているようには世の中は考えていないんだよ、というアウトサイダーの自覚こそが大事なのだと思います。

つまずきから学ぶ漢方薬 ■

　風邪のとき処方される薬で問題になるのは抗菌薬だけではありません。

　例えば、これもよく出される風邪薬、PL 顆粒。前述のように、PL は風邪には出さないほうがよい。抗ヒスタミン薬の眠気や尿閉などが問題になりやすい。ですから、ぼくは基本的にこういう薬は処方しません。とくに副作用に弱い、そして転倒が問題になるお年寄りには絶対に処方しません。お年寄りが転倒すると、骨折、寝たきり、QOL の低下と困った問題がたくさん生じる可能性があるためです。

　次に咳止め。よく使われるのは、メジコン（デキストロメトルファン）とかリン酸コデインといった薬です。メジコンは比較的副作用の少ない薬でぼくもよく使います。副作用は少ないですが、ときにめまいや眠気が出ることはあるようです。リン酸コデインは便秘がきつくなることが比較的多いです。

　あと、ご高齢のお医者さんでテオフィリン（テオドールなど）を咳に出す人がいますが、これは副作用とのバランスが悪く、あまりお薦めではありません。テオフィリンは喘息の治療薬ですが、現在では吸入ステロイド薬が喘息治療の中心になり、テオフィリンの推奨度は低いものになっています。呼吸器内科医が少数の患者に限定的に使うだけにしておくべきで、非呼吸器のドクターは処方しないほうがよいと思います。

　それから、ロキソニンやボルタレン（坐薬のことが多いです）、アスピリンなどの NSAIDs（エヌセイド）。よく処方されているのを見ますが、胃潰瘍や腎障害といった副作用が問題です。ひどいのになると、「胃が痛い」という理由で「痛み止め」であるボルタレンを使っていることも。これじゃ、逆効果です。

　アスピリンのような薬を感染症に使っていると、ライ症候群という副作用を起こすことがあります。脳や肝臓にダメージを起こす副作用で、インフルエンザや水痘（みずぼうそう）のときにアスピリンを飲むと、こういう怖い副作用が起きることがあります。昔々、1918 年に「スペイン風邪」と呼ばれるインフルエンザの大流行が起きました。その時の死亡率はとても高く、2% くらいで総死者は 4 千万人ほどだったと言われています。が、その一因が、「治療薬」として、当時大量のアスピリンを飲み、インフルエンザウイルスとの相互作用でライ症候群が発生した

33

せいではないかと言われています。

　同じように、現在では NSAIDs のボルタレンなどもインフルエンザウイルスと相互作用を起こして脳のダメージを起こすことが知られています。いわゆる「インフルエンザ脳症」です。

　ときに、このスペイン風邪は日本でも大きな問題になり 40 万人前後の方が亡くなったそうです。そのとき、一貫堂医学の創始者、森道伯という漢方医が香蘇散加茯苓白朮半夏や小青竜湯加杏仁石膏といった漢方薬を使ってスペイン風邪を治療していたといいます。その効果を示すデータ（治癒率など）をぼくは存じませんが、少なくとも諸外国で行われたようなアスピリン大量投与よりは良かったんじゃないでしょうか。さらに余談ですが、このときのスペイン風邪の記録をぼくは集めたことがあるのですが、内閣府の資料では漢方薬は治療薬に含まれていませんでした。明治時代以降の富国強兵時代に日本の漢方がいかに政府に冷遇されていたかが想像できます（後述）。森道伯も明治政府の制定した医師の国家資格はもっていなかったそうです。

　というわけで、たかが「風邪」、たかが「インフルエンザ」といっても、西洋医学の薬は、案外リスクが高いことがわかります。

　そうそう、タミフルのことを忘れていました。タミフル（オセルタミフル）はノイラミニダーゼ阻害薬に分類される、インフルエンザの治療薬です。日本ではインフルエンザにはすぐにタミフルのような治療薬を用いるように、と薦める医者がいます。そのため、大量のタミフルが日本で用いられているのですが、小児などで、タミフルも脳症の原因になる可能性が指摘されています（ただし、この仮説は十分に検証がされていないので、間違いかもしれません）。

　タミフルのようなインフルエンザの治療薬に薬剤耐性をもつインフルエンザ・ウイルスも見つかっています。2008 年にタミフル耐性ウイルスは大量に発生しましたが、2013 年から 2014 年の冬にも北海道などいろいろなところでタミフル耐性のインフルエンザ・ウイルスが見つかっています。ちなみに、タミフルと同じ薬理作用を持つ点滴薬、ラピアクタ（ペラミビル）も、タミフル耐性インフルエンザ・ウイルスには効きません。

つまずきから学ぶ漢方薬 ■

　そもそも、インフルエンザは基本的に自然に治る病気です。ほとんどの人は何の治療もしなくても数日家で寝ていれば治る病気です。ところが、日本では医療へのアクセスが（極端に）よいために、熱が出て「インフルかも」と思ったらすぐに病院受診します。そのため、外来がますます混み合い、待ち時間は長くなり、熱でぼおっとしんどい中で、我慢して待合室で待たねばならないのです。

　ていうか、インフルエンザは咳やくしゃみで人にうつる病気なので、インフルエンザの患者が待合室に大挙したら、他の患者に病気をうつしてしまうリスクすらあります。インフルは基本、自然に治る病気ですが、それは健康な人の話。基礎疾患のある方や高齢者だと、重症肺炎の原因にもなりかねません。点滴薬であるラピアクタを多くの患者が要求すると、病院の処置室は点滴を要するインフル患者でいっぱいになってしまいます。看護師さんは疲弊しますし、この処置室内でのインフルの「二次伝播」は大問題です。全体的に考えると、インフルエンザの治療を「点滴で」行うなんて、まったく理にかなっていないのです（重症、入院例を除く）。

　こんなわけで、風邪やインフルエンザによく出されている抗菌薬、PL 顆粒、解熱鎮痛薬、それから抗インフルエンザ薬についてはいろいろな問題があることを指摘しました。特に、抗菌薬は風邪にはお薦めできません。

風邪に漢方は使えるか

　じゃ、代わりに何を使うか。もちろん、本書的には漢方薬です。

　では、実際に風邪、インフルエンザに漢方薬を使ってみたいと思います。

　麻黄湯を飲むと汗をかきます。発汗作用があるからです。失った水を取り戻すのに水分をしっかり摂取してもらいます。ORSのような経口補液が医学的には理想と言われますが、現実には飲めるものであればお茶でもアップルジュースでもよいとぼくは思います（小児の下痢症では薄めたアップルジュースはORSに遜色ないという臨床データがあります。Freedman SB, et al.

JCOPY 498-06926

35

Effect of dilute apple juice and preferred fluids vs electrolyte maintenance solution on treatment failure among children with mild gastroenteritis: a randomized clinical trial. JAMA. 2016; 315: 1966-74)。飲めないものは、いくら学問的によくても、効果ゼロですから（特に子ども。ORS の最大の欠点は「まずい」ことです）。

インフルであれ、下痢症であれ、外来診療で脱水が問題になりそうな方への、「飲む量の目安」としては、いつもと同じ量、色、臭いのおしっこがでているくらい、と患者にはお伝えしています。科学的にはあまり厳密ではないかもしれませんが、だいたい現場的には上手くいくと思います。人間の体内の水分量の調節は複雑で、厳密な計算をしてもうまくいかないんです（だから、入院患者では頻回な採血による補正が必要になります）。

麻黄湯を飲むと汗が出ますから、もともと汗をかいている患者には麻黄湯は向きません。なので、患者が汗をかいているかいないか、は大事なチェックポイントになります。風邪の細分の一つのポイントですね。必ず問診、診察で確認します（汗をかいていれば、診察時にすぐわかります）。

さて、麻黄湯は麻黄、桂皮、杏仁、甘草という植物、自然の生薬でできていると申し上げました。

ナチュラル志向の人は「自然なもの」だから安全、大丈夫、と思いがちです。

しかし、「自然界のもの」だから、体に優しい、安全だ、なんて思ってはいけません。

例えば、麻黄にはエフェドリンという交感神経亢進作用のある物質が入っています。そのために胸がドキドキする人もいます。ドキドキがつらければ麻黄湯を中止する必要もあります。また、甘草にはグリチルリチンが入っており、その作用で偽アルドステロン血症というホルモンとミネラルの病気を起こすことがあります。まあ、麻黄湯はせいぜい数日しか飲まない短期決戦型の薬なので、甘草の副作用が大きな問題になることはあまりありませんが。ちなみに、エフェドリンが入ってるってことはドーピング検査では一発でアウトになるので、風邪をひいたアスリートとかには麻黄湯は出してはいけません。

もちろん、「少数ではあるが、ある確率で副作用が起きる」は

西洋薬でも同じことですし、手術や手技といった、内科的治療以外の場合でもその構造は変わりません。リスクがゼロの医療なんて、幻想に過ぎません。リスクを否定するのではなく、それ以上の利益を目指すのが医療では大切です。

西洋薬にも「自然界」からとった薬もあります。例えば、心臓の薬、ジギタリスがそうです。ジギタリスはいわゆる強心薬ですが、キツネノテブクロという植物から得られる薬です。この薬は心臓を強く動かしてくれる薬ですが、けっこう副作用も多いので、心臓病のない方には毒となる可能性が高いです。キニーネは心臓の薬で、かつマラリア治療薬でもありますが、これも植物由来の医薬品です。そういえば前述のタミフル（オセルタミビル）も八角が原料で、自然界から抽出されたものです。2015 年のノーベル医学生理学賞はイベルメクチンを開発した大村智氏に贈られましたが、同年に同じく同賞を受賞したのは中国の屠呦呦氏でした。彼女はクソニンジンから抽出されたアーテスネートをマラリヤ治療薬として開発した功績で賞をとったのです。抗生物質のペニシリンももともとはカビが作った「天然の産物」です。

このように、東洋の薬か、西洋の薬か。化学的に合成した薬か、天然の薬か、という分け方は医療現場的に言えば、あまり気にしなくてよい問題です。薬がよいものになるか悪いものになるかは、その薬が患者にうまくフィットしているかどうか、にかかっています。麻黄湯は汗をかいていない、熱の高い風邪にはよく効きますが、汗をかいている方だと逆に脱水してしまう可能性もあります。麻黄湯がいい、悪いじゃないんです。麻黄湯に合う患者かどうか、が大事なんです。ちょうど、抗菌薬がいい、悪いんじゃないのと同じです（風邪には「悪い」薬ですが、細菌感染症には「よい」薬です）。

世の中には天然のものは全部体に良くて、人工的なものは体に良くない、という偏見がわりとあります。まあ、何が天然で何が人工的なのかも、その線引きは微妙ですが。例えば、電気炊飯器で炊いたご飯は天然食品でしょうか、人工物でしょうか。判断基準は難しいです。

まあそれはそれとして、「天然食品」しか食べていなかったであろう縄文人が短命だったのは象徴的です。もしかしたら、天

然食品にすらアクセスが乏しかったかもしれませんが、いずれにしても自然食品さえあれば長命、というのは事実に反します。前述のように明治時代になっても日本人の平均余命は40歳ちょっとだったそうですから、「伝統的な日本食品」が健康によいというのも、幻想に過ぎないと思います。野生生物は癌にならない（だからいいんだ）という主張をした医者がいましたが、これも一種のデマです。野生生物が癌にならないかどうか、ぼくは知りませんが、ほとんどの野生生物は「がんになるまえに」死亡するからです。怪我をしても手術は受けられない。感染症になっても抗菌薬もない。火もなければ、清潔な水もない。天寿を全うできない野生生物が大多数なのではないでしょうか。縄文人がかつてそうであったように。

生薬の副作用について

　甘草と麻黄の副作用について説明しました。その他の生薬についても主だった副作用についてここでまとめておきましょう。

　有名なのは小柴胡湯による間質性肺炎の発生です。これは1996年に報告されて、大きな問題になりました。まれですが、こういうことはあります。どうも黄芩（おうごん）が入っている漢方薬では間質性肺炎や薬剤性の肝障害を起こすケースが比較的多いようです。黄芩はいわゆる「柴胡剤」に入っている代表的な生薬です。

　西洋薬で多い発疹。漢方薬で発疹が出ることは珍しいですが、皮膚に発疹ができることも、まれにあります。例えば、桂皮、当帰、人参、黄芩を含む漢方薬では、こういうことがあるのだそうです。

　附子はアコニチン類の毒性成分が問題となります（いわゆるトリカブトです）。まあ、処方に使うエキス製剤の附子は加圧、加熱処理しており、量も少ないため附子中毒のリスクは非常に小さいですが。附子を増量したり、小児に使う場合は要注意です。動悸、のぼせ、しびれ、吐き気などが起きることがあります。麻黄のエフェドリン同様、交感神経作動性があるので、例えば高血圧や不整脈のある人には使いにくいです。

　あと、大黄が入っている薬で下痢することもあります。大黄

はセンノシドで下剤としても使うので、当たり前と言えば当たり前なのですが。ですから、大黄の入った薬はもともと胃腸の弱い患者には使いにくいかもしれません。また、大黄はあまり長期に使っているとお腹の動きが悪くなってかえって便秘が悪くなることがあります。なお、大黄の作用はセンノシドが腸内細菌で分解されてレインアンスロンとなって起きます。ですから、抗菌薬で腸内細菌を殺してしまうと大黄は効きにくくなります。

　基本的に、胃腸の弱っている人には苦手な生薬があります。麻黄、地黄、ときに大黄、そして芍薬です。

　あと、石膏、竜骨、牡蠣といった生薬はカルシウムを多く含み、テトラサイクリン系、ニューキノロン系といった抗菌薬と併用するとキレートを形成して吸収されなくなります。併用には要注意ですね。虚弱、新陳代謝が低下、冷え性の人には石膏はよくありません。体を冷やしてしまうからです。もともと石膏が「体を冷やす」薬効を持つので、これも当たり前。要するに「証」と逆のことをすると逆効果なんですね（後述）。低血圧の人に降圧薬を出してはいけないのと同じです。

　それから、大建中湯という漢方薬には膠飴が入っています。糖尿病の治療薬、α-グルコシダーゼ阻害薬（アカルボースなど）と併用すると未消化の糖質が腸内細菌に分解されてお腹のガスが増えることもあります。そもそも、膠飴とは「飴」のことなので糖尿病患者には用いにくいかもしれません。

　生薬にアレルギーを示す人もいます。食べ物にアレルギーがあるくらいですから、当然です。でも、ピーナッツやソバ、エビといったアレルギーを起こしやすい方は、生薬にもアレルギーを持っているかもしれません。甘麦大棗湯という漢方薬の中には小麦が入っています。当然、小麦アレルギーの方は服用してはいけません。また、ときどき、桂皮、黄芩にアレルギーがある人がいて、このへんは要注意です。

　もうひとつ、カルシウムチャンネルブロッカー（降圧薬）のことを。これはグレープフルーツと一緒に飲むと、血中濃度が上がってしまいます（CYP3A4 という代謝酵素がグレープフルーツで失活されるからです）。漢方薬にはミカン系の植物が生薬になっていることも多く、陳皮などが入っている漢方薬には

要注意です。

とまあ、漢方薬と言っても、いろいろ副作用や相互作用の問題はあります。気軽に出せると申しましたが、勉強しなくてよい、という意味ではもちろんありません。

とはいえ、漢方薬は「比較的」副作用は少ない薬だとぼくは思います。

一般的に西洋医学の薬は切れ味がよく、薬効も高い薬が多いのですが、その分、副作用が強くなりがちです。ステロイド、NSAIDs、抗菌薬などのポテンシャルなリスクは、漢方薬のそれよりもずっと大きなものだと思います。その薬効が大きくなればなるほど、その薬のダウンサイド、副作用も起こしやすい傾向にあるのです。西洋の薬にはこういうタイプの薬が多い。

漢方薬であっても、前述の芍薬甘草湯のように副作用は起きます。起きますが、漢方薬の原料の多くが「食べ物」だったりする関係で、その副作用は西洋薬のそれより比較的マイルドで、起きにくい、あるいは軽い症状で済むことが多いです。

さきの甘草も、グリチルリチンは甘味成分です（だから、「甘草」と呼ぶんですね）。よって昔からお菓子に混ぜられたりしていました。大量摂取しなければ、「比較的」安心して使えるのです。

桂枝湯を使ってみよう

麻黄湯は、わりと元気な人で、汗が出ず、熱が高く、体のあちこちが痛いような病気には向いています。べつにインフルエンザである必要はありません。他のウイルスが、「汗が出ず、熱が高く、体のあちこちが痛いような病気」を起こしていればそれで麻黄湯を使ってもよいでしょう。逆に、たとえインフルエンザウイルスが原因でも、微熱しか出ていないようなら、麻黄湯じゃないほうがよいです。

例えば、

弱々しい患者で、熱、寒気、ちょっと汗がでる、咳、鼻風邪みたいな…

こんな場合はどうしたらよいか。前述のようにインフルエンザ・ウイルスでもそういう症状が出ることがあります。ほかの

40

つまずきから学ぶ漢方薬 ■

ウイルスでももちろん、こういう症状が出ることがあります。割とクラシックな感じの「風邪」という感じですね。弱々しい患者、後に説明する「虚証の患者」です。

　例えば桂枝湯（45番）という選択肢があります。桂枝湯は、熱が出ていても、麻黄湯と違い、若干汗をかいていて、あまりぱきっとしない症状の人に使います。

················ **桂枝湯**

　『傷寒論』では、

「太陽病、頭痛、発熱、汗出で、悪風する者、桂枝湯之を主る」

とあります。なんか、麻黄湯に似ていますね。違いは

「汗出で」

つまり、汗が出るところだけが違うんです。ここで麻黄湯と桂枝湯を使い分けます。

　桂枝湯（45番）は、

　　　　　ケイヒ（桂皮）
　　　　　シャクヤク（芍薬）
　　　　　カンゾウ（甘草）
　　　　　タイソウ（大棗）
　　　　　ショウキョウ（生姜）

　桂皮、甘草は麻黄湯にも入っていました。麻黄湯から麻黄と杏仁を抜き、芍薬、大棗、生姜を加えたのです。

　芍薬は、「立てば芍薬、座れば牡丹」の芍薬で、ボタン科の花の名前です。その根っこが生薬に使われているんです。筋肉の緊張を和らげる作用があります。芍薬甘草湯はこむら返りの治療薬ですから、納得ですね。

　芍薬＝緊張緩和、それに駆瘀血

　芍薬は「血」を補う効果があるので「補血剤」というグループに分類されますが、べつに鉄分が入っているとかビタミンB12が入ってるとか、そういうことではありません。これについても後述です。

　甘草は麻黄湯にも入っていましたが、桂枝湯では炙った炙甘草というものを用います。生の甘草は熱を下げる（清熱）、解毒といった作用が強く、炙甘草だと気を補う、そして脾胃を補う

JCOPY 498-06926

41

作用が強くなります。

大棗。これはたいそうな名前がついていますが、なんのこと
はない、ナツメの干したものです。生姜。これも難しい名前で
すが、なんのことはない、ショウガです。どちらも食べ物です
ね。

大棗と生姜はよくコンビになって入っていますが、脾胃の機
能を調整する役割です。大棗は甘草と同じ「補気強壮薬」です。
生姜は、「しょうが」を食べたときに納得いくでしょうが、辛く
て汗がでる薬です。麻黄や桂皮と同じ「発汗解表薬」ですが、吐
き気を止める作用もあるので、消化器系の作用も期待します。
現在でも生姜はいろんな料理の薬味に使われますが、食あたり
を止めるために入っている「毒消し」として使われていますよ
ね。そういえば、ぼくらは「薬味」って香辛料に対してなにげ
に使ってますが、食品かつ医療的効果を狙ったナイスなネーミ
ングだと思います。

大棗と生姜は甘草とともに「甘草、大棗、生姜」というトリ
オで入っていることが多いです。脾胃を補うトリオと覚えまし
ょう。脾胃とはなんじゃ？　は後述。

　　大棗＋生姜＋甘草＝脾胃を補う

構造主義と漢方診療

こっから、わりとややこしい話になります。「めんどくさ」と
思われた方は、飛ばしていただいても構いません。

ある概念を同じと捉える能力を類化性能、異なると捉える能
力を別化性能という…折口信夫はこのように説明しています。
男も女も同じ人間じゃん、が類化性能。男女は別々よ、は別化
性能です。どちらがよいとか悪いとかではなく、世界の切りわ
けかたの「態度」の違いです。

難しい言い方をすると、世界の切り分け方は恣意的に行うこ
とができます。そこに1つの「正しい切りわけ方」はないので
す。こういうのを構造主義的態度と呼んでもよいでしょう。

構造主義においては、ある概念や対象をフランス語で「意味
されるもの」、シニフィエ（signifié）と呼びました。そして、そ

42

の意味される対象につけた名前を「意味するもの」というシニフィアン（signifiant）と呼んだのです。

問題は、両者の関係は恣意的であるということ。そして、そこには例えば「科学的な真理」などは存在しないということです。類化性能と別化性能から考えると、それはすぐにわかります。

類化性能も別化性能もどちらも大事です。大抵の人は、両者を同時に行っています。

例えば、ワインテイスティングをするとき、「これもあれも赤ワインだね」と類化性能を使ってまとめることもできれば、「こっちはフランスはブルゴーニュの高級ワインで、こちらはチリの格安ワイン」と別化性能を使って区別することもできます。もっとプロフェッショナルに「これもあれもどちらもピノ・ノワールで作ったワイン」なんて言うこともできますし、「こちらは 2001 年物で、こっちは 2003 年かな」みたいなヴィンテージによる分け方もできます。つまり、ワインテイスティングって「まとめながら、分ける」という真逆の行為を同時に行う、すごい作業なんです。

そして、分類の恣意性に従って対象物（シニフィエ）の呼び方は「赤ワイン」とか「ボルドーワイン」とか「2001 年物」と変わっていくのです。どれが正しいとか間違っているとかは、ありません。

実臨床もそうですね。「こっちもあっちも肺炎です」とまとめつつ、「こちらは PSI クラス V の重症肺炎だから ICU で、こっちは軽症の肺炎で外来ケアね」みたいに区別するのです。当たり前といえば当たり前ですが、すごいと思いませんか。よく考えたらひとりとして同じ患者、同じ病気は存在しないのに、それをまとめ上げる医者の能力はすごいものだと思います（自分で言うのも、なんですが）。

漢方診療でも、患者をまとめつつ、区別します。そのまとめる方法原則が「証」なのです。

だから漢方診療はきわめて構造主義的だとぼくは思います。患者と患者に起きている現象（シニフィエ）に対して、もっとも適切な漢方薬＝名前＝シニフィアンを当てはめるのです。

構造主義の恣意性は、漢方診療に非常に親和性があり、それ

43

ゆえに類化性能と別化性能のアクロバティズムの習得はこの領域の学習にとても向いているとぼくは思っています

　人は、同じものを見ていても、それを同じように認識しているとは限りません。そこには人間の気持ち（主観）が入っており、その気持ちが世界の見せ方を変えているのです。

　楽しい時には世界はバラ色に見えますし、悲しい時にはドブネズミ色に見える。同じ世界でも、人によって、気分によって、考え方によって、「世界の見え方」が変わります。

　見ている世界が同じでも、その見え方はさまざまであり、しかもその「さまざまさ」には正しさの基準はない、というのが構造主義の要諦ではないかと思います。シニフィエに対して、どのようなシニフィアンが呼応するのかについては、決まりがありません。

　医学の世界は「科学」だから、客観で、世界の見え方がどうこういうことはないだろう、と思う人もいるかもしれません。

　けれども、そんなことはないんです。

例えば、精神科の疾患

　哲学者のミシェル・フーコーによると、西洋の歴史において「狂気」を持つ人は昔は社会と共存していました。まあ、それも個性の一つ、というわけです。

　ところが、17世紀になってあれは「異常だ」「病気だ」ということになって、隔離の対象になりました。

　最近ではパーソナリティ障害という病気があります。パーソナリティ障害でもとくに代表的なものを、境界性パーソナリティ障害といいます。その定義ですが、

　成人早期から、人間関係、自己イメージ、情動が全体的に不安定であり、とてもキレやすい。いろいろな文脈で、以下のうち5つあるいはそれ以上が認められる。

　対人関係、自己像、感情などの不安定性および著しい衝動性の広範な様式で、成人期早期までに始まり、種々の状況で明らかになる。以下のうち5つ（またはそれ以上）によって示される。

(1)　現実に、または想像の中で、見捨てられることを避けようとするなりふりかまわない努力（注：基準5で取り上げられる自殺行為または自傷行為は含めないこと）

(2) 理想化とこき下ろしとの両極端を揺れ動くことによって特徴づけられる、不安定で激しい対人関係の様式

(3) 同一性の混乱：著明で持続的に不安定な自己像または自己意識

(4) 自己を傷つける可能性のある衝動性で、少なくとも2つの領域にわたるもの（例：浪費、性行為、物質乱用、無謀な運転、過食）（注：基準5で取り上げられる自殺行為または自傷行為は含めないこと）

(5) 自殺の行動、そぶり、脅し、または自傷行為の繰り返し

(6) 顕著な気分反応性による感情の不安定性（例：通常は2～3時間持続し、2～3日以上持続することはまれな、エピソード的に起こる強い不快気分、いらだたしさ、または不安）

(7) 慢性的な空虚感

(8) 不適切で激しい怒り、または怒りの制御の困難（例：しばしばかんしゃくを起こす、いつも怒っている、取っ組み合いの喧嘩を繰り返す）

(9) 一過性のストレス関連性の妄想様観念または重篤な解離症状

（日本精神神経学会 日本語版用語監修, 髙橋三郎, 大野　裕 監訳. DSM-5 精神疾患の診断・統計マニュアル. 東京: 医学書院; 2014. p.654-8 より）

　さて、こういうのって「病人」でしょうか。それとも単なる「困った人」でしょうか。

　それを決めるのは「科学」とか「真理」ではありません。むしろ我々の恣意性であり、コンセンサスだと思います。現代医学においては、こういうキャラは「パーソナリティ障害」という病名をつけて病人にしましょう、と考えるわけです。しかし、「そんなの病気じゃない」という反論ももちろん、「間違ってる」わけではありません。もし、「DSM-5 に載ってるからこれは正しく病気なんだ」とか言い出すと、それは一種の規範主義というか、権威主義というか、になってしまうのです。

　さて、西洋医学と漢方診療も、みている世界（患者）は同じです。ただ、世界の見え方、捉え方が異なっていると、ぼくは思います。

　西洋医学では「病名」をつけてそれを治療しますし、漢方医療では「証」を見て、その証に合わせて漢方薬を選びます。

しかし、どちらも見ている「もの」は同じなのです。同じ世界、同じ患者、同じ病態（病気の状態）です。単にその世界の見方、切り口が恣意的に異なっているだけなんです。構造主義的に言えば、西洋医学と漢方診療にはなんの矛盾もありません。西洋医学的な「病気」とは「科学」でも「真理」でもなく、単なる「見なし」に過ぎないのですから。そして、漢方における「証」も「見なし」の一バリエーションに過ぎないのですから。

　"病態には個人差があり、全く同じではないが、西洋医学で同一の病気ならば、つまり病名が決まれば、自ら病態も似かよった共通の部分が多く、薬物に対する反応もまた類似してくるものである。したがって、同一の病気であれば、処方を固定して使ってもある程度は適合する"
　（坂東正造.『漢方治療44の鉄則』メディカルユーコンより）

　この言葉は、ある程度正しく、ある程度間違っていると思います。なぜなら、西洋医学であっても、例えば「エイズ患者の重症肺炎」と「元気な人の軽症肺炎」では治療法が全然違います。「肺炎」という病名が同じ治療方法を誘導しないのです。もっとも、「エイズ患者の重症肺炎」というのを「病名」と見なせば（ここでも構造主義的に「見なし」です！）、問題はないのですが。
　でも、それをいうなら、漢方だって「『証』が同一であれば、つまり証が決まれば、自ら病態も似かよった共通の部分が多く、薬物に対する反応もまた類似してくる」のではないでしょうか。というか、「似かよった」というのも程度問題、主観の問題ですし。
　「肺炎」という病名は単一ですが、その実、その肺炎という名前（シニフィアン）にコレスポンド（対応）する対象（シニフィエ）は千差万別です。一つとしてまったく同一な肺炎というのは存在しません。同一な肺炎というのは、我々の「見なし」に過ぎないのです。
　臨床試験ではよく「同じような患者」を集めてきたといいます。が、あれも「程度問題」で、厳密に同一な患者はひとりとして存在せず、厳密に同一な病気はひとつとして存在しません。

つまずきから学ぶ漢方薬 ■

　物事の分割の方法と、分割されたもの（シニフィエ）に対応する名前（シニフィアン）の関係は恣意的である、というのが構造主義の要諦です。ある2つの概念を同じものと見るか、異なるものと見るか、同一か、差異か、の問題も恣意的に決定されるので、どちらが正しい、とはいえないのです。

　例えば、地球と月は遠いか、近いか。地球から見ると、月は遥か彼方にあります。もっと遥か彼方のイスカンダル星（？）くらいから見れば、地球も月も同じところにある「点」にしか見えないでしょう。差異と同一性とはかように主観的なものであり、「見なし」に処理されるものであり、また文脈依存的なものなのです。

　証もまたそうです。例えば、「証」のなかには虚証とか実証とかいう概念があります（後述）。しかし、「同じ」虚証の患者であっても、やはりよくみると、個々の患者は同じではありません。それを同一と認識するのもやはり「見なし」です。類化性能なのです。

　西洋医学は集団を、東洋医学は個々を対象にすると思われがちですが、実はその構造は全く同じなのです。単に対象の切り方、分類の方法が異なるだけで。しかもその分類の仕方はまったく恣意的です。構造主義を用いれば、西洋と東洋の違いなど、「程度と切り方の違い」に過ぎないということがよくわかります。もっというならば、西洋文明万歳も、西洋文明批判（とその裏側にある日本万歳主義）もあまり根拠がないものだとぼくは思います。

　というわけで、西洋医学と漢方診療については、構造主義的な見方をすれば何ら矛盾がない、共存可能なものだとぼくは思います。実際、両者を使い分けたり、併用する医者は多いですよね。

　フーコーは『知の考古学』のなかで、

「すなわち、一つの言説形成が（少なくとも諸対象に関して）定義されるのは、そのような諸関係の集合を打ち立てることができるときであり、問題となっている言説の全ての対象が自らの場所と自らの出現の法則とをその集合のなかに見いだすのはどのようにしてなのかを示すことができるときであり、その集合が、それ

47

自身変容する必要なしに、互いに排除し合う諸対象を同時的もしくは継起的なやり方で生じさせうるのを示すことができるときである」

　フーコーらしいややこしい言い方ですが、これってまさに構造主義的であり、かつ漢方の「証」的なのだとぼくは思います。

恣意性とは、何か

　構造主義の話が出てきたところで、ちょっと「恣意性」の話をします。

　恣意的、という言葉を英語に直すと arbitrary である、と辞書には書いてあります。Arbitrary という単語は「自由裁量の、随意の、気まぐれな」というような意味だとあります（ランダムハウス英和大辞典第 2 版）。

　これは、ラテン語 arbitrarius、すなわち未定であり、仲裁者（arbiter）に決定を委ねるような、というような意味です。手元の英英辞典によれば、「based on random choice or personal whim, rather than any reason or system」とあります。

　日本語の「恣意的」には「気ままな、自分勝手な、自分の好きなようにふるまうさま。論理的な必然性がないさま」（日本国語大辞典）とあり、用法として「或る目的を遂行することを急務とする人々は、往々にして歴史を恣意的に利用することを敢へてする」（鈴木利貞編『学生と教養』1936）が用例として用いられています。

　まあ、乱数表を使ってランダムに選んだ、という中立的な意味というよりも、「自分の都合で勝手に（そして非論理的に、かつ非中立的に）選んだ」という「意図」がそこには見え隠れしているような気がします。arbitrary がより中立性を醸し出している英単語なのとは若干、違う。

　このように、辞書的な英単語と、日本語の単語にすら、1 対 1 の完璧な照合はないのですね。例えば、投手とピッチャーは同じではないのです。江夏投手、第一球を…投げました！　とアナウンサーが言ってもよいけれども、「江夏ピッチャー」とは言いませんから。

　というわけで、ぼくは恣意的というのは、デタラメでフワフワな、中立的な意味で使われることもあれば、もうすこし目指

つまずきから学ぶ漢方薬 ■

すところがはっきりした、ただし自由に決めた、みたいな意味を含んでるんじゃないかと感じています。どっちの意味で使うかは、使用者の恣意性に任せればよいのじゃないのか、なんてね。このことは、柴谷篤弘の『構造主義生物学』が一番すっきりと説明しています。

「恣意的」というのは、ほかの動機にしばられず、自分の好きなように勝手に決める、という意味で、英語ならば arbitrary、ドイツ語ならば belieblig、日本語のほかの表現ならば「任意の」の語がそれにあたる。しかし、これは「でたらめ」、ランダムというのとは、はっきりちがった概念であることに注意する必要がある。後者の概念は、どのような組み合わせや順序でもかまわない、それである種の「行動目標」が達せられようがされまいが、どうでもかまわない、という含みをもつ。A 地点から歩き出して B 地点に向かう経路がいろいろある場合、どの経路をとろうがそれは任意である、という場合、点 A から点 B への経路は恣意的に決まる、といえる。ところが、経路がでたらめである、ということは、B 地点へ必ずしも到達しないことをも含意している。恣意的という場合は、B 地点への到達を前提条件として、その範囲内での選択はでたらめでもよい、ということを意味しており、あまりにも屈曲して、到達時間が何倍も何十倍もかかる（極端にいえば永久に到達できない）ようなものは、はじめから考慮のなかに入っていないことが多い。（中略）ほかの例としては将棋盤の上での駒の移動がある。ここではみごとに規則による拘束と、そのなかでの恣意的な駒の動かし方とが統一されている。

（柴谷篤弘『構造主義生物学』東京大学出版会より）

ここでの B 地点はぼくのいう「明確な目的」「目指すところのはっきりした」ということだと思います。これって、よく考えたら、心理学者の西條剛央さんが提唱する構造構成主義（人間同士の信念対立を克服するための方法論、思想のひとつ）における「関心相関性」の「関心」と同じなのかもしれません（ご存じない方は西條さんのご著書をご参照ください）。

いずれにしても、言葉は生き物で、使っている社会が使い方を決定していきます。「辞書に載っているのと使い方が間違っ

JCOPY 498-06926

49

ている。正しい日本語ではない」という批判も、大多数の人が辞書とは異なる使い方をしていたら、そちらが正しくなります。人の使い方が、辞書に載る使い方を規定するので、その逆ではないからです。

　山茶花は字を見ればすぐわかるように、もともと「さんざか（あるいは「さんさか」）」と読んでいました。だれかが、いつからか「さざんか」と読むようになり、それが定着し、その「後」で、辞書にそう載るようになったのです。もちろん、だれも使わないやり方を独善的に、ぼく一人（あるいはごく少数の人たち）が使うのは、だめですけどね。

なぜ、「漢方」と呼ぶのか

さて、お疲れ様でした。ようやく「漢方とは」というそもそも論に入ります。長かったですね。

漢方は古い概念です。が、「漢方」という言葉は、比較的、新しいです。

いったい、どういうことでしょう。

もともと日本の医学は全て中国から輸入したものでした（というか、ほとんど何もかも、中国や朝鮮半島から輸入していました。貨幣とか、文字とか）。中国の世界が、世界の全てだったんです。

そういえば、冒頭で百人一首を紹介しましたが、在原業平の

千早振る　神代もきかず竜田川　からくれなゐに　水くくるとは

も有名です。落語の「千早振る」ではネタとして使われていますし、最近では人気マンガ『ちはやふる』もありますね（面白いです！）。

ところで、このからくれなゐ。「から」は「唐（昔の中国）」のことだと思っていたら、「韓」の意味でもあったんだそうです。「から」とは「韓や唐土から渡ってきた素晴らしい品」を表す接頭語でした。当時の中国や朝鮮半島は日本から見ると先進国で、優れた品が日本に渡ってきていたからなのだそうです。なんか、今のネット右翼たちに聞かせてやりたいですね（http://www.ogurasansou.co.jp/site/hyakunin/017.html）。

というわけで、長い間、日本の医学はすべて中国の医学を輸入したものでした。

ところが、18世紀になって西洋医学がオランダからやってきました。これを「蘭方」と呼びました。オランダの、蘭です。これまで「世界の全て」だった医学に、別の世界観が現れたのです。

よって、これまで「ただの医学」だったものに対して、「蘭方」に対して、これにコレスポンド（相応）する呼称が必要になりました。で、これを中国（漢）の医療ということで、蘭方に対する、漢方と呼ぶようになったのです。もちろん、言葉の

「漢方」が新しいということは、歴史上、日本に漢方がずっとなかったという意味ではありません。そう呼んでなかった、というだけの話です（後述）。

中国の国名は何度も変わっていますが、漢の時代（前202〜後220年）に中国医学の三大古典、『神農本草経』、『黄帝内経』、『傷寒雑病論（後の『傷寒論』と『金匱要略』のもとになるもの）』が作られたので、漢方という呼称はなるほど、納得です。

漢方が「古い概念」で、しかし「新しい言葉」だと申したのは、そのためです。また、これは日本でだけ通用する言葉で、中国では「中医学」といいます。中国にもアヘン戦争前後に西洋医学が怒涛のごとく入ってきますが、こちらは西医と呼ぶようになりました。

漢方の歴史

漢方の歴史についてちょっとだけ触れておきます。ビギナー向けの入門書ですから、そんなに深入りはしませんが。

漢方の起源は中国にあります。中国では「中医学」と呼ぶのでした。

中医学の起源は、おそらく試行錯誤から始まったものと思います。植物や鉱物などを試してみて、その臨床効果を吟味しながら、現在のカクテル剤たる「漢方薬」に仕立てあげていったようです。

その過程でたくさんの教科書が書かれていきましたが、とくに先ほど紹介した『黄帝内経』、『神農本草経』、『傷寒雑病論』は漢方医学の三大古典と呼ばれています。ただし、『傷寒論』については、現在残っているものは10世紀から13世紀、宋の林億らによって校訂されたもので、元々作られた原典はどういうものだったかは不明なのだそうです。

『黄帝内経』は「素問」と「霊枢」に分けられます。生理学、病因・病理学、摂生・養生法などについてまとめられた病気と健康に関する総論、という感じです。なので、『傷寒論』みたいに「こういうときにはこういう薬を使え」という具体的、実際的な医師に対する指南書ではありません。鍼灸については解説がありますが、「漢方薬」についてはわずかな記載しかないのです。左角髪酒（さかくはっしゅ）といった、現在では（たぶん）

使われていない薬が13種類です。使われている生薬も「すずめの卵」とか「あわび」といった今の目からみるとやや不思議な、そして実用しづらそうなものが採用されています。

『黄帝内経』は黄帝とその臣下の6人の名医との問答をまとめた体裁をとっているので、こういう書名になっています。

『神農本草経』は各生薬について解説した本です。カクテル剤たる漢方薬の古典的な解説を読むとき、我々はしばしば『傷寒論』や『金匱要略』を参照します。逆に各パーツたる生薬についての古典的な解説は、『神農本草経』だったわけです。ちなみに『神農本草経』の「神農」は、神様の名前なんですって（人物名という説もあり）。

『傷寒雑病論』は急性疾患（おそらくはほとんどが感染症）を対象とした『傷寒論』、慢性疾患（雑病と呼びます）を対象とした『金匱要略』に分けられます。『傷寒論』をまとめたのは張仲景とされていますが、実在の人物かどうかも不明みたいです。

三遊亭円朝は落語中興の祖ですが、彼の作った「真景累ヶ淵」という落語（というか怪談）で、登場人物のお園が病気になり、「傷寒の性」だと言われています。明治時代には傷寒という呼び名が人口に膾炙していたのですね。

歴史は下って北宋の時代（960年）

金と元の時代になると、「四大家」と呼ばれる4人の医師がリーダーシップを取るようになります。金とか元は北方民族が侵入してきて作った国ですね。ジッ、ジッ、ジンギスハーン♪のあれです（知らない？）。劉完素（りゅうかんそ）、張従正（ちょうじゅうせい）、李東垣（りとうえん、李杲ともいいます）、そして朱丹渓（しゅたんけい）がその4人です。劉完素は肥満の薬として有名な防風通聖散を開発しました。あと、李東垣は、これまた有名な補中益気湯を開発しています。

明の時代になると、李時珍が『本草綱目』を作ります。これは『神農本草経』のような生薬の解説書です。それから、同じ時代に龔廷賢（きょうていけん）が『万病回春』という教科書も書きます。本書に紹介しているエキス剤の多くもこの『万病回春』が出典です。

さて、ここで日本を振り返ります。日本は古くから朝鮮半島

経由で、あるいは遣隋使、遣唐使に代表される海路で中国医学を輸入していました。教科書も輸入物が多かったようですが、日本で書かれた医学書もあったそうです。漢方という言葉はなくても、漢方という概念はあったのです。これは中国の「中医学」も同じでして、中医学とは中国伝統医学の略で、中華人民共和国が成立してから生まれた呼称です。それまでは国医とか漢医と呼ばれていたそうです。そういえば、中国で「東洋医学」というと日本の医学のことなんだそうです。中国から見たら東洋とは日本ですもんね。

　現在、隋や唐の時代の医学書は残っていません。現存する最古の教科書は丹波康頼の書いた『医心方』です（平安時代）。「いしんぼう」と読みます。もっとも丹波康頼も帰化中国人の子孫だそうですが。ところで、丹波康頼のさらなる子孫は丹波哲郎です。「死後の世界はある〜！」って今の人は知りませんよね。

　鎌倉時代に宋の医学が輸入されます（日宋貿易）。例の「四大家」の時代です。これが後世派の医学の基本となります。

············· **後世派ってなんじゃ？**

　後世派（ごせいは、と読みます）の起こりは田代三喜だと言われています。田代は 15 世紀に中国に行き、李朱学派の医学（「四大家」のうち、李東垣と朱丹渓のほう）を学んで帰ってきました（ただし、遠藤次郎氏の『漢方医人列伝「田代三喜」』によると中国に留学したのは導通という別の人物で田代は中国に渡っていないのだそうです。田代は導通から中国の医学を学んだのだとか（ツムラ・メディカル・トゥデイ 2009 年より））。

　中国から輸入した医学を日本で広めたのは田代三喜の弟子だった曲直瀬道三です。もともとの古い『傷寒論』『金匱要略』の「後の」学問なので、後世派と呼ぶのだそうです。（『傷寒論』の時代にはなかったといわれる）陰陽五行説を含んでいるのが大きな特徴です。陰陽五行説については後述します。

　で、江戸時代になって、陰陽五行説のような理屈ではなく、より実践的な「傷寒論」に戻んなさい、という懐古主義…というと怒られるか…な主張がなされるようになりました。これを古方派と呼びます。後世派のあとに、古方派がおきたのですね。ちょっとややこしいです。

54

古方派は吉益東洞らが中心になりました。日本独特の腹部の診察（腹診）を広めたのも吉益東洞です。吉益東洞は「万病一毒論」といって、全ての病気は毒が体にあるからなるので、その毒を取り去ってやれば病気は治る、と説明しました。後世派が重要視した陰陽五行説なんかは全否定です。

現在の目から見ると、吉益東洞の「万病一毒論」はちょっと怪しい理論です。もちろん、病気の原因はさまざまであり、それを一元的に何かに帰するのは無理があります。

しかし、吉益東洞はもうひとつ重要な主張をしました。それが「方証相対説（ほうしょうそうたいせつ）」です。方証相対説は、「証」、すなわち患者に起きている現象が処方を決定する、というアイディアです。まさに構造主義ですね。観察できる現象だけが処方の根拠になっており、その背後にある病因とか病態は無視してよい、という意味でもあります。

ちょっと話はずれますが、この頃の西洋医学の学理は、1500年も続いた「ガレノスの時代」です。ガレノスは2, 3世紀にいた西洋医学の大巨人ですが、大巨人すぎて権威になってしまい、その後西洋医学が発展しない原因になってしまった困った人物でもあります。西洋医学が解剖学という巨大な武器を手に（外科学を中心に）発展するのはルネサンス以降、内科学が飛躍的に進歩するのはコッホ、パスツールらの微生物学、ジェンナーらのワクチン学、そしてエールリッヒ、秦佐八郎、そしてフレミングやドーマクへと続く抗菌薬学、さらには鈴木梅太郎らのビタミン学の発展、すなわち近代まで待たねばなりません。秦佐八郎については拙著（『サルバルサン戦記』光文社新書）をご覧ください。宣伝終わり。当時の西洋医学もまた、病因・病態を正確に把握しないまま「昔の権威」を借りて医療を行っていたのですね。

というわけで、病因・病態を無視した（あるいは「万病一毒説」で片付けてしまった）吉益東洞の考えは「今の目」からみると変なのですが、当時の世界情勢を考えるとそれほど「変」ではなかったのかもしれません。

西洋医学は近代以降飛躍的な発展をとげます。感染症の原因、病原微生物を見つけるようになって、ペニシリンのような「病因そのものをターゲットにした」薬を使って病気を治療するよ

うになります。これは秦佐八郎の師匠たるパウル・エールリッヒの「側鎖説」です。鍵と鍵穴のように、病原をターゲットにした薬を開発するのです。現在流行りの分子標的薬なんかもこの延長線上にあります。

しかし、例えば皮膚にくっついている MRSA のような、「病気を起こしていない」微生物も人間は目の敵にするようになります。病気＝現象＝コト、ではなく、病因＝微生物＝モノ＝検査結果そのものを治療のターゲットにするようになったためです。そこで、保菌者で症状のない患者に抗菌薬を出して、その副作用で患者が苦しんだり、薬剤耐性菌が増える皮肉なことが21世紀の現在、起きています。

我々医者が治療するのは微生物ではなく、患者、あるいは病気＝現象と考えると、現代こそ方証相対という考え方がうまくフィットする時代はないのではないでしょうか。数百年を経て吉益東洞の思想がブーメラン復帰しそうになっている。漢方薬はもちろんその思想にフィットしている…そんなふうにぼくは思います。吉益東洞は処方のテキスト『類聚方』などを残しています。

さて、話がだいぶ、ずれました。まあ、そんなこんなで古方派の吉益東洞は後世に大きな影響力を及ぼしたのですが、「さすがに万病一毒説は、まずいっしょ」という弟子も出てきました。吉益南涯は吉益東洞の子ですが、「おとうちゃん、そりゃいいすぎやで」と父親の万病一毒説は修正し、「気血水」という概念を打ち立てます（後述）。吉益東洞は平屋に住んでいたそうですが、息子の南涯が何階に住んでいたかは定かではありません。

「気血水」とは現在日本の漢方診療で非常に重要な概念になっています。また、後述のように中国にもこれにやや似た「気血津液（きけつしんえき）」という概念があります。しかしながら、どうも吉益南涯の唱えた「気血水」は現代のそれとは異なるものだったそうです（矢数芳英『漢方医人列伝「吉益南涯」』ツムラ・メディカル・トゥデイ. 2010年2月）。

あと、古方派には後藤艮山という人もいます。この人は師匠をもたず独学で漢方を勉強したそうです。一般に漢方診療の勉強は独学は良くない、師匠をもて、と教わります。一般論としてはそれは事実だと思いますが、例外的な存在というのはどこ

の世界にもいるものですね。

　で、その後「あんまり派閥、派閥いうなや」といろんな学派のイイトコどりをしようとする人たちがでてきました。その名も「折衷派」。そのまんまですね。

　ただし、折衷派にはいろんなタイプ、いろいろなハイブリッドがあるので注意が必要です。

　例えば、和田東郭は曲直瀬流の後世派と東洞流の古方派の折衷派です。

　有吉佐和子の小説で有名な華岡青洲は世界初の乳がん摘出術を行い、そのとき用いた麻酔薬を開発したので有名です。彼は漢方と蘭学の漢蘭折衷派です（内科・外科折衷派とも呼べるかもしれませんが。とにかくすごいですね）。

　あるいは明治時代まで生き延びて、ネットで顔写真も見ることができる浅田宗伯。浅田飴は彼の作った処方からできたのだとか。彼はさまざまな学派をいろいろミックスした折衷派だったそうです。浅田宗伯は『勿誤薬室方函口訣』という本を書いていて、本書に出てくるエキス剤のいくつかはこの本が出典です。

　『勿誤薬室方函口訣』は読めないですよね。「ふつごやくしつほうかんくけつ」と読みます。勿誤とは、「誤らしむること勿（なか）るべし」という意味で、誤治、間違えるな、という意味ですね。浅田宗伯の薬局（薬室）を勿誤薬室と呼んだのだそうです。方函という箱に収めた処方について口伝え（口訣）で教えたもの、だそうです。「ふつごやくしつ」「ほうかん」「くけつ」と分ければ、難しくない。

　「困難は分割せよ」とデカルトはいいました。長い名前が多い漢方の勉強は、とにかく分割するのが大事です。

　あと、関西（京都）を中心にしていた古方派に対して、古来の文献をたくさん読み込む「考証学派」という一派もいました。森鷗外の史伝で有名な渋江抽斎もその一人です。

　考証学派では文献を大量に講読する必要があるため個々の学者では難しく、よって幕府のバックアップのある江戸の医学者たちに多かったようです。彼らはそのまま江戸時代の漢方医学の中心的存在になっていきます。

　ところが、明治維新になって漢方に大逆風が吹きます。維新

なった明治政府は漢方を廃して西洋医学一本で行こうとします。医師の資格が国家資格となり、試験が設けられ、よって西洋医学を勉強しなければ医師になれない、という時代が来たのです。この流れは現在にも続いています。

ちなみに、隣の中国でも清が滅んで国民政府となったときに中医学を廃する動きがあったようですが、これには反対運動が強かったために国民政府は中医を保護します。同様の流れは中華人民共和国になってからも同じで、現在の中国は中医と西医の二本立てのスタイルになっているのです。ぼくが北京で診療していたとき、中医の資格を持たないために生薬を用いた診療ができなかったのもそのためです。

漢方の歴史は長いですが、その応用のされ方は歴史を通じてバージョンアップされています。例えば、慢性疲労症候群は西洋にもこれといった薬がなく、漢方薬がしばしば試みられます。慢性疲労症候群という疾患概念ができたのは 1980 年代のこと。もちろん、こういう「現象」は昔からあったのでしょうが。

気管支喘息の患者によく使われる漢方薬は柴朴湯というものです。しかし、花輪壽彦先生によると、喘息に柴胡剤を用いるのは日本独特の現象で、中国では用いないとのこと。柴朴湯を使いだしたのは大塚敬節であり、戦後のことになります。喘息に柴胡剤を使いだしたのは和田東郭なんだそうです。

だいたい、こんなに高齢者の多い社会は昔だったらありえなかったわけで。気密性の高い家屋、エアコン、交通機関などが整備された今の世の中が、昔の世の中と大きく違うのは当然です。

漢方薬の使い方は証に合わせて行われますが、新しい疾患概念の確率や、気候、風土、我々のあり方の変化とともに、その使われ方も変化していくのです。

まあ、そんなわけで漢方といってもいろいろな流派、スタイルがあることがおわかりいただけましたでしょうか。

まずは中国と日本で分けてみる

さて、いろいろな流派とスタイルのある漢方診療ですが、日本での臨床という文脈で考えるとこれらは

中医学（中国の医学）

と

日本漢方

に大別されると思います。

では、両者の最大の違いは何かというと、中医学が
弁証論治（べんしょうろんち）
という方法論を用いるのに対し、日本漢方は
方証相対（ほうしょうそうたい）
という方法論を取ることです。

「弁証論治」においては、患者に起きている状態を独自の病因論から解釈し、病態生理を解釈します。その理論を解析した結果治療法が導き出され、治療が行われます。

これに対して日本の「方証相対」は症状、症候を組み合わせて、そのパターンから治療法が導き出されるというものです。言うなれば、体の中で何が起こっているかは考えない、ブラックボックスのままにしており、観察できる証を頼りに治療法を決定するというものです。

心理学の領域にも観察できる「行動」だけをターゲットに心理学を研究する行動心理学と、観察できない「心」がどうなっているかを考えながら研究する（多種多様な）心理学のグループがいます。前者は日本の「方証相対」、後者は中国の「弁証論治」というアナロジーが成り立つかもしれません。

もうちょっと言い換えるならば「中医学はより演繹法を強調した考え方」であり、「日本漢方はより帰納法を強調した考え方」と換言することもできるかもしれません。

ただし、両国の大きな特徴を対比させたものです。中国にも対症療法的アプローチは観察されましたし、日本でも弁証法的アプローチは存在します。両者の違いは相対的なものであり、あるいは便宜的なものでもあります。例えば、西洋医学（もっというならば英米医学）の観点からみれば日本も中国も（西洋医学よりは）より演繹的に見えると思います。

その一方で現在の中国では漢方薬の臨床試験（帰納法の最たるもの）が盛んに行われ、「エビデンス」を蓄積して漢方薬のマ

59

ーケットを欧米その他の諸外国に開拓しようとしています。特に鍼灸の領域ではエビデンスの構築が最近盛んで、例えば片頭痛の予防のエビデンスなどが最近発表されました（Zhao L, et al. The long-term effect of acupuncture for migraine prophylaxis: a randomized clinical trial. JAMA Intern Med. 2017; 177: 508-15）。

　行動心理学（あるいは行動主義心理学）は、観察可能な行動だけを頼りに「心」の正体を知ろうというものでした。有名なのは「パブロフの犬」のような実験的な条件反射ですね。でも、行動と「心」は同義ではないですし、本当に「心」の正体がわかるのか？　という疑問は湧いてきます。一方、多種多様な心理学がそれぞれの学説を出していますが、そもそも観察できない「心」の正体をちゃんと説明できているのか、疑問に思うところもあります。

　漢方診療における「方証相対」も「理論のない診療」という批判をすることは可能かもしれません。一方、中国の「弁証論治」も機能法的な検証を欠く「理屈」に過ぎないじゃないか、という批判も可能かもしれません（そのこともあって、中国では現在臨床試験が盛んになっているのかもしれません）。

　とにかく、このように本場中国と日本では漢方診療の考え方が異なるのですが、幸か不幸か両者には多くのオーバーラップも存在します。なんといっても日本の伝統漢方といったって、それは中国の医学がベースになっています（主には 16 世紀の明代中期の医学）。よって、思考プロセスは日本と中国のそれは異なるものになっていますが、ある患者を診た時、出される処方(治療)は同じようなものになることも少なくないのです。特に典型的な患者の場合は。まあ、微妙に似ているから誤解も生じやすい、ということもあるかもしれませんが。この点についてはあとでまた触れます。

　もちろん、患者や疾患が複雑になった場合や難治例になった場合などは両者の違いははっきりしてくるかもしれません。しかし、本書の目標は「門をくぐる」ことであり、頂に立つことでは（少なくとも現段階では）ないので、今はさしあたり、「大きく分けると日中の違いがある」という点だけご理解いただければ良いと思います。

つまずきから学ぶ漢方薬 ■

　次に、漢方独特の諸概念について、少し解説します。イワタ
は漢方マスター＝名人ではないので、ここのところの説明は甚
だ自信がないのですが、なるたけわかりやすく、かつ間違いが
ないように、尽力いたしますので、おつきあいください。

気血水（きけつすい）について

　「気血水」の概念は初学者には理解しやすいので、まずはここ
から始めます。
　さて、気血水はですね、空気や血液や体液という意味での「気
血水」ではありません。そのように解釈するとわかりにくくな
ります。そういう気体とか液体とかいうマテリアルなものと考
えると、理解しにくい。
　正しいか間違っているかは別として、ビギナーがイメージし
やすい理解の仕方は、「主観」だとぼくは思います。気血水は
「主観である」と割り切ってしまうと、案外イメージしやすい。
　例えば、頭に血がのぼる、という言葉がありますね。あれ、で
も別に本当に頭に血が「のぼっている」わけではありません。ま
た、そのような「血液が脳に流れ込んでいく」みたいな現象を
確認して用いている言葉でもありません。あれはあくまで主観
です。でも「血がのぼっている」ことが実感される現象です。本
当に「頭に血がのぼっている」のかどうかはわかりませんが、
「頭に血がのぼった」という感覚（主観）は現実のものです。
　このように、「主観的に」「言葉が腑に落ちるように」「実感で
きる現象」を気血水で表現できるのです。そういう理解の仕方
だと、「立ちくらみ」を「貧血」というのは医学的には（西洋医
学的には）正しくないと言いましたが、「血を失ったという主
観」があるのはまぎれもないので、漢方的には「貧血」でオッ
ケーなのでしょう。ただし、漢方医学では「貧血」と言わず、
「血虚」と言いますが。
　気が沈む、とか気が塞ぐ、気がまぎれる、気になる、気にし
ない、気分がよい…気に関する表現は日常用語でも多いですね。
我々日本人が（中国人だけでなく）、いかに「気」を気にしてい
るのかがよくわかります。
　「気」とは何か、を深く考えるより、そのような現象が主観的

JCOPY 498-06926

61

に体感され、そして言葉として実感でき、納得できる主観と捉えれば、わかりやすいですよ。

瑞々しい肌…別に肌の水分量を測定したわけではないのですが、瑞々しさは主観的に実感できます。その逆の潤っていない、乾いた感じも実感できます。乾いた肌、喉が渇く。

「喉が渇く」も冷静に考えてみると「客観的には」おかしな表現です。喉は常に湿っているからです。喉を診察しても、普通は本当にからっからに乾いた喉なんて観察できません。でも、「主観的には」乾いている。乾いていることが実感される。乾いている、という表現が納得できる。そして、いくら客観的に「いや、喉は湿っていますよ」と医者が説明しても意味がありません。「私」が主観的に、喉が渇くと感じていることこそが大事なんです。

気血水とは「主観」である。こう、割り切ってしまえば、全然難しくない。そう思いませんか。

とはいえ、やはり気血水はややこしいところもあります。

例えば、「頭に血がのぼる」ときは、気もギンギンに充実しています。気が萎えている状態で、同時に頭に血をのぼらせるのは難しいですね。

つまり、気と血と水は独立してバラバラに存在しているのではなく、相互に関係しています。「素問」にも「気めぐりて則ち血流れる」とありますから、その相互関係性が伺われます。

気に関係した病気には、「気逆、気鬱、気虚」があります。気逆とは、気が頭のほうにのぼっていった状態で、のぼせたり、ほてったりする状態を言います。気鬱とは、「気」がうっ滞して、イライラの状態になっていることを言います。気虚は「気」が足りなくなって虚弱な状態になっていることを言います。なんとなくイメージできますね。

血に関係した病気には、瘀血と血虚があります。瘀血は、「おけつ」と読みます。血がバランス悪く偏ったところに溜まっている状態です。あくまで主観ですけど。

血虚は血が足りない状態、まさに主観的な「貧血」です。ほら、桂枝湯のところで芍薬は血を補う、あるいは血を動かす生薬だと説明しました。前者を補血、後者を駆瘀血（あるいは活血）といいます。

つまずきから学ぶ漢方薬 ■

　水に関係した病気には、水毒（水滞）があり、これは水が滞っている、うまく回っていない状態です。利水剤（水回りをよくする薬）を用います。水虚とは言いませんが、中国医学には津液の不足という概念はあるそうです（「陰虚」と呼ばれる状況でそれが起きます）。陰が足りないってなんじゃ？　と思いますが、ここでの「陰」は「水」のことだと考えれば理解は簡単ですね。

　繰り返しますが、「気」1つとってみても、医学という文脈上の「気」と世界を説明するより科学哲学的な「気」では意味や概念が異なります。しかし、よほど東洋医学や東洋の思想に慣れた方でないと初学者がいきなりそうした概念を「腑に落ちたもの」として咀嚼するのは困難だと思います。正直、ぼく自身も「気は万物を構成する物質の本源である」とか言われてもピンときません。「万物の根源は水である」というタレスの言葉がピンとこないように。「情報」として頭に詰め込むことができても、自分の腑に落ちない概念は使いこなせないんです、少なくともぼくには。

　まずは「門をくぐる」ために気は air の空気ではなく、血はblood そのものでもなく、水を water として解釈しない…でもいいんだ、というところからはじめてみてはいかがでしょうか、という話です。

陰陽五行説とは

　次に、陰陽五行説について説明します。これも理解しにくい概念ですが、イワタが咀嚼できるようなレベルで、ご説明します。

　陰陽五行説というのは、世の中を陰と陽に分ける陰陽説、そして木、火、土、金、水の5つ（五行）に分類しようという五行説の2つの考え方をまとめたものです。

　ぶっちゃけ、中国の陰陽五行説は観念的でわかりにくいです。

　例えば、陰陽の場合、男が陽で、女が陰なんだそうです。背中は陽で、腹は陰。上半身は陽で、下半身は陰（これは、わかるか？）。発熱は陽で、悪寒は陰。病邪が陰で、これと戦う正気が陽…とこじつけ的な感じも否めません。むりやりな二元論っ

JCOPY 498-06926

63

て気もします。

　もっとも、アンパンには表と裏があります。これを横にスライスして切ったとしても、やはり表側の断面は「裏」になります。陰陽の「陽」の中にまた陰陽がある、というマトリョーシカ的な発想が中国の陰陽の特徴で、西洋的二元論ほどシンプルではない、という気がします。『[詳解] 中医基礎理論』によると、陰陽学説には弁証法的な思想があり、対立する陰陽が統一され、1つの法則を作るのだそうです。弁証法とは西洋の哲学者ヘーゲルたちが説いた、対立する2つの概念（テーゼ、アンチテーゼ）をアウフヘーベン（止揚）して、更に上位概念の「ジンテーゼ」を作るというものです。とんかつ食おうか、カレーにしようか、ここはアウフヘーベンして、カツカレーに止揚…じゃない、しよう…みたいな話とは関係ないですが、イメージとしてはそんな感じ。

　で、さっきの「気血水」でいうと、気は陽で、血は陰なんだそうです。まあ、気が主体と考えれば陽ですし、女が陰なら血も陰、とこじつけで理解はできます（少なくとも暗記はできます）。しかし、その「気」も衛気と営気に分類され、衛気は陽、営気は陰なんだそうです。ちなみに前者は「えき」、後者は「えいき」と読みます。このへんになると、ぼくなんかは教科書を読んでもちょっとついていけません。

　ちなみに「水」のほうは、津液として考え、「津」のほうが陽、「液」のほうが陰なんだそうです。言い換えるならば、陽性の水分は「津」と呼び、陰性の水分は「液」と呼ぶのです。こうやってどんどん細分化してすべてが「陰陽」に二分化されるのです。なるほど、二分化しながら統一する、弁証法的…という気がしませんか？

　で、漢方医学においては、人間の生理機能や、病気の病態生理、疾患の症状や兆候なんかを全部陰陽で分類するわけです。いろいろ異なる概念を全部「陰陽」で説明するからわかりにくくなるのですが、逆に全ての概念（シニフィエ）に「陰陽」というシニフィアンを付けている、という構造主義的な発想をすれば、「ま、そういうのもありか」という気がしてきます。

　また、漢方診断では「証」あるいは「弁証」というのが大事です。弁証というのは、患者の症状とか所見なんかを分類して

「こういう状態だ」と名前をつける構造主義的な営為です。これも陰陽で名前をつけるのです。具体的には、表裏、寒熱、虚実に分類します。

まあ、そんなこと急に言われてもって感じだと思いますが、要するに表証、熱証、実証は陽であり、裏証、寒証、虚証は陰です。これはわかりやすいですね。問題は、じゃ、表証とか虚証ってなんじゃ？　って話ですが、それは後述します。要はこうした「弁証」は陰と陽で構造主義的に説明しますよ、まさに「弁証」法なわけです（ヘーゲル的な「弁証法」はドイツ語のDialektik、「対話」という意味なのですが…）。

次に五行説です。五行とは木、火、土、金、水の5種類の基本物質の関係を言うわけですが、医学における「五行」とは、木、火、土、金、水、に五臓がコレスポンド（相応）すると考えます。木は肝、火は心、土は脾、金は肺、水は腎、です。まあ、おしっこを作る腎臓が水なんて、わりと納得ですが、あとはよくわかりませんね。

五行説の木、火、土、金、水は、ほかにもいろいろなものを表現します。例えば、方角。木が東、火が南、金が西、水が北で、真ん中が土です（図1、2）。

覚え方としては「土は動かないから真ん中」、「犬が西向きゃ、木は東」と無理矢理覚えます（ちょっと無理があるのは自覚し

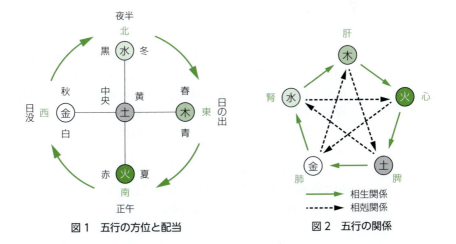

図1　五行の方位と配当　　　　図2　五行の関係

てます）。火は熱いので南、水は寒い（冷たい）ので北、余った西が金です。夕方に日は西に沈む、そこで光るのが金星って覚えてもよいでしょう。無理矢理感はありますが、覚えるための方便ですので。

　土が7時の方向に入ると、星形の5角形になります。木 → 火 → 土 → 金 → 水 → そして木とつながっていきます。木は燃えると火が生まれ、火が燃え尽きると土（炭）が生まれ、土の中から金属がとれ、金属の器を置いておくと霜が溜まって水が生じ、水をかけると木が生える…と生まれていきます。これを相生関係といいます。相生といいながら、一方的なAがBを生じる、という関係なのですが、巡り巡って自分にも返ってきますので、まあそういうことです。

　次いで、抑える方も。星形の斜めの線がこれに当たります。木は土を覆い隠し、土は水を吸い取り、水は火を消し、火は金属を溶かし、金属（刃物）は木を切ります。これもまあ、覚えやすいイメージです。あくまで。こういうのは、相生の逆で、相剋（克）の関係といいます。

　中国人はなんでもかんでもこれに当てはめてしまいます。たとえば、色。

　木は青々として色は青。火は当然赤。白金なので、金は白（無理矢理）、水は寒いので黒、土は黄色い土、とこちらも無理がありますけど、無理やり覚えこみます。

　次に季節。

　季節でいうと、木は青で春、火は赤で夏、金は白くて秋、水は黒くて冬です。

　ちなみに、これは青龍、朱雀、白虎、玄武という神獣説に合致します。青龍とか白虎といった神様の名は漢方薬の名称にも採用されています。小青竜湯（しょうせいりゅうとう）とか白虎加人参湯（びゃっこかにんじんとう）、のように。

　で、じゃあ医学・医療においての五行説がどのように使えるのか。

　一番、便利なのは五行に後述する「五臓」をあてはめ、その相互関係を説明できる、というものでしょう。

　では、五臓とはいったいなにか。

66

つまずきから学ぶ漢方薬 ■

.... **五臓六腑について**

　五臓六腑に染み渡る…お酒を飲むときによく出てくる台詞ですね。

　あの五臓とか、六腑って一体何のことでしょう。

　五臓とは、五行説ででてきた肝、心、脾、肺、腎のことです。おっ、西洋医学、解剖学的やんけ。

　ただし、その機能は我々がかつて西洋医学的に学んだものとは随分違います。むしろ五行説（木、火、土、金、水）が先にあり、その説明としての臓器（五臓）のようにすら見えます。

　例えば肝臓は、現代医学的に言えば、糖新生やタンパク産生など、多彩な機能を持つ臓器です。先日お亡くなりになった肝移植のパイオニア、トーマス・スターツル医師は「心臓はただのポンプで、腎臓はろ過装置で、肝臓は everything だ」と言ったような遠い記憶があります（出典見つけられません。間違っていたら教えてください）。うまい表現だと思います。

　ただ、五行説での肝はそういう「概念」ではありません。物質（マテリアル）としての肝臓ではなく、より抽象的な機能としての「肝」と理解し、その作用と他の四臓との関係を考えたほうがわかりやすいです。

　東洋医学における肝は「気の流れ」を調節する、ボランチみたいな概念と思うと理解しやすいでしょう。また、ここから転じて感情面の調整機能もあると考えます。日本でも肝が据わるとか、肝が冷えるといいますが、「肝」と感情との関係が伺われます。肝での気の流れがうまくいかないと感情面のトラブルが起き、イライラしたり、鬱々したり、泣きやすくなったりすると解釈されるのです。

　抑肝散という漢方薬がありますが、子供の夜泣き、大人のイライラ、認知症患者の情動面（など）の諸症状に用いられています。上記の「肝」の機能を考えると、抑肝散の効能はイメージしやすいのではないでしょうか。

　心は血をめぐらせる機能があり、これはまさに「心臓」という感じです。あと、「思考や意識」の中心とも考えられます。これは、西洋医学を学んでしまってから聞くとちょっと変な話です。が、「心（こころ）」という言葉が示唆するように、昔からこころは心に属すると考えられていたので、まあナットクリカ

JCOPY 498-06926

67

イはできます。西洋だって「burning heart（燃える心）」と言いますから。そういえば、五臓の概念に「脳」はないのでした。現代社会がともすると「唯脳論」的になりがちなことを考えると、ここも興味深いです。

脾はビギナーにはわかりにくいので、まずは西洋の「脾臓」のイメージを完全に捨てましょう。東洋における脾は消化吸収といった消化器の機能を持ちます。後述する「胃」とともに脾胃という言い方をしますので、セットで理解します。あと、気血水（津液）の調節機能もありますが、これはちょっと理解しにくいので各論で少しずつ述べます。

次に肺です。肺は「気」に関係していますが、ここでは酸素とか二酸化炭素の「空気」ではなく、東洋医学的な「気」に関係しています。「清気」と「濁気」を入れ替えると説明されていて、これも直感的にはイメージしにくいかもしれませんが、空「気」と「気」の連想で「そういうもの」と思ってしまいましょう。

腎は尿を作るところでもちろん水に関係します。あと、老化や生殖にも関係しています。男女ともに排尿と生殖は位置的に近いものがありますが、機能的なオーバーラップが想定されたのでしょうか。

さて、五臓の説明はこのくらいにして、では、六腑とは何か。これは胆、小腸、胃、大腸、膀胱、三焦のことです。おお、五臓が実質臓器主体だったのに対して、こちらは管腔臓器系ですね。ただ、ここでもそういうマテリアルな理解をするとかえってわかりづらいので、より抽象的、構造的、関係的な理解をします。

さて、三焦（さんしょう）って何？　って疑問に思われた方もおいででしょう。どうも、リンパ管のことだとか諸説あるようです。

ちなみに、焦とは、「こげる」「こがす」という意味だそうです。思い焦がれる…の「こがれ」ですね。ちなみにちなみに、腑とは「はらわた」のことです。おいしいお酒は五臓六腑に染み渡りますし、「夢は五臓の疲れ」といって、昔は五臓が疲れていると夢を見ると考えられていたそうです。落語の「鼠穴」をご覧になっていない方は（傑作！）、その辺を念頭に置いてお聞きに

なってください。

　ところで、最近、腸間膜がただの膜ではなく、「臓器」であることが判明しました。まじです（Coffey JC, O'Leary DP. The mesentery: structure, function, and role in disease. The Lancet Gastroenterology & Hepatology. 2016; 1: 238-47）。

　こんな解剖学的な新発見が21世紀に至ってもありうるなんて、素晴らしいですね。これが三焦の正体か？

　まあ、古代中国では解剖学が発達していなかったですから、腸間膜を「臓器」と捉えていたというのはちょっと眉唾な仮説です。このような五臓六腑といった概念も多分に想像上のものだったようです。もっとも、ヴェサリウスやパレ、ハンターといった外科医・病理学者が出現する以前の西洋医学も、やはり似たようなものだったようですが。

　さて、五臓と六腑はしばしばコンビになっています。たとえば肝と胆。これはよいですよね。腎と膀胱。これもよし。で、心と小腸…これはわからない。肺と大腸…これもわからない。「し」で始まるから心と小腸…みたいに無理やり覚えないと無理。脾と胃。これは現代医学的にはつながらないですが、隣通しなので比較的イメージしやすいですし。解剖学のアトラスを見ればわかりますが、両者はくっついています。胃がんの手術のときに脾臓を一緒に取ることが多いのはそのためです。

　前述のように漢方における脾とは免疫器官ではなくて消化器官というイメージです（あくまでイメージなので、こだわらないでください）。だから、お腹の調子が悪い時は「脾胃」に作用する漢方薬を選びます。そう納得してしまうと、ここは理解するのは難しくはありません。三焦はコレスポンドする臓がありませんから、一人ぼっちです。

　五臓はお互いに関係しあっています。例えば、肝腎同源といって、肝で作った「血」が腎では「精」となり、腎で作った精が肝で血になるといった循環が起きていると説明します。精とは生殖に関わる存在とか、生育に関わる存在とか、いろいろな説明がなされています。ぼくにはこのへんがよく咀嚼できませんが、臨床面では肝の血を補う治療をするときは、腎の精も補う、というような生薬の配合をします。ピュアな解剖学的な観点から言えば肝臓と腎臓は直接つながっていないので、あくま

でも機能とか概念的に理解します。まあ、日本語でも肝腎かなめ、なんていい方をしますから、両者が関係していることはイメージはできます。

同様に、肺と脾とか、肺と腎とか、五臓六腑は相互に関係しているので、治療のときは各臓器に目配りをしながら生薬が組み立てられるのです。まあ、心肺蘇生という言葉があったり、心不全で肺水腫になったり、腎不全になったり、うっ血肝になったりしますから、臓器が相互に作用している事実「そのもの」は洋の東西を問わずあるわけで、相互作用の存在そのものに不思議はないですよね。

陰陽五行説はでたらめか

ヘーゲルは「歴史哲学講義」のなかで、アジア（中国など）をかなり馬鹿にした発言をしています。ヘーゲルほど弁証法を駆使し、ものを一所懸命考えた人でも西洋至上主義みたいな前提は疑えなかったんですね。で、陰陽五行説みたいな曖昧模糊とした理念理論は、ヘーゲルからみたら「ばっかばかしい」と断罪されてしまいそうな気がします。

しかし、ヘーゲル以降にヨーロッパに登場した「構造主義」においては、ものごとの分類は恣意的なので、「そういうのもあり」ということになります。このことはすでに指摘しました。

前述のフーコーは、古代中国の百科事典を紹介しています。そこでは「動物」が次のように分類されています。

a）皇帝に属するもの

b）香の匂いを放つもの

c）飼いならされたもの

d）乳飲み豚

e）人魚

f）お話に出てくるもの

g）放し飼いの犬

h）この分類自体に含まれているもの

i）気違いのように騒ぐもの

j）算えきれぬもの

k）駱駝の毛のごく細の毛筆で描かれたもの

ｌ）その他

ｍ）いましがた壺をこわしたもの

ｎ）とおくから蝿のように見えるもの

（フーコー著，渡辺一民，佐々木明，訳.『言葉と物−人文科学の考古学』東京: 新潮社; 1974, p.13 より）

　これなんか、今の目から見るととても変ですよね。「いましがた壷をこわしたもの」とか「とおくから蝿のように見えるもの」とか、ワケわかりません。

　でも、構造主義的に考えれば、ものごとの分類は「恣意的」ですから、このような「ワケわかんない」分類だって、やってやれないことはないわけです。フーコーが構造主義者だったかどうかは異説があるようですが。もしかしたら、交叉いとこ婚に「構造」を見いだしたクロード・レヴィ＝ストロースのような大天才だったら、一見デタラメなこの分類にも、我々が納得行くような「構造」を見いだしたかもしれません。

　それに、西洋でも不思議な分類ってあるんです。例えば、ユダヤ教の「コーシェル」。これはユダヤ教徒の食べてよい食べ物のことで、ユダヤ教では厳しい食事規定があります。牛肉は食べてよいけど、豚肉はダメ、カキ、タコ、イカのようなシーフードはだめ（ひれと鱗があるものは食べてよい）、草食動物は食べてよく、肉食動物はだめ…野外で獣に殺された動物の肉はダメ。血の滴ったステーキはダメ(血は抜いていないといけない)。肉は乳製品と分けて食べねばならない。

　これも不思議なリストですよね。コーシェルは健康に生きていくための処世術だとか、いやいや、神が人間に禁止するものを与えた宗教的な概念であるとか、いろいろな意見があるようですが、いずれにしても「どうしてこれが禁止になるの？」という点においては、ぼくらの普通の感覚では理解できません。でも、見る人が見たら整合性のある分類なのかもしれません。

　ぼくは長い間、「陰陽」というのは古い中国の悪しき二元論だと考えていました。でも、『漢文は本当につまらないのか』(橋本陽介，祥伝社新書)を読んで、「あ、そうじゃなかったんだ」と気づきました。

　老子という人がいます。この人の教えは荘子と並んで「老荘思想」なんて言われます。で、老子は

名可名、非常名

　と言ったそうです（現在残された『老子』は『傷寒論』など
と同様、後世作られたもので老子本人、あるいは愛弟子が書い
たものではないと思いますから、本当のところはわかりませ
ん）。
　これは「名の名とすべきは、常の名に非ず」という意味です。
ものや現象には個有の名前が最初からあるわけではなく、「あ
とからつけられたもの」であり、しかも絶対的な名前ではない、
ということです。これはまさに、「言葉の意味とは、他の言葉と
の関係性で決まる」と言語学者のソシュールが言った「構造主
義」に他なりません。あるいは「ゆく河の流れは絶えずして、し
かももとの水に非ず」の「方丈記」的な思想でしょうか。
　だから、あるものや現象を「陽」と規定するからこそ、そう
でないものを「陰」と規定できる、あるいはその逆、というこ
となのです。陽も陰も、ある対象に恣意的につけられた構造主
義的なシニフィアンです。陰陽は恣意的に名付けられた「見な
し」にすぎないのだと考えれば、その実在性を議論する必要も
なくなります。
　陰陽五行説は「ある」か「ない」かを論ずるのではなく、世
界にそれを「見出す」のです。
　老荘の思想は自由な感じで、忠孝など、道徳的な教えを説い
た孔子の儒教と対立する概念だとぼくらは思いがちです。しか
し、儒教があるからこそ、その対応物として老荘の思想がある
のだと考えれば、「どちらが大事」という問題ではないことがわ
かり、納得いきます。もっとストレッチして考えれば、西洋医
学と東洋医学という二元論も、対立概念というよりも西洋医学
の世界と恣意的に規定した世界の外にある（相応する）世界が
東洋医学の世界である、と理解すれば両者には全く対立するも
のはないことがわかります。なにしろ、老子の思想はソシュー
ルやレヴィ＝ストロースの思想と見事にフィットするのですか
ら。
　例えば、ぼくはポリファーマシーの問題をあげ、西洋医学の
欠点を東洋医学の漢方が克服してくれるかもしれない、と述べ
ました。しかし、漢方薬は複数の生薬の合剤なので、考え方次

— 72

第では漢方薬「そのもの」がポリファーマシーです。ただ、複数の生薬を合わせたものを「ひとつの漢方」と「見なせば」ポリファーマシーは存在しない、ということになります。目の前のものをひとつととるか、複数ととるかは構造主義的に恣意的に規定できます。程度問題なんです。

陰陽五行説も、分類の「見なし」という構造主義的な考え方をすれば、少しもヘンテコな考え方ではなくなります。そういう分け方をしてみましょう、という恣意性だけの問題ですから。

証はゲシュタルト

「証」とか「弁証」という言葉が出てきました。では、証とは何か。教科書的な定義をまず紹介しましょう。

「患者が現時点で現している症状を気血水・陰陽・虚実・寒熱・表裏・五臓・六病位などの基本概念を通して認識し、さらに病態の特異性を示す症候を捕えた結果を総合して得られる診断であり、治療の指示である」

（寺澤捷年『症例から学ぶ和漢診療学第2版』医学書院より）

証にピッタリくる患者の見立ては、ベテランの漢方医でないとなかなかできません。証と選ぶ薬の関係は、鍵と鍵穴の関係に例えられます。パウル・エールリッヒの「側鎖説」と「構造」は同じなのですね。前述した、抗菌薬と病原体の「鍵と鍵穴」の関係です。やはり西洋医学と東洋医学、「案外」親和性があるみたいです。

漢方の場合、物理的な「鍵」とか「鍵穴」というのは存在しないのですが、患者に見られる現象と、それにピッタリくる関係性が「鍵」と「鍵穴」的です。証と出す薬（方）がかみ合っているので、「方証相対」なんて言い方もします（吉益東洞、古方派の概念でした）。現象をシニフィエ、証の名前をシニフィアンとすれば、構造主義的です。その関係性、分割の基準は科学的な「真理」としてあるのではなく、個々の医師の「見立て」により、それは恣意的に決めることができます。しかし、すでに述べたように、「恣意的である」というのは何でもよいという

意味ではありません。

証における「陰陽」とは

　証の分類に、先程出てきた「陰陽」があります。陰陽五行説の陰陽が、患者の有り様を表現するのに使われるのです。表証・熱証・実証は陽であり、裏証・寒証・虚証は陰である。このようにすでに説明しました。

　大塚敬節の「漢方医学」からの陰陽で…いや、引用でまとめてみます。

・陽証

　陽証の病人は、症状が活動的で、発揚的で、外部に現われやすい。たとえば感冒の場合でも、脈が浮数で、熱が出て、頭痛がし、身体が痛み、顔色は赤みを帯び、のどが乾き、強い咳嗽がでる。

・陰証

　陰証の病人は、症状が静的で、沈降性で、内部にかくれて現われにくい。たとえば、老人や虚弱な小児などの感冒では、ただ何となく元気がなく、青い顔をして寝ているだけで、たいして高い熱も出ず、脈も沈んで、遅く、強い咳嗽も出ない。一見すると、症状が軽いように見える。ところが、このような陰証は、陽証にくらべて、その治療がむつかしく、治りにくい。

　治療の場合でも、陽証では、発汗剤や下熱剤や下剤のような強い攻撃剤を用いることができるが、陰証では、温め補う方法、すなわち温補剤（おんぽざい）を用いる。同じ感冒のような病気ですら、陽証のものと、陰証のものとでは、全く治療法がちがっているので、漢方の診察では、その患者が陽証であるか陰証であるかを判定することが必要である。

　ところが、実際の治療にあたっては、極端な陰証はかえって陽証に似た症状を呈し、極端な陽証はかえって陰証に似た症状を呈することがあるので、診察はつねに総合的に慎重に行なわねばならない。陽証に似た陰証は、現われている症状に矛盾があるものである。たとえば、高熱があって、ひどく喉がかわき、赤い顔をし、頭痛を訴えているのに、脈は沈んで弱くて遅い。これは脈と他の症状が矛盾している。もし真の陽証であれば、この場合、脈

は洪大で力がなければならない。

（大塚敬節『新装版　漢方医学』創元社）

　この文章で感じたのは脈診の重要性です（後述）。とくに浮沈…すなわち、脈が表面に感じられる「浮」なのか、沈んでいる「沈」なのかの区別が大事だ、ということです。脈の速い（数脈）と遅いの違いは西洋医学でも意識しますからあまり間違えないと思いますが、この「浮沈」は西洋医学ではつよく意識しません。せいぜい、ショックなどを疑うときに「脈を触れない」という緊急時に使うくらいで、外来で日常的に脈の浮沈を意識しません。

　しかし、加島雅之先生によると、漢方医療をまったく知らないドクターでも2時間位患者でトレーニングすれば基本的な脈診はできるようになるそうです。脈の浮沈はわりとビギナーでもすぐに習得でき、また漢方薬の選択にはとても重要なポイントなので、これを意識して訓練するのはとても大事だと思います。

　表証・熱証・実証は陽であり、裏証・寒証・虚証は陰である、と述べました。ではこれから表裏、寒熱、虚実についてご説明いたします。

　表裏、寒熱、虚実。病変の部位で表と裏、病気の性質から熱と寒、そして邪正の盛衰によって実か虚かを判断し、全体的に陰陽の判断をします。判断のポイントが4つあり、それぞれ2つの選択肢があるので、合わせて8つ。八綱弁証なんて言います。

　表裏。これはいろいろな考え方がありますが、ビギナーは皮膚とか筋肉とか関節を「表」、消化器を「裏」と考えましょう。このイメージのほうが最初は薬出しやすいです。関節炎の薬は「表」に作用する薬、胃腸炎の場合は「裏」に作用する薬です。ね、わかりやすいでしょ。

　次に**寒熱**。これはまさに寒い、暑い（熱い）なのですが、しかし、「体温」のことではありません。

　例えば、インフルエンザで体温が高くても寒気で体が震える場合は「寒」と判断します。同じ体温でも体が火照って熱っぽい感じがあれば「熱」です。漢方診療では主観が大事なんです。

そもそも医療とは患者の主観的な苦痛を取るのが目的ですから（少なくとも目的の1つですから）、主観的＝非合理的ではありません。むしろ、主観に寄り添うのは合理的とすら言うべきでしょう。「検査は正常でした」と苦しむ患者を追い返すほうがよほど非合理的、かつ非情です。本人のアウトカムに関係ない検査値だけをひたすら正常化しようとする態度のほうがよほど非合理的です（西洋医学でもこういう「検査値だけ治す」態度は当然よいとは考えません）。

健康とは主観と客観との同一性または合一以外の何物でもない。
（フォイエルバッハ『唯心論と唯物論』より）

なのです。

漢方薬では、「寒」の場合は温める薬を、「熱」の場合は冷やす薬を出すのが原則です。これも実に合理的ですね。

最後に虚実。虚とは例えば気が不足しているとか、臓器機能が低下しているとか、そういう状態を「虚」というそうです。実は邪気がありあまったり、臓器機能が亢進したりする状態を言います。邪気というのは外から来る外邪と体の中にある内邪と2種類あるのですが、そんなに細かくしていったら訳がわから内邪…ないじゃないか、というわけでこれ以上は深入りしません。邪気については加島雅之先生の『漢方薬の考え方、使い方』（中外医学社）が詳しく、かつわかりやすいとは思いますが、ビギナーがいきなりあそこに入るとちょっと困ってしまう人も出てくるかもしれません。少し慣れたらぜひ読んでみて下さい。

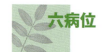

六病位

・・・・・ **時間を取り込んだ漢方治療**

漢方薬の古典的な教科書に『傷寒論』があります。日本ではもっともポピュラーなテキストなのではないでしょうか。
傷寒（しょうかん）とは、まあ、感染症のこと、熱の出る病気の総称と思ってください。傷寒でない病気は「雑病」と呼ばれ、こちらは『金匱要略』という書物にまとめられています。ど

ちらもオリジンは古代中国の医学書、『傷寒雑病論』です。

傷寒論のポイントは、ぼくが思うに「病気が時間によって変化する」ということを記述していることだと思います。それは、

太陽病 → 少陽病 → 陽明病 → 太陰病 → 少陰病 → 厥陰病

最後のは「けっちんびょう」と呼びます。これは「死ぬ前の状態」のことで、縁起でもないからぼくらはここでは扱いません。つまり、病気になってから死ぬまでの流れをこういうふうに表現しているのでしょうね。

ここでは、太陽病ってなに？　陽明病ってなに？　という話はひとまずおいておきましょう。

まあ、必ずしもこの順番で感染症が動いていくとは限らないのですが、とにかく「病気とは時とともに変化するものだ」という発想「そのもの」が面白いと思います。もちろん、膠原病やがんなど、いわゆる西洋の病気も時とともに変化していくのですが、短時間の間のダイナミズムも記述しようとした、時間感覚の鋭敏さにぼくは驚きます。

現在では、インフルエンザならインフルエンザ、風邪（例えばライノウイルスというウイルスの感染症）なら風邪と、一つの病気は始めから終わりまで終始一貫、一つの病気という考え方をします。インフルエンザが途中で別の病気にどんどん転じていく、なんてことは（他の病気が別に発生するのでない限り）ありません。

これはインフルエンザという病気が「インフルエンザ・ウイルス」という病原体と一体になって存在する概念だからだと思います。難しい言い方をすると、病気という現象と、病原体という物質が混同されているのです。前者は常に変じている存在ですが、後者はいつも同じものです。もちろん、ウイルスなど生命体も、常に変じつつあるものです。生命は動的平衡を保ち、常に変化しながらその同一性を維持している、ヘンテコな存在だからです。この辺はもうごちゃごちゃしていてワケわかんない、という方も多いと思います。詳しくは生物学者の池田清彦先生や福岡伸一先生の著作（『生物にとって時間とは何か』や『生物と無生物の間』など）をご覧ください。

太陽病とは

太陽病では、例えば頭痛、発熱、関節痛など体の表に熱が見られます。急性感染症の発症直後、たとえばインフルエンザなどが典型的ですね。

軽症で発汗があるものを中風といい、桂枝湯を使います。重症で汗をかかないものを傷寒といい、これは麻黄湯など麻黄の入った漢方薬を使う証となります。傷寒はあちこちにいろんな意味で使われる言葉なのでややこしいです。

少陽病とは

少陽病ってわかりづらいです。太陽病から発展して起きる、あるいは太陽病と陽明病のあいだにある、という記載もあります。体表でもない、消化管でもないところを半表半裏（はんぴょうはんり）と呼びますが、そこが病気になります…。なんか、わかったような、わからんようなって感じです。

熱が高くなったり、下ったり（あるいは主観的に熱っぽかったり寒かったり）を繰り返す、往来寒熱とも呼びます。胸脇苦満や食欲不振、嘔気、嘔吐、口が苦い、舌に白苔、喉の乾燥感、めまいなど半表半裏の症状が見られます。

ぼくのような感染症屋から見ると、傷寒論における少陰病はまず、マラリアのような繰り返し起きる熱を想起させます。マラリアは最初は持続熱（太陽病？）で、後に数日おきに熱が出るサイクルとなります。

陽明病とは

陽明病は、太陽病から中に熱が入り込んで、少陽病になって、半表半裏になって、さらに熱が中に入ってしまった状態を指します。体の裏にまで熱が行くので、「裏熱」とも言います。熱がけっこう続きます。太陽病から、往来寒熱がきて、また持続熱ってなんか変ですよね。だから、専門家によっては、

太陽病 ⟶ 少陽病 ⟶ 陽明病

ではなく、

太陽病 ⟶ 陽明病 ⟶ 少陽病

なのだ、という人もいます。どっちなんでしょうね。いずれにしても太陽病、少陽病、陽明病はすべて実証かつ熱証で、太

陽病が表証、少陽病が半表半裏、そして陽明病が裏証となります。

　ぼくのような感染症屋の眼から見ると、傷寒論における陽明病の記載は「腸チフス」をまず想起させます。サルモネラによる細菌感染症です。故・阿部勝利先生によると、麻疹も陽明病に分類されるようです。昔の麻疹は今の「はしか」と違い、重症例が多かったようです。「痘瘡（天然痘）は面定め、麻疹は命定め」などという言い方もあったそうです。

　ちなみに明治時代の漢方の権威、浅田宗伯は麻疹、水痘（水ぼうそう）、天然痘などの「痘疹」には升麻葛根湯（101番）（升麻、葛根、芍薬、甘草）を用いたそうです。ぼくはまだこういう漢方薬の使い方をしたことがありません。

　幸い天然痘は撲滅され、麻疹もようやく日本ではあまり見ない病気になりました。水痘は今でもしばしば見ますが、これも予防接種が定期化されるので、いずれは「昔はあった病気」になることでしょう。小児の水痘は自然に治るので、西洋薬の適応にはなりませんが、重症例や成人ではアシクロビルなどの抗ウイルス薬が用いられます。阿部先生によると、「はっきり言ってアシクロビル（ゾビラックス）にはかなわない」のだそうで、ぼくも重症水痘（特に成人）は、基本的に西洋薬で治療しています。

　腸チフスが漢方薬で治るか。ぼくは治らないと思います。

　もちろん、細菌感染症でも「自然治癒」することはありますから、漢方薬を飲んだ「後で」治った可能性はあります。「鬼龍院花子の生涯」という映画では、夏目雅子扮する主人公が腸チフスに苦しみ、抗菌薬なしで自然に治っています。そういうこともあったんだな、と現代のぼくは思います（現代では、腸チフス患者を抗菌薬で治療しない、というオプションはありませんから、映画くらいでないとこういう事例は見れません）。肺炎であっても半数以上は自然に治ってしまいます（Clinical Infectious Diseases. 2008; 47: S249–65）。

　現代医学ではマラリアも腸チフスも漢方薬では治療しません。前者は抗マラリア薬で、後者は抗菌薬で治療します。すると、現代における少陽病や陽明病は、風邪やインフルエンザの「ある特定の時期」という規定で捉え直したほうがよいのかもしれ

ません。

　ちなみに、やはり有名な感染症の「結核」も漢方診療では歯が立ちませんでした。原南陽は「労さい（結核のこと）は難治極まりて医薬の治する所に非ず」と述べたそうです（『町医　北村宗哲』による）。20世紀になって抗結核薬が開発されるまでは結核は不治の病、死に至る病でした。現在的には進行がんにやや近い存在でしょうか。

　太陰病、少陰病、厥陰病は全て裏が冷えている、裏寒の状態にあります。乾姜や附子など、温める生薬を使って治療します。

.... **太陰病**

　裏に寒、そして虚があり、嘔気、嘔吐といった消化器症状がでますが、陽明病と異なりお腹が熱い炎症ではありません。桂枝湯や桂枝加芍薬湯などを使います。

.... **少陰病**

　少陰とは心と腎のことなんだそうです。だから、少陰病は心腎の機能衰退を意味します。元気がなくて、すぐに横になりたい。口渇、下痢、あと表も冷えていて関節痛などもあります。悪寒はあるが熱はない。脈は沈で弱々しい。附子湯などを使います。

.... **厥陰病**

　「厥」とは「極まる」という意味だそうで、「陰が尽きる」要するに死にそうになっている、という意味だそうです。裏寒なのに熱が出たりなんかヘンテコな感じ、あるいは上熱下寒になったり、四肢が冷たいのに胸が熱かったりとなります。四逆湯など温める薬を使います。

　太陰病、少陰病、厥陰病いずれも裏（体内）の虚証で、かつ寒証であると説明されています。厥陰病は死ぬ間際のことですから、治療の対象にはしにくいかもしれません。

　正直、太陰病、少陰病、厥陰病の区別はぼくには難しいです。どちらかというと連続した「弱っていく」流れを漠然と3つに分けているようにイメージしています。陰証で虚証のことがほとんどで、麻黄附子細辛湯や真武湯のように冷えている人を中

80

つまずきから学ぶ漢方薬 ■

から暖めるような薬がよく使われます。どちらにも附子が入っていますね。

　大塚敬節先生も「陰病ということを診断できれば、太陰病、少陰病、厥陰病の区別は必ずしも必要ではない」とおっしゃっています。ラッキー。

中医学の病態生理とエポケー

日本漢方は病態生理を「ブラックボックス」とし、中医学はそこに独自の病態生理理論を用いていると述べました（方証相対と弁証論治）。

では、中医学の病態生理はどのように説明されるかというと、まずは気一元論の「気の概念」（と付随する血や水の概念）が出てきます。次に陰陽の概念が入ります。そして五行論から来た五臓（さらに六腑）の概念が出てきます。五臓において気、血、水が発生したり、足りなくなったり、あるいは他の臓器に影響を与えたりします。このバランスが崩れたときに病気が発生します。

そのバランスを崩す要素を「邪」と呼びます。体外からやってくるものを外邪、体内で発生するものを内邪といいます。

これがとてもわかりにくい。少なくともぼくにはわかりにくい。ぼくはこの部分を加島雅之先生のレクチャーやご本で何度も勉強したり、あるいは他のテキストとかも参照してみましたが、どうも「腑に落ちません」。

まあ、病気になる時に外的な要因と内的な要因がある。ここは理解できます。それに、暗記するだけだったら、できるかもしれないのです。しかし、「外邪には風、寒、熱、湿、燥、暑の6つがあり、六淫外邪と呼ばれ、そのうち寒、熱、湿、燥の4つは風邪と組まないと体内に入り込むことができない」と説明されても、どうしてもピンとこないのです。

川芎茶調散という漢方薬があります。「感冒や情緒変動などによって誘発される頭痛が反復する場合に使う」と説明されれば、「そうかな」と思います。しかし、「風邪（ふうじゃ）が厥陰肝に入り込み、頭痛が発生する病態」と説明されると「それってなに？」と疑問に思ってしまうのです。加島雅之先生は「翻訳や批判をせずに読め」とまるでブルース・リーみたいなアドバイスをされますが（Don't think, feel）、昔から頭の回転が悪くて納得しないと先に進めない、で小学校の時は「オタクのお子さんは授業についていけないので特殊学級に行ったほうがいいですよ」と小学校の担任の先生に言われるくらい「理解できない」イワタはこういうのがつらいのです。

82

つまずきから学ぶ漢方薬 ■

　さて、もしかしたらぼくのように納得しないと先に進めない読者の方もおいでかもしれません。ここではイワタ的な対応方法をご紹介いたしましょう。

　それは、現象学者のフッサールが用いた「エポケー」という考え方です。

　エポケーとは古代ギリシャ語の「停止、中断」を意味する言葉だそうですが、あるいは「カッコに入れる」という意味でも使います。

　フッサールは神話や世界像への信憑を一回「カッコに入れて」ドクサ（臆見）を疑うときにエポケーを遂行したそうですが（竹田青嗣『現象学入門』NHK ブックス）、ぼくは逆に自分のなかに取り込めていない概念をいったん「カッコに入れ」、その概念を全肯定も全否定もせずに、それが腑に落ちるまで「判断保留」にしておくときに用いています。具体的には患者に起きている現象がうまく理解できていないときにも一旦「エポケー」しますし、カントやウィトゲンシュタインがうまく咀嚼できないときにも「エポケー」します。で、ラッキーなときには、10 年位たってある日突然こういうエポケーしておいた「腑に落ちないこと」が突如「腑に落ちたり」するのです。いや、ホントです。

　中医学の病態生理についてぼくが知る限り一番優しく説明しているテキストは加島先生の『漢方薬の考え方、使い方』（中外医学社）です。が、このテキストはリーダブルですが、ぼくは再読を重ねてもまだよく咀嚼できていません。そこで、病態生理については「エポケー」にして、判断保留にしています。ぼくみたいな半ちくな漢方使いはまだ自分は日本漢方派だとか中医学派といった派閥に属することすらできません。なので「エポケー」とはもちろん「ブラックボックス」とは同義ではないのです。あくまでも、判断保留。

　というわけで、中医学の病態生理を勉強したいという方はぜひ加島先生のテキストをオススメします。もちろん、あなたはぼくと違ってすぐに「腑に落ちる」ことができるかもしれません。

　いずれにしてもこういう中医学のキーワード、気血水、陰陽、五臓や六腑、外邪や内邪といったキーワードは各漢方薬の説明をするときは役に立ちます（理解しやすい）。ですので、各論編

JCOPY 498-06926

83

でその都度登場します。「そういうもの」と思って読者の皆様が
納得しやすい形でキーワードを活用していただければ幸いです。

中医学と日本漢方の違いの捉え方

　さて、ここで三浦於菟先生の『東洋医学を知っていますか』
を少し引用します。新潮選書という一般書なので、中医学と日
本漢方の違いが非常にわかりやすく解説されていると思います。
専門用語についてはあとで説明するので、

　「日本漢方理論の虚証とは、生命力、抵抗力の不足状態をさし、
中国医学と同じですが、実証の考え方が異なります。病邪が盛ん
なものを言う中国医学に対して、日本漢方では体力が充実してい
る状態を言います。

　中国医学が邪と正気という異なる基準で虚証と実証を分けて考
えているのに対し、日本漢方では体力という基準でとらえている
というわけです。（中略）とはいえ、実は両者の実証は関連がある
のです。体力があるとは正気が充実していることですから、邪が
弱ければ発病せず、邪が強くなってはじめて病気が出現するから
です。従って結果として両者の実証は同じような状態を指すこと
も多くなります。

　気と血は同様の考え方であり、水は体液のことで中国医学の痰
飲にほぼ相当します。

　日本漢方では、中国医学の根本を成す陰陽理論の観念論的な要
素を嫌い、その意味を狭い範囲に限定して使用します。すなわち、
陰証とは寒性や非活動性、沈降性など、陽証とは熱性や活動性、
上昇性などを示す症状を指します。寒証と熱証は中国医学と同様
です。

　以上のように、日本漢方の理論には、病気の原因と発生の理論
がなく、そのためにはっきりした病邪という考え方がありません。
更に、臓腑の作用とその病態の理論もありません。従って、病気
を全身的に、体質的にとらえがちになります。（中略）

　一見して相違があるような両者ですが、中国医学の考え方がそ
の根本にあり、同じ手段（漢方薬）による治療です。ただ、その
運用の仕方に違いが見られるにすぎず、決して別なものではない
と言えます」

（三浦於菟『東洋医学を知っていますか』新潮選書）

　もちろん、中国医学と日本漢方は「違う」という言い方も間違ってはいないと思います。構造主義的には分類とは恣意的であり、「グループ化」するのも「別化」するのもみなしの問題であり、「正しい」「間違っている」の問題ではないのですから。

　現段階では読者の皆さんには「そういう話がある」ということだけ了解していただけると嬉しいのです。

漢方診療の診察

　生命現象すべてを記述することは人間にはできません。病気という現象すべてを記述することもできません。端的に言うと、顔色を見ながら、その人の背中に起きていることを記述することはできません。内臓とか、細胞レベルの振る舞いになれば、なおさらです。

　なるほど、ぼくらはハイテクな血液検査（遺伝子検査含む）や画像検査（MRI や CT など）もできるようになりましたが、あれとて情報の断片にすぎません。

　ましてや、時間を「こみ」にした記載はきわめて困難です。CT の写真には時間情報が全然入っておらず、それが悪くなりつつある肺炎なのか、肺炎の回復途中なのか、はたまた去年起きた肺炎の残りかすなのかすら、教えてくれません。また、そういうことに医者はあまりに無自覚です。患者が改善してるのに「CT に肺炎の影があります」とついつい意味もなく治療してしまうケースは、珍しくありません。

　いずれにしても、「患者そのもの」（カントの言う「物自体」）は掴み取れなくても、それに肉薄したいから、我々は患者を診るのです。そして、その手段の一つが身体診察となります。

　漢方診療においても、診察は大事です。診察には特別な分類がなされており、望診、聞診、問診、切診、あるいはそれらをまとめて「望聞問切」なんて言い方もします。読み方は、「ぼうしん、ぶんしん、もんしん、せっしん」です。

　望診は患者を診て吟味すること、聞診は嗅覚と聴覚を用いて患者から情報を得ること（患者の臭いとか、お腹の音とか）、問

85

診は西洋医学と同じで患者の話を聞くことで、切診は触診のことです。

具体的には舌と、脈と、お腹の診察が大事になります。ときに、中国では腹部の診察はしないそうです。

「その人全部、その病気全部」を記述することは漢方診療においても不可能です。西洋医学でも東洋医学でも、人や病気について、部分的な記述しかできず、その欠落した部分がないままに診療が行われます。そして、そのような欠落があっても、まあまあなんとかなっているのです。

実際に患者を診察する時には、舌、脈、お腹「だけ」を見ているわけではありません。患者の全体像を全体のままで見ることが大事です。

全体を全体のままで見るなんて、なんか非科学的な印象がありますが、そんなことはありません。

ぼくらはドラえもんを見れば、一瞬でそれがドラえもんとわかります。オバQとも、ゲゲゲの鬼太郎とも、鉄腕アトムとも、ピカチューとも、アンパンマンとも区別できます。

では、ドラえもんがなぜドラえもんであり、オバQでも鬼太郎でもアトムでもピカチューでもアンパンマンでもないのかというと、そこには「部分の基準」はありません。

もちろん、言えば、言えますよ。体が青いとか、顔が丸いとか。でも、そういうのは「後知恵」であり、ぼくらは「あ、顔が丸い、体が青い、鼻が丸くて赤い、ポケットついてる。しっぽも髭もある。これはドラえもんだ」という形でドラえもんの同定をしていません。ドラえもんの同一性を確認していません。

全体を全体のまま見る、というのはそういうことです。

ぼくはこういうのをゲシュタルトとよく呼びます。ドイツ語の「姿」というような意味の言葉です。もしかしたら「クオリア」という言い方でもよいかもしれませんが、若干違うような気もします。

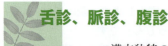

舌診、脈診、腹診

漢方独特の診察方法が舌診、脈診、腹診です。西洋医学でも身体診察は非常に複雑で、また練度を要求されます。本書は入

門書なので、まずは「このへんから始めてみては」というビギナーズ・ビギニングなところを説明します。詳しくは身体診察の教科書をお読みください。

まずは舌診。オススメは、自分の舌を毎日観察することです。元気なときと、疲れたり体調が良くないときとは、見た目が違います。

次に色。気虚、血虚のときは色が淡くなりがちで、熱のあるときはまっかっかになりやすいです。次に舌苔。黄色っぽい苔がたくさん舌についているときは、消化管の状態が悪い、裏証を示唆します。自分がお腹の調子が悪いときは口の中がなんとなく苦くてまずい感じもします（だから自己観察は大事）。それから、歯根といって、舌がむくんで歯の跡がついていることがあります。これは水毒の徴候で、めまいの患者とかでもよく見ます。あと、舌の裏側の舌下静脈が怒張していたり、舌の色が紫になっていたりするのは瘀血を示唆する所見です。

次に脈診。脈は橈骨動脈を人差し指から薬指まで、3本の指をあてて見ます。

脈の速い、遅いは西洋医学と同じなのですぐに判定できますね。速いのを数脈、遅いのは同じ名前で遅脈です。次に浮いているか、沈んでいるか。浮脈か、沈脈を見ます。浮脈は表証を示唆し、沈脈は裏証を示唆します。あとは脈がビンビン触れる実脈は実証を、弱々しい脈は虚証を示唆します。

ここまでは、加島雅之先生がおっしゃったとおり、数時間のトレーニングでわかるようになると思いますし、これだけでも得られる患者情報は少なくありません。

日本独特の診察方法（中医学では重要視されない）と言われるのが腹診です。西洋医学と異なり、膝を伸ばしたままで診察するのがよいとされますが、要は腹直筋の緊張が取れていればよいので、西洋医学でも脚は伸びていてもかまいません（OSCE以外は？）。

漢方診療のキーワードに慣れよう

漢方診療の診察所見には独特のキーワードがあります。そのキーワードを認識することがとても大事になります。

悪寒、悪風

　悪寒はいいですね。悪風、これは「おふう」と呼びます。え？　わかりづらい？　でも冷静に考えてみれば、「おかん」だってへんな読み方ですよね。医学畑にいると気づかないだけで。

　悪風は風が当たるとぞくぞくして気分が悪くなること、を指すそうです。発熱して悪寒・悪風がある…つまりインフルエンザみたいな感じだと、太陽病…表証になります。ただし、悪寒・悪風のあとで高熱がでて、これを繰り返すのを

往来寒熱

　といいます。「おうらいかんねつ」。これは柴胡剤を使うキーワードです。少陽病です。

　で、熱がなくて寒いだけだと、これは寒証、虚証という可能性が高く、附子など温める薬を使うことが多くなります。

裏急後重

　「りきゅうこうじゅう」と呼びます。いわゆる「しぶり腹」のことです。赤痢のときなどにこうなりますが、漢方的には大黄と芍薬を使うことが多いです。

小便不利

　「しょうべんふり」と呼びます。尿量が少ないこと。西洋医学では脱水か腎不全、ってことになりますが、そこまで深刻な状況の前の段階です。いや、そこまで深刻だと漢方では治療しない可能性が高いでしょう、現代では。五苓散など利水剤を使うことが多いです。小便有利って言葉はないようですね。尿量が多い場合は小便自利というそうです。

口渇

　口渇も水回りが良くない、五苓散を選ぶ時の強い根拠になりますが、この口渇が強くなると煩渇引飲（はんかついんいん）というそうです。なんか中国語っぽいですよね。ファンインゴンリン（欢迎光临＝いらっしゃいませ〜）みたいで。

胸脇苦満

　これは右季肋部、ときに左季肋部あたりに抵抗感があり、医者が抑えると「うっ」となるものです。患者も不快に感じ、医者もつっかえ感を感じます。

　現在では、肝臓のある右脇腹に胸脇苦満を認めることが多いですが、昔はむしろ左側のほうが多かったのだそうです。左脇

腹には脾臓がありますが、これはマラリアなど熱帯病で腫れ上がることがあります。昔の中国や日本ではマラリアは多かったようですから、たぶん、「そういうこと」だったんじゃないかなあ、と推測します。

なお、ローマ帝国のアウグストゥス皇帝が病気になった時、ローマの歴史家スエトニウスが「彼は早春に横隔膜が硬くなり」と記載していたそうです。これを胸脇苦満とは表現していませんが、おそらくは「同じ現象」を観察していたのでしょう。

往来寒熱同様、胸脇苦満に使われる生薬は柴胡剤です。柴胡剤はマラリア、結核、チフスなどいろいろな重症感染症に用いられてきました。ただし、現在では抗マラリア薬、抗結核薬、抗菌薬のほうがずっと効果がありますから、こういう場合に柴胡剤を用いて治療することはないでしょう。

昔の人の柴胡剤の使い方と今のそれとは大きく違っていたんじゃないか、と想像されるのもそのためです。逆説的に柴胡剤の使い方は難しくなり、プロの漢方専門家でないとなかなか上手に使いにくいんじゃないか、というのはぼくの仮説です。

あと、ちょっと似た徴候に

心下痞硬

というのがあります。「しんかひこう」と読みます。心「窩」ではないのに要注意。日本語難しー。これはみぞおちが硬くなって抵抗感があるというもの。人参の入った薬や瀉心湯類を用います。上腹部で腹直筋が張り出すようになっているのを「心下支結」と言います。この場合は柴胡桂枝湯などを用います。

胃内振水音

これはみぞおちのあたりを押すと「ちゃぽちゃぽ」と水の音がするものです。ほんとに、します。

裏急

腹の皮の下や腹直筋が拘攣（こうれんと読みます）して、引っ張る感じがします。虚証なら小建中湯や大建中湯といった建中湯類を使います。実証の場合には四逆散などを使います。

小腹拘急

下腹部の拘攣です。これは腎虚を指しており、八味地黄丸などが使われます。

小腹不仁

　これは下腹部の麻痺とか筋力がなくなってしまうもので、腎虚を意味しています。やはり八味地黄丸が使えます。

正中芯

　ヘソの上下の縦ラインに鉛筆のようなものを触れること。ヘソより上なら人参湯、下なら八味地黄丸の処方となります。

小腹急結

　左側の腸骨窩で圧痛があるものを言います。女性に多く、これは瘀血を指すサイン。桃核承気湯などが使われます。

心悸、心下悸、臍上悸、臍下悸

　これは腹部の拍動亢進のことで、動悸の患者によく見られます。心下悸は苓桂朮甘湯、臍上悸は炙甘草湯や桂枝加竜骨牡蛎湯、臍下悸には苓桂甘棗湯、あるいは抑肝散加陳皮半夏などが使われるそうです。どうしてこういう分類なんでしょうかね。

漢方薬とは、どういうものか

　すでに述べたように、漢方薬は、基本的に複数の生薬をブレンドしたものです。

　これはぼくの勝手な感想ですが、漢方薬の歴史はかなり料理の調理法の開発と似たものだったんじゃないでしょうか。

　料理も、最初は原材料をそのまま食べていたのでしょう。肉とか魚とか、野菜とか。でも、それじゃ、美味しくないな、ということで火を入れたり、塩とか醤油といった調味料も加えたりした。ブリと大根は相性がよいねえ、なんて組み合わせも進歩してきました。京都ではこれを「であいもの」なんていいますね。

　漢方薬もこんな感じだったのではないかと想像します。最初は麻黄だけ使って治療してたんだけど、あれ？　シナモンも混ぜたらよくない？　というので桂皮を混ぜた。甘草を加えた…こんな感じで現在の麻黄湯が開発されたのではないでしょうか。

　漢方薬は複数の生薬のブレンドですが、その生薬はみんな同じではありません。君薬といって、主役級の一番効果の高い薬が入っていて、他の生薬は「隠し味」的に使っていることもあ

るのです。君薬というのは王様、主君の君で、一番「偉い」ん
です。

　例えば、麻黄湯の麻黄みたいなのは1番、「偉い」君薬です。

　臣薬というのもあります。これは家来の薬ですね。君薬の薬
効を助ける役割、ナンバー2の扱いです。さらに佐使薬という
のもあります。これは君薬の副作用を抑えたり、飲みやすくす
る薬で、バイプレイヤー的な役割です。

　生薬はたくさんあって覚えにくいので、まず君薬を理解して、
次に臣薬を理解して、佐使薬は「そういうものだ」くらいに理
解しておくとよいと思います。(ぼくみたいに)記憶力に自信が
ない人は、記憶に濃淡を使うのが大事です(記憶力に自信があ
る人は、ゴリゴリ覚えてください)。ちなみに各漢方薬における
君薬、臣薬、佐使薬の解釈については異説もあるそうです。

　生薬というのは、自然界にあるいろいろな物質、多くは植物
由来の根っこや種です。ときに、動物の骨とか、角とか、ある
いは鉱物も用います。要するに自然界にあるもので、役に立ち
そうなものは何でも使っちゃえ、という感じです。もっとも、
昔の医療は東洋のみならず西洋でも南北アメリカ大陸でも、世
界中大体こんな感じで、ネコの爪とか、ひまし油とか、水銀と
か、いろんな物質を「医薬品」として用いていました。

　で、漢方薬は、そういういろいろな物質(生薬)を単独で使
うのではなく、複数の生薬をいろいろな配合で混ぜ、これを煎
じて飲むのが原則です(例外あり)。煎じる、つまり煮込むこと
です。

　中国医学三大古典のひとつ、『神農本草経』は生薬の薬効を解
説したものですが、ここには365種類の生薬が収録されている
そうです。これは、1年の365日に合わせているといいますか
ら、中国人のマジックナンバー好きには驚きます(この説明を
聞いてぼくは「そうかあ」と素直に納得していましたが、よく
考えると中国は中華民国になるまで太陰暦だったんですよね。
太陰暦だと1年約354日なので、関係なかったのかなあ)。

　多くの漢方薬は、煎じた「煮汁」をそのままごくごくと飲み
ます。葛根湯とか、麻黄湯というように、漢方薬の名前には
「湯」という名前がついていることが多いですが、それはあった

かい煮汁だからです。

　ときに漢方薬には粉薬や練り薬もあります。そういうときは、散とか、丸という語尾がついています。当帰芍薬散とか、麻子仁丸のように。もっとも、当帰芍薬散は日本酒に混ぜて飲むとよい、という記載も教科書で見たことありますが、これじゃ、1日3回飲むのはむりですよねえ（患者にこういう指示を出したことはまだありません）。

　あれ？　でも、薬局や病院でもらう漢方薬は、全部袋に入った粉薬だぞ。そういうツッコミも聞こえてきそうです。

　そうなんです。あれは飲みやすくするために煎じてから乾燥、粉薬化したものなのです。これをエキス剤と言います。エキスというのは、extract というラテン語から来ており、「抽出物」のことなんです。まあ、簡単に言うとインスタントコーヒーみたいなもんです。

　なので、ぼくは患者に、これを1回お湯で戻して、お茶みたいにして飲むようお勧めしています。そのほうがオリジナルの煎じ薬に近いからで、より高い効果が期待できるからです。もっとも、粉のままで飲むのとお湯に溶かすのとどれくらい効果が違うのか、比較検証したデータを僕は知りませんが。前にも書きましたが、漢方薬は複数の生薬、たくさんの構成成分からなっているので、pharmacokynetics（PK）的な吟味はきわめて困難です。

　ちなみに、なんとか散、なんとか丸という薬はもともと粉薬、丸薬なので、エキス剤もお湯に溶かさず飲むのでしょうか。これも検証データがほしいところです。

　漢方薬は原則、「空腹時」に飲むのが基本です。したがって、食間とか食前に飲んでもらうように患者にはお願いしています。

　「食間」といってもいつ飲めばよいのかわからないですから、「食前」のほうが覚えやすくていいです。ただし、食前と言い過ぎてしまうと、食事を飛ばした時は飲まなくてよいのか、と誤解されてしまうこともあります。「空腹時に飲んでください」とかいうと、「お腹がすかなければ飲まなくてよいのか」と言われることもあります。本当、患者っていろんな解釈するんですねえ。こちらの意図を通すのは大変です。

つまずきから学ぶ漢方薬 ■

「1日3回、食事と食事の間に、お湯に溶かして、インスタントコーヒーみたいに飲んでください。食前でも結構です。食事をとらない場合も必ず3回飲んでください」

みたいに説明します。なかにはインスタントコーヒーご存じない方もいますし、ぼくが外来で疲れていて、つい「インスタントラーメンみたいに飲んでください」と言ってしまって失敗することもありますが（実話）。フロイト的には、こういうイイマツガイはどう解釈したもんでしょうね。

最近ではこの「食前」が科学的に本当に必要なのか、という議論もあるようです。食後でも薬効は変わらないのではないかという話もあります。ぼくも患者が飲み忘れた時は「食後でも良いから飲んでください」と申し上げています。すべての生薬とその成分について消化管からの吸収（バイオアベイラビリティー）を吟味するのはとても難しいでしょうねえ。一番良いのは「食前」vs「食後」でランダム化比較試験を行い、臨床的なアウトカムで吟味することでしょうか（誰か、やりませんか？）。

「本物の」漢方専門外来に行くと、エキス剤ではない、戻す前の漢方薬を処方してくれます。これをやかんとか、特別な煎じ器でグツグツ煮て、それを飲みます。なかなか効きそうな臭いがします。まあ、この臭いをいい臭いと考えるか、ちょっと…と考えるかは好みによります（ぼくは、割と好きです）。エキスになる前の漢方薬はかなりの量があって、処方されると「ドッチャリ」という感じでビニール袋いっぱいに入っています。最初はびっくりします。

一般病院では、このような煎じ薬は管理も大変ですし、あまりおいていません。保存も管理もしやすいインスタントコーヒー、エキス剤で管理するのがほとんどです。

エキス剤には番号がふってあります。現在、漢方薬を製造している会社は日本にはいくつかありますが、どの会社も（だいたい）共通の番号を使っており、番号をみればどの漢方薬かどうかがわかります。1番の漢方薬と言えば、葛根湯、というように。処方薬の袋にも必ず番号がふってあります。患者も薬を番号で覚えていることは多いです。「私は23番の薬をもらってます」みたいに。

93

本当は、企業によって、同じ製剤でも含まれている生薬の「出所 (でどころ)」とか量に細かい違いがあるのですが、ビギナーがそういうマニアックなネタに振り回されるとワケわからなくなるので (大事な問題だとは思いますが)、ここでは割愛します。さしあたり、気にしないで勤務先に置いてあるのを使ってみてください。

　本書は入門書なので、まずは扱いやすいエキス剤のみを扱いたいと思います。エキス剤になっていない漢方薬もけっこうあるのですが、それは本書では扱いません。

　また、複数のエキス剤を組み合わせて使う方法や、次々とエキス剤を変更していくやり方も、ほとんど割愛しています。そういうプロ向きの処方は、「次のステップ」だと思います。

　昔は漢方薬には本当は副作用はなく、医者のほうが間違った処方をしたからだ (誤治) だとか、治療過程に起きる生体反応だ (瞑眩、メンゲンといいます)、と説明された時期がありました。

　が、もちろん漢方薬だから副作用がない、というのは言い過ぎで、とうぜんクスリはリスク、副作用は存在します (前述)。

　副作用は起こりうるもの、と考えながら診療する必要があるのは漢方診療でも西洋医学でも変わらないのです。

市販のエキス剤は効くか

　OTC、オーバーザカウンター。つまり薬局で処方なしに買うことができるお薬です。最近は漢方薬も増えています。

　あれって効くのでしょうか。

　例えば、クラシエのOTC薬「麻黄湯」は、一包あたり麻黄3.75g、杏仁3.75g、桂皮3.0g、甘草1.125gが入っています。これは同社の処方薬である「麻黄湯」、一包あたり麻黄5g、杏仁5g、桂皮4g、甘草1.5gよりもずっと少ない量です。治療効果は減るけれども、その分麻黄や甘草の副作用のリスクをヘッジするようになっているのです。

　というわけで、処方薬のほうが治療効果は高くなりやすいと思います。もちろん、OTC薬も倍量飲めば同じになりますが、そのリスクを素人判断で行うのは問題だと思います。やはり、プロである医者に判断してもらい、そして漢方薬を飲むのが大

事です。

　ただし、症状が軽くて、半量でもよくなってしまう患者の場合は、市販の漢方薬も別にだめではないと思います。「主観」ですから、感染症やがんの治療とは若干異なります。

　実は、一般的な「風邪薬」にも漢方の生薬が混じっていることもあります。例えば、感冒薬の「改源」錠（カイゲンファーマ）には、解熱鎮痛薬のアセトアミノフェン、鎮咳薬のメチルエフェドリン、頭痛などに効く無水カフェインに加え、甘草、桂皮、生姜が入っています。中国にも漢方の生薬とアスピリンのような西洋薬が混じっているものがあるそうです。

　これって実に漢方的な考え方だと思います。生薬でなければならないなんてことはありません。生薬だって炙ったり、手を入れているものもあります。それは人工物か、自然物かはぶっちゃけ、「解釈の問題」です。また、人工物であっても、要するに治ればよいのですから。

　本当は、処方薬のエキス剤でも、生薬の量が足りないとも言われます。日本の医薬品承認は「効かなくても良いからできるだけ副作用が出ない」という「雰囲気」で行われていたきらいがあります。

········· **漢方薬の併用**

　基本的に、漢方のプロでない場合は漢方薬の併用はよしたほうがよいです。でも、いろいろな事情で併用を余儀なくされることもあります。

　さて、併用時の注意というものがあります。

　西洋薬だと、薬の相互作用に関するしっかりしたデータベースがあります。例えば、けいれんの薬のバルプロ酸（デパケンなど）と抗菌薬のメロペネム（メロペン）は併用禁忌です。

　しかし、漢方薬の場合はこのような相互作用の研究は西洋薬ほど十分ではありませんし、データベースもしっかりしていません。

　とはいえ、一般論的な対応があります。

　① 逆の作用の薬を併用しない。

　例えば、「冷やす」黄連解毒湯と「暖める」真武湯は併用しないほうがよいです。

② 生薬の「足し算」に要注意。

異なる漢方薬を複数出していると、中の生薬が「かぶっている」ことがあります。エキス剤単独なら安全な量の生薬が多すぎてしまうと毒性が出てくるリスクが生じます。

特に、甘草と麻黄が入っているかどうかは必ずチェックします。前者はアルドステロン様作用があり、高血圧や低カリウム血症の原因になることがあると申しました。後者は交感神経亢進作用があり、心臓などに負担をかける可能性があるのでした。

単剤、短期使用ならあまり問題にはなりませんが、併用時には要注意。量にもよりますが、一般的には甘草や麻黄の入っているエキス剤を複数併用しないほうが賢明だと思います。したがって、麻黄と甘草、どちらも入っている麻黄湯と葛根湯の併用とかは、原則として止めておいたほうがよいのです。

複数の漢方薬を同時に出す場合は、必ず生薬が「かぶっていないか」をチェックすべきです。ぼくはスマホのアプリ、「プロ漢方」を使ってチェックしています。自分の記憶力にはいささかの信頼も置いていません(笑)。患者さんの前でアンチョコを開くのは恥ずかしい？ 患者さんにリスクのある診療を看過するほうがずっと恥ずかしいとぼくは思います。

漢方薬の中には、名前だけで生薬を予測できるものもあります。麻黄湯には麻黄が入ってるだろう、葛根湯には葛根が入ってるだろう、と予測するのは簡単です。しかし、葛根湯に麻黄が入っていることは、暗記するか調べなければわからないのです。

小児、妊婦、授乳時の飲ませ方

小児には、蜂蜜と一緒に飲ませると飲みやすいです。もっとも、1歳未満だとボツリヌスという感染症が問題になりますから、1歳以上限定の使用法です。

小児の場合、

2歳未満では、成人の4分の1以下

2歳から4歳では3分の1

4歳から7歳では2分の1

7歳から15歳未満は3分の2

という経験則があります。まあ、個人差はあると思いますが、

あたらずといえども遠からず、です。

　ちなみに、漢方薬は生薬を混ぜて作るものですが、いずれの生薬も妊婦に用いての催奇形性は示されていません。ですので妊婦や授乳時に対する漢方薬の使用は一般に安全であると考えられています。多くの生薬は食品でもありますから、まあ安全な可能性が高いのです。

　ただし、大黄、牡丹皮、桃仁、芒硝は妊婦には使わないほうがよいと考えられています。子宮収縮作用などのためです。その他、薏苡仁なども「注意」とされています。

漢方でエビデンスは作れない？

　漢方専門家の中には、エビデンス・ベイスド・メディスン（EBM）をお嫌いな方が多いようです。EBM は実証主義的で帰納法主体の考え方ですが、漢方はどちらかというと理論的、演繹的だからなのかもしれません。

　しかし、この嫌悪感には少なからぬ EBM に対する誤解が原因の場合もあるようです。

　例えば、こういう批判があります。「漢方診療は患者の個別性を重要視する。A という患者と B という患者は違う。だから、一辺倒に誰にも同じような診療を強い、患者の個別性を無視した EBM は漢方診療にはそぐわない。そもそも、「証」を無視してランダム化比較試験なんてするのは間違っている」

　さて、この批判を検討する前に、そもそも論で、EBM の定義を見直しましょう。EBM のパイオニア、デビッド・サケット医師は、EBM をこう定義しています。

　「良心的かつ実直で、慎重な態度を用い、現段階で最良のエビデンスを用いて個々の患者のケアにおいて意思決定を行うこと。それは個々の臨床的な専門性と、系統だった検索で見つけた最良の入手可能な外的臨床エビデンスの統合を意味している」

　ここでのキーワードは 2 つ、「現段階で最良のエビデンス」と「個々の患者のケアにおいて」です。

　まず後者について説明します。EBM は患者の個別性を無視

したりはしません。それどころか、その定義からいきなり「個々の患者」に焦点をあてるのです。目の前の患者にとって「最良のエビデンス」を模索するのが EBM です。目の前の患者さんの個別性を無視した EBM は論理矛盾する、ありえない診療です（しかし、いわゆる「EBM 使い」のなかには、「ランダム化試験」と「エビデンス」の知識だけ溜め込み、患者の個別性を無視した態度が散見されることは否めませんが。こういう擦れっ枯らしの「EBM 使い」が EBM 嫌いを増やしている皮肉は、あります）。

　目の前の患者が病に苦しんでいる。今ここで、A という治療薬がこの患者さんに有効かどうか知りたいと思います。A は西洋薬でも漢方薬でも構いません。

　この場合、患者さんに A を使って病気が治りました、は「この患者の病気に A が効いた」という証明になりません。なぜならば、病気が治ったのは A という薬のおかげではないかもしれないからです。もしかしたら、その日の夜患者さんが飲んだ一杯のお茶のせいかもしれない。その晩の睡眠のせいかもしれないし、窓からこぼれる月の光のせいだったかもしれません。

　荒唐無稽な話をしていると思われるかもしれませんが、病に苦しむ患者にはたくさんの出来事が起きているのです。その中でとりわけ A という薬が病気に有効であったという論理的な証明はできないんです。

　A が効いたから、病気が治った

　と

　A を飲んだ。それとは無関係に病気が治った

　つまり、「因果関係」と「前後関係」を見分けることは、案外難しいのです。

　使った、治った、だから効いた

　と思い込んでしまう医者の思い込みを「サンタ論法」などといいますが、これは「因果関係」と「前後関係」の勘違いからきています。風邪に抗菌薬を出して「効いた」と思い込むタイプの誤謬です。

　もちろん、「因果」の近接性が時間的に、空間的に接近していれば、1 回のエピソードからも「因果」を感得することは可能です。指を切って血が出ている。⟶ 傷口を圧迫して血が止ま

った、はあきらかに「因果」関係です。「いやいや、たまたま偶然血が勝手に止まっただけで、圧迫止血は単なるプラセボ効果かもしれないじゃないか」というのは単なる「屁理屈」です。

　漢方薬の中には、飲んですぐに体がポカポカと温まったりするものがあります。それは別に不思議な事でも何でもなく、ぼくらがシナモンスティックの入ったホットワインを飲むと体がポカポカするのと論理的には「同じこと」です。さまざまな物質には生理作用があり、その生理作用を我々人間は感得できる。ホットワインを飲んで起きる生理作用も、ただのプラセボに過ぎないと考える人は、たちの悪い懐疑主義に陥っています。

　しかしながら、プラセボ効果を甘く見てはいけません。私はときどきマラソンを走りますが、あるとき、20km くらい走った時に脚が痛くて痛くてたまらなくなり、持参していたロキソニンを飲んだことがありました。

　驚くことに、ぼくがロキソニンを口に入れた途端に脚の痛みはすっと消えてしまったのです。まだ錠剤は舌の上に乗っています。溶けてすら、いません。

　「ああ、これがプラセボ効果か」。私はプラセボ効果をリアルに体感したのです。

　もしかしたら、漢方薬の「効能」とされているもののなかには、実はプラセボ効果もあるのかもしれません（たぶん、あると思います）。こういうものはいずれ「質の高いエビデンスによる検証」を必要とするとぼくは思います。

　さて、患者がAという薬を飲んで病気が治ってもAの薬効と断じるのは難しい、因果関係と前後関係の区別は難しい。この問題を克服するにはどうしたらよいでしょう。

　それは、Aをとらなかった時に、薬効もなかった、という「裏の証明」もとってやればよいのです。

　慢性の病気だと、こういうこともできなくはありません。例えば、慢性の湿疹がある患者がいるとしましょう。Aという薬を使うと、湿疹が治る。Aを止めるとまた湿疹が出てくる。Aを再開するとまた湿疹が治る。こういうのを繰り返すわけです。ただし、「Aを使えば治る」という信念が病気をよくする、いわゆるプラセボ効果もありますから、Aを止める時は患者にわか

らないように、こっそり止めなければいけません。こっそり止めるためには、Aにそっくりな偽薬を飲ませる必要があります。それから、治療している医者のほうも、Aが効くように期待に眼を輝かせていたり、Aにそっくりな偽薬の時は「効くんじゃないよ」と怒りをこめた眼をしていたらだめですね。医者のほうにも、どちらの薬が使われているか、わからないようにしておきます。患者にも医者にも、AかAにそっくりな偽薬かわからないようにする。これを二重盲検といいます。

1人の患者に対するこういう吟味を、1症例RCTと言い、もっとも質の高いエビデンスだとされています。RCTとは、無作為割付け臨床試験のことです。

もっとも、1症例RCTが使えるのは、慢性の病気とか、繰り返し起きる病気だけです。インフルエンザのような短期決戦型の急性疾患には使えません（何度もわざとインフルエンザにかかってもらう、というのは倫理的に許されないでしょう、たぶん）。

理論的には、同じ患者さんを2人用意して、一方にはAを、他方にはAでない偽薬を飲ませ、その他の条件を全て同じにすればAの薬効の有無はわかります。

問題は、私達が全く同じ患者さんを2人用意できないということです。それができるのは神様かバレンタイン大統領くらいなものでしょう（どじゃーん）。

そこで、「やむを得ず」我々は疑似パラレルワールドを用意します。同じ患者を2人用意はできないけれど、似たような患者をランダムに集めることはできなくはない。両群を2つにわけ、一方にAを、他方にプラセボを投与すれば、Aの患者に対する薬効への「近似値」が求められます。眼の前の患者に対する近似値です。これがEBMで最も利用される「二重盲検ランダム化比較試験」の正体です。

このとき、そのRCTの参加者は目の前の患者に近接していなければなりまん。十分に似ていれば、そのエビデンスは「個別の患者」に使えるのです。もし、被験者が目の前の患者に似ていなければ、エビデンスは「その患者には」使えません。両者の峻別のためには医者が「目の前の患者」をよく理解し、かつよく論文を読んでいる必要があります。まさに「患者の個別

制」を大切にしないと、EBM は実践できないのです。

　さて、漢方診療は患者の個別性を大事にし、目の前の患者に一番よい（証にフィットする）治療を選択しようとします。それは、患者の個別性を大切にし、目の前の患者にベストを尽くそうとする EBM の精神とまったく矛盾しません。

　さて、漢方薬が「効かないとき」、「いや、それは漢方薬が悪いんじゃない。お前の証の見立てが間違っているからだ」という意見があります。もっと名人の漢方専門家であれば、正しい証を見極めることができ、そうすれば正しい漢方薬を選択でき、そうすれば正しく（必ず）治療できる、と。

　でも、薬が効くのは証が正しかったから、薬が効かないのは証が間違っていたから、という論法を使うと、漢方医療は必ず正しい、という話になってしまいます。証の見立てが正しければ。では、証の見立てが正しかったかどうかを、どう吟味すればよいのでしょう。それは（ほとんど存在しない）名人、あるいは神様のような人にしか判定できません。薬が効いたから証が合ってた、効かなかったら証が間違っていた、では後だしジャンケン的な、トートロジーです。

　ちょっとこれは名前を出せませんが、某病院の某漢方専門外来では、出した漢方薬の治療効果が全体で４割弱くらいだったそうです。専門家の外来でもそれくらいなのです。

　でも、このような「４割バッター」は悪い数字ではないかもしれません。他の治療ではうまくいかない患者だった可能性もあるからです。いずれにしても「漢方薬は万能」というのが幻想にすぎないようです。

　というか、「これで 100% 治る」という万能宣言は、逆に科学的には怪しいのです。

　むかし、「俺の禁煙外来では 100％禁煙できる」と主張していた先生にお会いしたことがあります。しかし、世界トップレベルの研究でも、禁煙治療の維持率はよくて30％程度です（N Engl J Med. 2002; 346: 506-12）。100％はいかにも出来過ぎです。可能性としては、①禁煙成功しそうな患者だけ（意識、無意識的に）選抜している、②患者が嘘をついている、③その医者が嘘をついている、といったところでしょうか。いずれにしても、医学の世界において百戦百勝を喧伝している病院や医者には眉につ

ばをつけておいたほうがよいです。

　というわけで、漢方薬は（たとえ証が、まあ、正しくても）効く場合と効かない場合がありそうだ、とぼくは思います。アスピリンとかペニシリンとか、西洋の薬だって（診断が正しくても）百発百中ではありません。漢方薬がそうでないからといって、別にがっかりする必要はないのかもしれません。

　カール・ポパーは科学の科学性たる所以を概念の「反証可能性」に求めました。一切の反論を許さない、100％正しい理論というのは科学というよりドグマやイデオロギー、宗教になってしまうのです。精緻な社会観察から共産主義社会の到来を予見したのはカール・マルクスでしたが、マルクス（あるいはその後のレーニン、スターリン、あるいは毛沢東など）の言説（マルクス主義、マルクス・レーニン主義、あるいは毛沢東主義などなど）を100％正しい、という妄信的な「主義者」によってマルクス主義は科学ではなくなったとポパーは主張します。そこには反証可能性がないからです。漢方薬だって文献的に「効く」といわれても、実は効かないものもあるかもしれません。しかし、それは漢方診療の科学性を担保するための必要条件とすらいえるのです。ご理解いただけますでしょうか。

　世の中には百発百中の医療行為はない。もしAという治療法が100％効いて、Aを使わなければ100％死んでしまうのであれば、Aの治療効果はすぐに吟味できます。数人の患者に使ってみればその効果は明明白白です。

　でも、たいていの医療行為はそんなに超劇的な効果を示しません。だから、何百人も集めて比較試験が必要なんです。ちょうど、プロ野球のチームでどのチームが一番強いか決めるために、たくさん試合をしなければならないのと同じです。1試合だけだったら「まぐれ勝ち」の可能性だってあるわけですが、130試合くらいすれば、どのチームが一番強いか、まあわかるわけです（だから、クライマックスシリーズなんてあてにならない。ああいうのはよしたほうがいいんです、ほんと）。

　というわけで、多くの場合、ある治療薬に効果があるかを吟味するためには、何百人という大量の患者を集めてのRCTが必要になります。お金も手間もかかります。大変です。実際、ぼくも2009年のパンデミック・インフルエンザの時、銀翹解毒

散という漢方薬の治療効果を吟味するために、臨床試験を企画しました（これは RCT ではありませんでしたが）。やはりとても手間ひまかかったのですが、残念ながらこの臨床試験には患者が予定ほど集まりませんでした。当時は「新型インフルエンザ！」ということでみんなパニックになって臨床試験への参加を促しにくい雰囲気がありましたし、専門家の中には「タミフルを必ず飲むよう」主張するむきもあったからです。小規模でぱっとしない研究でしたが、それでも銀翹解毒散はタミフルと同じくらい解熱効果が得られる（かも）という萌芽的研究にはなりました（Iwata K, et al. General Medicine. 2013; 14: 13-22）。

　さて、漢方薬の吟味では RCT は無理だ、という意見もあります。証を用いて診療する漢方では、個々の患者が大事になる。「病名」で集団を吟味することはできない、というわけです。

　しかし、すでに考察したように、目の前の患者は西洋医学でも東洋医学でも同じです。「「証」が同一であれば、つまり証が決まれば、自ら病態も似かよった共通の部分が多く、薬物に対する反応もまた類似してくる」わけですから、同じ証の患者を集めてきて、RCT を行えばよいだけの話です。例えば、

　元気で、汗をかいていない、寒気のある発熱患者に

　麻黄湯を出す群と

　真武湯を出す群

に無作為割付け二重盲検法で治療し、その効果を比較する、というのはできると思います。

　「漢方は二千年という長い歴史に耐えてきた。その歴史こそがエビデンスである」

　という意見もありますが、ぼくは歴史だけでは不十分だと思います。西洋でもガレノスという権威ある医者が 2, 3 世紀頃に西洋における医学のあり方を確立しました。今から見直すとデタラメも多かったガレノス医学でしたが、ルネサンス以降、ヴェサリウスやパレ、ハンターたちがその誤りを指摘するまで、なんと、千五百年も信じられてきたのです。千五百年だからだめで二千年ならよい、というのも理屈としては変ですよね。それに、日本の漢方医学は明治維新の時に西洋医学に政治的に置き換えられ絶滅しそうになっていました。西洋化、富国強兵政策に伴う、漢方医学廃絶の方針を当時の政府がとったためです。

日清・日露戦争の頃には軍人の間で脚気が大流行しました。脚気は現在ではビタミン B_1 欠乏によるものだとわかっていますが、当時は原因不明の難病でした。漢方医の遠田澄庵は、麦飯による脚気治療を推奨しており、それを受けて海軍軍医の高木兼寛も海軍の食事を麦飯にしました。

　しかし、当時の医学は西洋医学（ドイツ医学）、さらには東大派が主流で、彼らは脚気感染症説を採りました。東大の緒方正規は脚気菌を発見したと主張し、森林太郎（鷗外）も高木の麦飯論を批判しました。漢方医の遠田や，より実証主義、帰納法的だった英国医学を取り入れた鹿児島の医学校出身の高木は相手にされなかったのです。

　ぼくの書棚には、1918 年の「スペイン風邪」、世界的なインフルエンザの大流行の記録「流行性感冒」(内務省衛生局編) という記録がありますが、本書でも、インフルエンザの治療はアスピリンやジギタリスのような西洋薬ばかりで、漢方薬はまったく紹介されていません。1918 年というと大正 7 年です。当時の漢方医学がいかに冷遇されていたかが、拝察できます。漢方が復活し始めるのは昭和になってから。東洋医学会という学会が作られるのは戦後のことです。

　「歴史」というのは学問とは関係ないところで作られたり滅ぼされたりする、ということをこのエピソードは教えてくれます。漢方診療が今も生きながらえているのも、（一種、マルクス主義的な）歴史の必然ではなく、多くの先人たちの尽力によるものなのです。その尽力は人の意志が原資になっています。科学的な妥当性や正当性「そのもの」ではないのです。

　前述のように、漢方診療排斥の動きは中国でもありました。現在でも日本や中国で漢方診療が行われているのは先人の苦労、努力のおかげなのですが、逆に言えば「政治的に消滅する」可能性だってあったのです。

　何が言いたいかというと、ある医療行為の長期的な存在は、科学性を担保する条件ではなく、その他もろもろの、いろいろな事情によるものだ、ということです。

　もともと、EBM は「なぜ」を問わないタイプの学問です。どうして A という薬が効くのかは、EBM をいくら駆使してもわかりません。

アリストテレスは「分析論後書」のなかで、「物のかくあるという事実と、なぜかくあるかという理由とを同時にわれわれに教えてくれえる知は、事実と理由を別に分けて考える知よりも、はるかに精密であり、はるかに卓越している」と述べています。まったくおっしゃる通りだと思いますが、EBM をはじめ、多くの自然科学の研究方法はまさに「事実と理由を別に分けて考える知」なのです。EBM ってそんなに偉くはないのです。まあ、別に偉くある必要はないのですが。

長々と EBM について説明しました。EBM はバレンタイン大統領ではない「普通の人間」の私達が真実に肉薄するための次善の策、next best な近似値です。それは近似値に過ぎませんが、よりよいデータは存在しないのです。だから EBM をないがしろにしてはなりません。逆に EBM を神格化してもいけません。

繰り返しますが、サケットは「現段階で最良のエビデンス」を用いるのが EBM だと述べました。たとえば、世にもまれな遺伝病の場合、大規模臨床試験など企画するのも無意味、ということになります。その場合は、アネクドータルな症例報告や動物実験の理論的データ、(EBM 屋が軽蔑しがちな) エキスパートの個人的意見ですら「現段階で最良の」エビデンスとして採用されます。

漢方診療においては、西洋医学のそれと異なり質の高いエビデンスに乏しいのが現実です。特に日本においてはそうでしょう。

では、今後も漢方診療においては質の高いエビデンスは求めようもないものなのでしょうか。私は「そんなことはない」と思っています。

すでに中国では、漢方薬を使った大規模な臨床試験が次々に行われています。例えば、インフルエンザに対する麻杏甘石湯と銀翹散の効果がオセルタミビル(タミフル)に比肩できるものであることは、Annals of Internal Medicine に発表された比較的質の高いエビデンスといえましょう(Wang C, et al. Oseltamivir Compared With the Chinese Traditional Therapy Maxingshigan–Yinqiaosan in the Treatment of H1N1 Influenza A Randomized Trial. Ann Intern Med. 2011; 155: 217-25)。漢方ではエビデンスが出せない、は臆測に過ぎないと私は思います。前述のように鍼灸の領域では

sham acupuncture（フリだけのハリ）をプラセボ群として数々の領域で質の高い臨床エビデンスを創出しています。

　確かに、漢方にはよいプラセボ薬が少ないなど、現実的な制約もありますが、将来は質の高い臨床試験が増えて、漢方薬のエビデンスが蓄積されてくるのを期待しています（お前もやれよ！　というツッコミが来そうですが）。

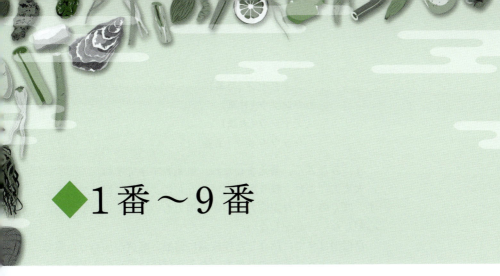

◆1番～9番

それでは、お待たせしました。番号順にエキス剤を一つ一つ、勉強していきましょう。

❶ 葛根湯

ヤブ医に葛根湯、なんていう言葉があるくらいで、葛根湯は非常に有名な漢方薬です。

もちろん、葛根湯は「風邪」にだけ用いる薬ではありません。例えば、ぼくは肩こりの患者や、リウマチ性多発筋痛症（polymyalgia rheumatica: PMR）患者でステロイドが使えない場合にこの処方をよく用いてきました。葛根湯は原典は『傷寒論』ですが、「太陽病、項強ばること」という記載もあるくらいで、肩とか首がこわばった患者に使うのです。葛根湯は麻黄湯ほど症状が強くないけど、汗が出なくて寒気がしてあちこちが痛い。特に首の後ろが痛いときに使います。

PMRって高齢者の病気ですが、高齢者はステロイド使いにくいですから。ステロイドスペアリング・エージェントとして、漢方薬はいろいろな病気に使えると思います。

葛根湯は7つの生薬からできています。

　　　　　カッコン（葛根）
　　　　　マオウ（麻黄）
　　　　　ケイヒ（桂皮）

107

シャクヤク（芍薬）
カンゾウ（甘草）
タイソウ（大棗）
ショウキョウ（生姜）

　う、みなさん、萎えましたね。生薬多すぎですね。

　大丈夫。これ、繰り返していくうちに、自然に慣れていきます。ぼくのような記憶力ない中高年でもいけるくらいですから、心配しない、心配しない。

　葛根湯はすでに紹介した桂枝湯に葛根と麻黄が加わった薬です。このように基本的な処方（たとえば桂枝湯）からどのように派生したか、という感じで覚えると漢方薬は理解しやすいです。

　つまり、葛根湯はすでに紹介した麻黄湯と桂枝湯の間に位置する漢方薬で、どれも上気道炎・インフルエンザ的な病気に使えます。

葛根湯＝桂枝湯＋（葛根、麻黄）
桂枝湯＜葛根湯＜麻黄湯

　みたいな、概念で理解しましょう。

　さて、生薬を順番に見ていきます。

　葛根湯だから葛根が入っている。これは簡単ですね。葛の根っこ。葛餅や葛湯に使われる葛ですね。発汗させる作用があります。だから、葛根湯は汗が出ない患者に用いるのが基本です。首のこりにも効果があります。

　葛根は「辛涼解表薬」に属する生薬です。麻黄や桂皮は「辛温解表薬」でしたが、あっためずに汗を出して治すので「涼」という字が使われています。

　また、止瀉作用もあり、葛根は下痢にも効果があります。太陽病と陽明病を合併した「下痢を伴う風邪」にも葛根湯は使えます。

　次に麻黄と桂皮。麻黄湯と桂枝湯のイイトコどりなんだから、両方入っているのはアタリマエ。麻黄はマオウ科の植物の茎、桂皮はシナモンでした。

　麻黄が入っている薬として一番有名なのが麻黄湯です。麻黄

つまずきから学ぶ漢方薬 ■

にも発汗、鎮痛作用があります。咳を止める作用もあるので気道感染症に使う漢方薬にはよく入っています。麻黄にはエフェドリンが入っていますから、要は交感神経を活発化させるような作用がメインなんです、麻黄。こないだ、風邪ひいたときに歯医者で虫歯を治してもらったのですが、ベッドに寝ていて「キーン」とやってもらってるあいだ、ズルズルの鼻水も、ゴホゴホの咳もピタリと止まりました。すごいですね、交感神経ビンビンになると、副交感神経系の症状は絶滅すると体感しました。

桂皮が入っている方剤として一番有名なのが桂枝湯。麻黄と桂皮であっためるダブルパンチ、なのです。生薬は1個1個覚えるのは大変なので、こうやってキーとなる生薬をコンビにして覚えます。

麻黄と桂皮＝発汗解表

芍薬と甘草は、前述の芍薬甘草湯を構成する生薬でした。これは筋肉のこりやけいれんを取る薬で、こむらがえりに使うのでしたね。芍薬は、あの植物の芍薬（の根）、甘草はマメ科の植物（こちらも根）でその名の通り甘いです。コリにも効く芍薬と甘草、両方が葛根湯に入ってる。リーズナブルです。

芍薬＋甘草＝筋肉の痙攣を取る

ただし、葛根湯には芍薬甘草湯ほど甘草は入っていないので、偽アルドステロン症は比較的起こしにくいです。いずれにしても、葛根湯と芍薬甘草湯の併用は危険だからやめておいたほうがよいです。甘草の量と偽アルドステロン症の発症率にdose-response relationshipがあるかどうかは議論のあるところかもしれませんが、構成成分のグリチルリチンと発症の間には関連が示されています（Xu R, Liu X, Yang J. A Semi-Physiologically Based Pharmacokinetic Pharmacodynamic Model for Glycyrrhizin-Induced Pseudoaldosteronism and Prediction of the Dose Limit Causing Hypokalemia in a Virtual Elderly Population. PLoS ONE. 2014; 9: e114049）。

次に大棗と生姜。

甘草、大棗そして生姜は「脾胃」に作用する薬でした。

甘草＋大棗＋生姜＝脾胃を補う

というわけで、葛根湯は

葛根　入ってるのは当たり前　汗をかいて病気を治す
麻黄と桂皮　麻黄湯と桂枝湯の間。やはり発汗
芍薬と甘草　筋肉の痙攣を取る
（甘草）・大棗・生姜　脾胃を補う

というコンパートメントに分けると生薬の羅列もそんなに怖くなくなります。まさにデカルトのいう「困難は分割せよ」です。

❷　葛根湯加川芎辛夷

　葛根湯（1番）に川芎と辛夷を加えたもの。7+2で9つの生薬からなりますが、すでに葛根湯がわかればあと2つ加えるだけなので、生薬の理解は難しくありません。

　出典ははっきりしておらず、日本で何となく自然にできあがったものとされます。こういうのを「本朝経験方」というそうです。「本朝」とは「我が国」のことだそうで、日本で時代を経て変化してできた処方…だけど出典の初出がはっきりしないもののようです。

　葛根湯加川芎辛夷は鼻閉がある鼻炎、副鼻腔炎などに使います。中耳炎や扁桃炎にも使えますが、そっちには他にもよい薬があるので、あまり使わないかもしれません。あくまで個人的な印象ですが。

　辛夷は鼻の通りをよくする生薬です。コブシの蕾です。これも「発汗解表薬」です。

　川芎。これは植物の根っこで、血の巡りを良くする活血薬（駆瘀血薬ともいう）です。あとででてくる「四物湯」は血を補う薬なのですが、血を補う補血薬の地黄、芍薬、当帰と一緒に入っているのが川芎です。中医学では活血薬、日本漢方では駆瘀血薬ということが多いのだそうです。四物湯のコンパートメントは今後いろんな漢方薬に出てきますから、要注意です。川芎には鎮痛作用もあります。

ジオウ（地黄）

つまずきから学ぶ漢方薬 ■

> シャクヤク（芍薬）
> センキュウ（川芎）
> トウキ（当帰）

というわけで、ここで

川芎＝四物湯の材料 → 血の巡りを良くする（活血薬）

また、川芎と辛夷は気の流れをよくして頭痛に効果をもたらします。川芎と辛夷もコンビで覚えると良いと思います。

川芎＋辛夷　流れをよくする

と覚えましょう。センキュー。

　鼻炎には、小青竜湯とかもよく使いますが、あっちは水鼻ダラダラ、という水っぽい患者に使う薬です。葛根湯加川芎辛夷はもっと炎症、詰まり、のイメージです。あと、粘っこい黄色い膿性鼻汁がメインの場合はネバネバの膿っぽい病気に使う辛夷清肺湯（後述）のほうがよいかもしれません。ダラダラとネバネバ。日本語のオノマトペは記憶に定着しやすいので、是非活用したいです。

❸ 乙字湯

　こういう生薬と関係ない名前の漢方薬は覚えにくいです。
　乙字湯は柴胡剤なのですが、柴胡、全然名前にでてこんやんけ、と思います。江戸時代終わりから明治時代にかけて活躍した浅田宗伯の『勿誤薬室方函口訣』が出典です。「ふつごやくしつほうかんくけつ」と読むのでしたね。
　出典は浅田宗伯なのですが、オリジナルな薬を作ったのは原南陽なのだそうです。結核は漢方では治せへん、とおっしゃっていたあの原南陽です。このオリジナルな薬から、浅田宗伯は生姜と大棗をとり、当帰を加えて現在の処方にしました（加減方といいます）。原南陽が2番めに使う約束処方で甲乙丙と数えると2番めは乙。だから乙字湯というのが名前の由来だそうです。
　乙字湯は痔や脱肛などに使う薬です。まあ脱肛は現在なら外

JCOPY 498-06926

111

科手術でしょうから、痔に使うってことでしょうか。胸脇苦満を伴い、柴胡剤が適応になる患者で痔があればこれを試すことが可能ということですが、ぼくは使ったことがありません。痔も西洋医学的塗布剤を使うか外科紹介してます。あと、下半身つながりで便秘や女子の陰部瘙痒にも使うそうです。なぜ女子限定？

乙字湯は以下の生薬からできています。

サイコ（柴胡）
ダイオウ（大黄）
オウゴン（黄芩）
トウキ（当帰）
ショウマ（升麻）
カンゾウ（甘草）

柴胡と大黄が入っているのが特徴です。すでに述べたように胸脇苦満があり、便秘気味の患者で「実証の」患者の痔に用いるって感じです。裏熱実証です。

生薬の理解の仕方としては、

柴胡＋黄芩

柴胡はセリ科の植物で、その根を使います。日本のミシマサイコが有名です。主成分はサイコサポニンで、気を巡らせてうつ熱を取る作用があります。これを「解表退熱」というそうです。胸脇苦満や往来寒熱に効果があります。柴胡剤の主役級ということですね。

黄芩は熱を下げる清熱薬です。シソ科の植物の根です。清熱、止瀉、止血といった作用があります。柴胡剤では、しばしば黄芩がセットになっています（例外あり）。

で、このコンビで少陽病の往来寒熱、胸脇苦満に効果を持ち、他にも咳嗽、嘔気などにも効きます。

また、黄芩は

黄芩＋大黄

でコンビになることが多く、腹部に症状の強い少陽病に効果を発揮します。

112

大黄は下剤として有名です。タデ科の植物です。

大江健三郎の小説、『取り替え子』には大黄という名の登場人物が出てきます。大江健三郎は愛媛の出身ですが、そこでは大黄のことを「ギシギシ」と呼ぶんだそうです。ま、だからなんだといわれても困ります。大黄が入ってるので、便秘していないと乙字湯は使いにくい、という意味でもあります。

升麻

これはやはり熱を取る薬です。発汗作用もあります。キンポウゲ科の植物の根です。葛根同様、辛涼解表薬に属します。なんか「麻」という漢字があるので麻黄と似ているかと思えば、似ていません。これは升麻の葉っぱが麻のような形をしてることから付いた名前だそうです。ちなみに麻黄の「麻」は「あさ」とは全く関係なく、噛むと皮膚が麻痺するような感じがするからだそうです。色が黄色いから麻黄。

当帰

セリ科の植物の根です。漢方薬の生薬は中国から輸入しているものが多いのですが、その中国産の当帰は、実は日本原産で、その種苗を中国で栽培して、再度輸入しているのだとか。また、国産の当帰も使われます。

当帰は川芎の説明のときに紹介した四物湯に入っている**補血薬**、血を補う薬ですが、活血（血の巡りを良くする）あるいは痛み止めの効果もあります。**乙字湯の場合、うっ血した痔疾に効果を持ち、また痛みにも効果があります。**

甘草は脾胃に作用する薬でした。他の薬の調整役のような役割を持ちますが、甘草自身にも鎮痛効果はあります。

❺ 安中散

4番は「死」をイメージする縁起の悪い番号なので欠番です。まじで。

で、5番は安中散。これも乙字湯と同じで、イメージしにくい薬ですね。これも出典は乙字湯と同じ、『勿誤薬室方函口訣』です。浅田宗伯ですね。ただし、原典（オリジナル）は『和剤

局方』です。宋の時代の国定処方集でしたね。

　胃酸過多、胃腸が冷えて痛むといった消化器系の薬です。あるいは胸焼けにも。

　安中散の「中」は五臓六腑の六腑のひとつ、三焦の真ん中、中焦のことだそうです。胃腸を和らげるから安中散、という意味です。裏寒虚証で痩せ型でちょっと弱った人に用います。生薬は、

ケイヒ（桂皮）

エンゴサク（延胡索）

ボレイ（牡蛎）

ウイキョウ（茴香）

カンゾウ（甘草）

シュクシャ（縮砂）

リョウキョウ（良姜）

の７剤でまことにイメージしにくいです。

　ここでは桂皮、良姜がお腹を温める薬で、茴香も縮砂も同様、とイメージしましょう。

　桂皮、良姜、縮砂　お腹をあっためる。
　桂皮はすでにでてきたシナモン。

　良姜はショウガ科の植物です。中国南部や東南アジアに生える、生姜の仲間と言ってよいでしょう。エキス剤では安中散にしか入っていないと思います。胃腸系を温め、**痛みを止める**のが特徴です。

　縮砂もやはりショウガ科の植物です。胃腸の活動を活発にする薬で、安中散に入っているのは、なるほどです。「去湿健胃薬」、すなわちお腹の湿り気をとって胃腸を元気に使用、という意味です。

　良姜＋縮砂＝胃腸を温めて痛みを止める

効果です。

　茴香はセリ科の植物。フェンネルです。これそのものが胃薬でして、沖縄では「いーちょーば（胃腸葉）」という名で、胃薬

114

つまずきから学ぶ漢方薬 ■

的に食べるのだとか。by Wikipedia。**胃腸を温めます。**

延胡索はケシ科の植物で、その塊茎を用います。

塊茎（かいけい）というのはまた難しい名前ですが、要するにじゃがいもみたいに土の中で膨らんでるところです。

延胡索は鎮痛作用、鎮痙作用があり、胸焼けに効果があるんだそうです。また、茴香と使うと腹痛止めになり、桂皮と併用すると瘀血の治療になるそうです。なので、延胡索は駆瘀血薬に属します。やはり処方エキス剤でこれが入ってるのは安中散だけ、だと思います。

牡蛎は牡蠣の殻で、これは漢方診療でよく使われます。ここでは胃酸を抑える薬、と思ってください。**精神安定作用があります。**

実は、武田漢方胃腸薬 A は安中散そのものです。あの A って安中散の A なんでしょうね。あと、太田漢方胃腸薬は安中散に茯苓を加えたもの。茯苓飲も胃の膨満感や悪心嘔吐に使いますもんね（利水剤ですから）。さらに、大正漢方胃腸薬は安中散と芍薬甘草湯でできているそうです。後者がお腹の緊張を取るってことなんでしょうね。食べる前に飲む！

❻ 十味敗毒湯

すごい名前で、インパクトがあります。名前だけはあっという間に覚えられそうです。要するに生薬の数は 10 あり、「敗毒」するのが目標となります。その十味とは、

　　　　ケイガイ（荊芥）
　　　　ボウフウ（防風）
　　　　ショウキョウ（生姜）
　　　　サイコ（柴胡）
　　　　キキョウ（桔梗）
　　　　カンゾウ（甘草）
　　　　センキュウ（川芎）
　　　　ブクリョウ（茯苓）
　　　　ボクソク（樸樕）
　　　　ドッカツ（独活）

115

です。有名な生薬とそうでもない生薬とが混在しています。

これも出典は浅田宗伯の『勿誤薬室方函口訣』です。続きますねえ。ただし、オリジナルは華岡青洲が作った荊防敗毒散で、これをアレンジしたものです。浅田宗伯はアレンジ上手なんですね。

荊芥。これも普段使わない漢字の組み合わせですが、ようするに両方クサカンムリなんですね。漢方薬の漢字は難しいものがたくさんありますね。これもそうです。ただ、生薬のほとんどは植物なので、難しそうに見える漢字も基本キヘンかクサカンムリです。そう割り切って考えるとややこしそうな漢字もわりと理解しやすいです。

荊芥はシソ科の植物です。これは体表の邪を取る効果があると言われ、よって皮膚の炎症性疾患にしばしば用いられます。辛温解表薬なので麻黄や桂皮と薬効は似ています。頭痛、咽頭痛、発熱、鼻炎、蕁麻疹などいろんな症状に効きますが要するに発汗して病気を外に追い出すイメージです。

防風も同様な作用があります。防風は漢字こそカンタンですがピンとこない名前ですね。こちらはセリ科の植物です。風の病を防ぐからそう呼ぶのだそうで（神農本草経）、まんま漢方目線の名前ですね。こちらも辛温解表薬で、発汗で病気を治す系。頭痛や関節痛などにも効果があります。

荊芥と防風はしばしばセットで使われます。作用は体表の「邪」を温めて追い出すこと。なので一緒にセットで覚えておきましょう。荊芥連翹湯とか、防風通聖散とか、生薬の名前が漢方薬の名前に入っているものもあります。ちょっと覚えやすくありませんか？

荊芥＋防風＝発汗して「邪」を追い出す。

生姜はショウガで（生薬の場合はショウキョウ、と読みますが）、温める薬でした。ここでは補助的に入っていると理解したほうが難しくないと思います。

柴胡は炎症を抑える薬です。むっちゃ冷やすのではなく、わずかに冷やすので「微寒」と呼ばれます。体表の熱を追い出すのが荊芥と防風、その下のこもった熱は柴胡で下げるってイメージしてはどうでしょう。

つまずきから学ぶ漢方薬 ■

桔梗はあのキキョウの根っこです。鎮咳去痰薬に属しますが、排膿や鎮痛作用もあります。十味敗毒湯には甘草も入っていますが、桔梗と甘草で排膿促進作用があるそうです。

桔梗＋甘草＝排膿促進

川芎は**駆瘀血薬**で、血の巡りを良くしますが同時に気も巡らせてくれます。皮膚の炎症ではしばしば血の巡りが悪いのが問題になる…と考えるのです。皮膚の薬にはしばしば補血、駆瘀血の薬が入っています。

茯苓は**利水薬**。あとで出てくる五苓散の材料です。水の周りを良くします。

樸樕は難しい漢字で、ぼくそくとは読みにくいですね。が、なんということはない、クヌギの木でして、この木の樹皮を用いるのだそうです。桂皮みたいですね。

日本のエキス剤だとツムラだけが樸樕を使っていて、他社は桜皮を用いています。川芎同様、駆瘀血薬です。樸樕は他にも治打撲一方に使われています（こっちもツムラ）。川芎と併用して瘀血を伴う痛みを取ります。

樸樕＋川芎＝駆瘀血で痛みを取る。

あと独活。これはセリ科の「ウド」ですね。うど、と打つと「独活」と変換されます。知りませんでした。これは温めて乾かす薬です。去湿止痛薬といって、乾かすことで湿をとり、痛みを止めます。荊芥とコンビで使うことが多いです。

全部暗記して把握するのは大変ですが、こんな感じでまあイメージできるのではないでしょうか（かなり無理あり感あり）。

具体的には化膿する皮膚疾患に対してよく用いられます。表熱実証ですね。

皮膚に使う漢方薬はたくさんあり、消風散、温清飲、治頭瘡一方などなどいろいろありますが、化膿する場合は十味敗毒湯が選択肢のひとつとなります。

117

❼ 八味地黄丸

　八味地黄丸は名前の通り 8 つの生薬からできています。出典は『金匱要略』です。古い薬です。

　大事なのは、あとで出てくる「六味丸」と「牛車腎気丸」とセットで勉強することです。六味丸に 2 つ生薬を足したのが八味地黄丸、別名八味丸です。これにさらに 2 つ足すと牛車腎気丸となるのです。全部丸薬なんですね。

　八味地黄丸は男性に出すことが多い薬です。排尿障害、夜間頻尿、とくに高齢者によく用います。もっとも、こちらも前立腺肥大などの治療のときに西洋薬にかませることが多いです。弱っている患者（虚証）が、特に対象になります。勃起障害、いわゆる ED なんかにも使うことがあるようです。

　腎虚になると排尿障害だけでなく、腰の痛みやしびれ、全身倦怠感などもでてきます。イメージとしては弱った男性と男性機能という感じです。まあ、原典の『金匱要略』では女性の患者にも使える（婦人病）と書いてあるのですが。なのでかすみ目とかめまい、肩こりといった上半身の症状もでてきます。全体的に弱ってるんですね。裏寒虚証です。

　あと、感染症でない膀胱炎、とくに慢性膀胱炎によく使います。ずっと抗菌薬が盛られているのですが、感染症でないので治りません（よく盛られています）。こういう感染症ではないタイプの、慢性膀胱炎に八味地黄丸を使うことがあります。

　さらに、腎虚の症状としてパーキンソン病のすくみ足にも使えるそうです。

　八味地黄丸は、

　　　　　　ジオウ（地黄）
　　　　　　サンシュユ（山茱萸）
　　　　　　サンヤク（山薬）
　　　　　　ブクリョウ（茯苓）
　　　　　　タクシャ　（沢瀉）
　　　　　　ボタンピ（牡丹皮）
　　　　　　ケイヒ（桂皮）
　　　　　　ブシ（附子）

つまずきから学ぶ漢方薬 ■

の8つです。8つの生薬が入っていて地黄があるので八味地黄丸…簡単ですね。

ちなみにあとで出てくる「六味丸」は、

ジオウ（地黄）
サンシュユ（山茱萸）
サンヤク（山薬）
ブクリョウ（茯苓）
タクシャ（沢瀉）
ボタンピ（牡丹皮）

の6つの生薬からなっています。いわゆる腎虚に使う薬です。

腎虚（および血虚）を補う薬としてはまず地黄があります。そして山茱萸や山薬も腎を補います。

地黄＋山茱萸＋山薬＝腎虚に用いる。

地黄とは、ゴマノハグサ科の植物の塊根です。新鮮な生地黄、乾燥した乾地黄、酒で蒸した熟地黄と3種類ありますが、ビギナーはエキス剤で使うのであまり深入りする必要はないと思います。四物湯の構成成分で血虚の薬、補血薬です。

漢方では山茱萸と呉茱萸という似たような名前の生薬があります。あとで出てくる「呉茱萸湯」の呉茱萸、です。中国の呉における茱萸と、山にある茱萸ってことですね。

ただ、両者は異なる植物だと考えられています。山茱萸はミズキ科の植物、呉茱萸はミカン科の植物です。茱萸も普段使わない難しい漢字ですが、お約束でクサカンムリにさえ気をつければそれほど難解なものではありません。繰り返しますが、キヘンやクサカンムリを取ってイメージするのは、記憶するには便利です。

山薬は覚えやすいけどピンと来ない名前で、これはナガイモとかヤマイモのことなんだそうです。むかしから粘っこいものを食べると精力がつく、なんてオヤジ目線の迷信？　がありますが、そういうイメージでとらえると覚えやすいかもしれません。これは**「補気強壮薬」**です。山茱萸、山薬。山がつくのは腎虚を補う、でまとめて覚えましょう。

頻尿や排尿困難にも八味地黄丸は用いますが、そういう「水

119

の異常」に使うのが茯苓と沢瀉です。どちらも水毒に使うので重要ですが、水に関する薬は五苓散のところでまとめます。オシッコだから水の薬、くらいの覚え方でも最初はよいのでは？

茯苓＋沢瀉＝水の問題

牡丹皮は血の巡りを良くし、瘀血を治す駆瘀血薬です。清熱作用もあり、腎虚により生じた熱（内熱）を下げる作用があるそうです。

六味丸に桂皮と附子を足したのが八味地黄丸です。

附子は最強の「温める薬」です。温補薬と呼ばれます。八味地黄丸は手足の冷えたような人に使うのです。逆に言えば、六味丸は冷えていない腎虚に使う、ということもできましょう。

附子はトリカブトの根ですから毒のイメージがあります。が日本のエキス剤はすでに熱処理され毒成分を減らした附子を用いているので、毒性はそれほど心配しなくて大丈夫です。むしろ問題になりやすいのは地黄の方で、胃が弱っている患者だと地黄で胃を悪くしてしまいます。気をつけましょう。

桂皮もまた温める薬でした。

便宜上、六味丸に2つ足すと八味地黄丸と言いましたが、実際には八味地黄丸のほうが先にできていて（金匱要略ですからね！）後に六味丸が引き算的に作られました。

❽ 大柴胡湯

大柴胡湯はその名の通り柴胡の入った柴胡剤です。

柴胡剤では小柴胡湯がなんといっても有名です。「大」が付いている本剤はより実証に対する薬です。小柴胡湯に反応しない少陽病、場合によっては陽明病に用います。

全ての柴胡剤同様、「胸脇苦満」の有無がポイントになります。裏熱実証。裏（体内）に熱がこもっているのを治療するのが目標になります。吐き気や心窩部痛にも使えます。

出典は『傷寒論』と『金匱要略』です。

大柴胡湯は8つの生薬からなり、

サイコ（柴胡）

120

つまずきから学ぶ漢方薬 ■

　　　　　オウゴン（黄芩）
　　　　　ハンゲ（半夏）
　　　　　キジツ（枳実）
　　　　　シャクヤク（芍薬）
　　　　　タイソウ（大棗）
　　　　　ショウキョウ（生姜）
　　　　　ダイオウ（大黄）

　からなっています。後述する小柴胡湯に似ているのですが、小柴胡湯に入っている人参、甘草がなく、代わりに枳実、芍薬、大黄が入っています。小柴胡湯と「瀉する」薬の承気湯を合わせたような薬、ともいえましょう。

　さ、困難は分割しましょう。柴胡と黄芩はしばしばセットになっています。清熱、消炎で胸脇苦満を治療するコンビネーションです。

柴胡＋黄芩 ⟶ 少陽病治療

　これは柴胡剤共通の特徴なのでわかりやすいですね。

　次に枳実。ミカン科の植物で、理気の作用があり、「行気薬」とも呼ばれます。気鬱に使う薬で胸につかえた気をおろします。「中下焦」、すなわち胃、腹部に作用するのが特徴で、腹痛や腹満感にも効果があります。柴胡も同様な効果がありましたね。柴胡とコンビになっていることが多い薬です。

　半夏は名前の通り、なんといっても後述する「半夏厚朴湯」で有名です。サトイモ科の植物の塊茎です。

　半夏は咳や痰を止める作用が強い薬です。嘔吐も止める作用があります。つまり呼吸器と消化器両方に作用するのですが、これはどちらも「湿をとる」ことでの作用なので納得です。咳痰を止めるので、気道感染症の長引いたものに大柴胡湯は応用できます。鎮咳去痰薬に属します。

　芍薬は筋肉の緊張を取る薬でした。大棗、生姜はよく併用される脾胃に作用する「隠し味」でしたね。

　これに胃腸の熱を冷やす大黄を加えます。がっちりガチガチの熱を下げる薬ってイメージですね。

　臨床応用としては便秘がち（大黄を使うので）、実証で胸脇苦

JCOPY 498-06926

121

満のあるいろいろな症状に使います。耳鳴り、肩こり、胆石、高血圧、悪心、嘔吐、不眠など。症状はバラバラですが、「こういう患者」の裏熱に使う、というイメージをもてばむしろわかりやすいような気がします。

❾ 小柴胡湯

　最も有名な柴胡剤です。傷寒論的には発症5，6日経った少陽病に用います。胸脇苦満、往来寒熱（熱が上がったり、下がったり）、が有名なキーワードです。出典は『傷寒論』および『金匱要略』。
　生薬としては7薬からなり、

　　　　　　　サイコ（柴胡）
　　　　　　　オウゴン（黄芩）
　　　　　　　ハンゲ（半夏）
　　　　　　　ニンジン（人参）
　　　　　　　カンゾウ（甘草）
　　　　　　　タイソウ（大棗）
　　　　　　　ショウキョウ（生姜）

です。
　柴胡と黄芩は柴胡剤でガチにコンビになってる、という話は大柴胡湯のところでしました。なので、

柴胡＋黄芩

は覚えやすいです。少陽病の半表半裏の熱をとり、胸脇苦満をとります。
　半夏は生姜と併用すると嘔気を止め、気の上逆を防ぐ作用があるそうです。

半夏＋生姜＝嘔気を止めて、気の上逆防ぐ。

　これに胃を守る人参が入っています。甘草、生姜、大棗も脾胃を守る薬でよく3つでコンビになっています（隠し味）。人参と甘草は大柴胡湯には入ってなかったことに要注意。

122

人参＋甘草＋大棗＋生姜＝脾胃を補う

　要するに、柴胡、黄芩、半夏（＋生姜）がメイン。人参、甘草、大棗、生姜がサブ、と分ければこの薬の理解はそう難しくはありません。

　柴胡剤はたくさんありますが、この小柴胡湯をベースにして、応用問題として理解していけば良いと思います。例えば既出の大柴胡湯なら、小柴胡湯から人参と甘草をとって、大黄、芍薬、枳実を加えていましたね。

　胸脇苦満を伴う長引く感染症（少陽病）全般に使われます。以前は、肝炎にもよく使っていましたが、小柴胡湯をウイルス性肝炎に使って間質性肺炎の副作用が問題になったことと、近年のウイルス性肝炎はきわめて優秀な西洋薬がどんどん開発されているため、こっちの出番はないよなあ、というのがぼくの個人的な考えです。

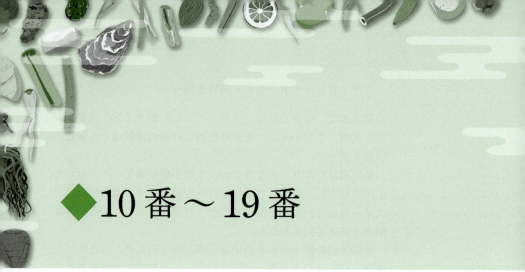

◆10番〜19番

❿ 柴胡桂枝湯

さて、10番台です。ここは重要な薬が多いので気合を入れてやりましょう。

柴胡桂枝湯も代表的な柴胡剤です。これは小柴胡湯と、後に出てくる桂枝湯（45番）が半分ずつ入っています。よって、

小柴胡湯
   サイコ（柴胡）
   オウゴン（黄芩）
   ハンゲ（半夏）
   ニンジン（人参）
   カンゾウ（甘草）
   タイソウ（大棗）
   ショウキョウ（生姜）

プラス、桂枝湯の生薬
   ケイヒ（桂皮）
   シャクヤク（芍薬）
   カンゾウ（甘草）
   タイソウ（大棗）
   ショウキョウ（生姜）

となります。もっとも、甘草＋大棗＋生姜はかぶってますか

つまずきから学ぶ漢方薬 ■

ら、小柴胡湯に桂皮と芍薬を足しただけ、という解釈も可能です。出典は『傷寒論・太陽病下篇』です。

桂枝湯は太陽病の虚証、具体的には急性熱性疾患で寒気がして汗をかくような患者に用います。加えて胸脇苦満や心下痞硬など柴胡剤を使う目標がダブっていれば、柴胡桂枝湯でバッチリです。肩がこっている場合もよいです。コリを取る芍薬が入っているからですね。あるいは、本薬にはこむら返りの第一選択、芍薬甘草湯が（こっそり）紛れ込んでいる、という解釈もできるかもしれません。

柴胡桂枝湯は、麻黄湯などで初期治療した後、ぐずぐずしている風邪によく使います。小柴胡湯の証と、桂枝湯の証があればよいのです。柴胡桂枝湯は、鎮痛作用のある芍薬を含み、肝炎、胃炎、胃十二指腸潰瘍、膵炎、胆石症などにもつかえるそうですが、ぼくみたいな「非達人」はそういう使い方はせず、基本的に柴胡桂枝湯を処方するのは、「長引く風邪」のときです。

大柴胡湯、小柴胡湯、柴胡桂枝湯は一緒に合わせて学びます。その勢いで、次の柴胡桂枝乾姜湯、さらに柴胡加竜骨牡蛎湯に突入したいところです。

とはいえ、実は大柴胡湯、小柴胡湯、柴胡桂枝湯…の延長線上に柴胡桂枝乾姜湯を考えるとかえってわかりにくくなります。なのでここで一本線を引く必要があるのです。

⓫ 柴胡桂枝乾姜湯

柴胡桂枝乾姜湯も柴胡剤です。出典は『傷寒論・太陽病下篇』で、「胸脇満微結」「但頭汗出」「往来寒熱」「心煩」などというキーワードがならんでいて、いかにも少陽病という感じです。が、西本隆先生によると、この「微結」、つまり胸脇苦満が強くない、というのと、腹診で心下（鳩尾）に圧痛がある事が特徴だそうです。テキストによっては「盗汗が特徴」と書かれているものもありますが、必ずしも必須ではないとのこと。昔は結核などの消耗性疾患に使ったため、その名残でしょうか。

あと、柴胡桂枝乾姜湯ははっきりと「虚証の薬」と方向性が決まっています。後述する柴胡加竜骨牡蛎湯が実証向きの薬なので、両者を対比させて覚えればよいでしょう。

JCOPY 498-06926

125

この薬は虚証の患者の不眠、動悸など自律神経系の諸症状、神経症などに用います。これまで紹介した柴胡剤とは随分使い方が違うのにお気づきでしょうか。

　で、このような症状の患者で、もし実証なら次に出てくる柴胡加竜骨牡蛎湯、虚証なら柴胡桂枝乾姜湯を用いるのです。

　生薬は、

　　　　　サイコ（柴胡）
　　　　　オウゴン（黄芩）
　　　　　ケイヒ（桂皮）
　　　　　カンキョウ（乾姜）
　　　　　カロコン（栝樓根）
　　　　　ボレイ（牡蛎）
　　　　　カンゾウ（甘草）

の7剤です。おや…案外覚えにくいです。工夫して分割します。

　柴胡と黄芩は「黄金のコンビ」なので（我ながらひどいダジャレだ…）、いいですね。「柴胡桂枝乾姜湯」というネーミングで桂皮、乾姜もすぐにわかります。乾姜は乾かしたショウガで、桂皮とともに温める薬です。虚証向けですからね。生の生姜よりも乾かした乾姜のほうが温める力が強いのだそうです。その代わり消化器症状への作用は生姜のほうがよいとか。

　次に栝樓根。こいつが1番やっかいです。でも、「柴胡桂枝乾姜湯といえばカロコン」とここだけフォーカスして頑張って覚えます。

　栝樓根、漢字が難しい。でも（例によって）全部キヘンなので、とにかく植物系なのはわかります。瓜呂根とも書きます。カラスウリの仲間で塊根（根っこの太いの）です。津液を増やして乾きを止める作用があります。ちなみに、あとで出てくる柴胡清肝湯にも入っています。エキス剤でこれが入っている薬は少ないですから、逆に「それが特徴」と覚えてしまいましょう。実は果実は栝樓実（かろじつ）、種子は栝樓仁（かろにん）といって、ややこしいことこの上ありません。栝樓根は柴胡とコンビになって津液を補いつつ清熱するという作用を持ってい

126

つまずきから学ぶ漢方薬

ます。

次に牡蠣。カキの貝殻ですが、ボレイと読みます。次の柴胡加竜骨牡蠣湯にも出てきます。あと、覚えてい〜ます〜か〜♪（知らないよね）、安中散にも入ってました。

こういう鉱物、ミネラル系の「硬い生薬」は冷やす薬が多いです。石膏とか、芒硝とか。いっしょにイメージします。牡蠣は心を落ち着かせて、動悸を沈めるようなトランキライザー的な特徴を持っています。

柴胡桂枝乾姜湯を使う患者は冷え、肩こりのある虚証の患者なんですが、胸脇苦満を伴うのも特徴です。柴胡と黄芩の「黄金のコンビ」で胸脇苦満を取り、桂皮、乾姜で温めます。栝楼根で体内を潤しつつ、牡蠣でメンタル面の治療をします。

だから、柴胡桂枝乾姜湯は、

柴胡と黄芩、それに桂皮に乾姜
　プラス
コントラストの付いた栝楼根と牡蠣

と

甘草。

甘草は「隠し味」、脾胃の機能をよくしてくれる薬です。
というわけで、そういう目でこのまま次の柴胡加竜骨牡蠣湯に進みます。

⑫　柴胡加竜骨牡蠣湯

柴胡加竜骨牡蠣湯は漢字は難しいですが語呂が良いためかなんとなく覚えやすい薬です。竜骨なんてかっこいい名前が入っているのもその理由の一つでしょうか。サイコカリュウコツボレイトウ、と読みます。

柴胡加竜骨牡蠣湯は基本的に気鬱の薬です。柴胡＝ psycho というイメージで（あくまでイメージです）連想します。出典は『傷寒論』です。

柴胡加竜骨牡蠣湯に入っている生薬は多いです。

127

サイコ（柴胡）
オウゴン（黄芩）
ハンゲ（半夏）
リュウコツ（竜骨）
ボレイ（牡蠣）
ケイヒ（桂皮）
ブクリョウ（茯苓）
ニンジン（人参）
タイソウ（大棗）
ショウキョウ（生姜）
ダイオウ（大黄）

の 11 種類です。いや〜、多いですね。

で、これではやってられないので、まずは名前にある

柴胡
竜骨
牡蠣

に注目しましょう。なにしろ本薬の由来がすべてこの 3 薬に込められていますから。

竜骨は動物の化石です（まじで）。全然関係ないですが、現在中国では恐竜の化石発掘が盛んで、たくさんの新発見がなされているそうですね。

牡蛎はカキの貝殻で、竜骨、牡蛎どちらにも鎮静作用があります。硬くて冷たいクールダウンする生薬…というイメージで覚えられますでしょうか（牡蛎はさきの柴胡桂枝乾姜湯で説明しましたね）。

ヒステリックな感じ、すぐに動揺する感じ、ドキドキする動悸など「まあまあ、おさえて、おさえて」的に用います。男性で、頭に血が上りやすいタイプにはこの薬がよく効きます（漢方では、気が頭に上がってしまう感じを、「気逆」と呼ぶのでした）。

柴胡には「気のうっ滞」を改善する効果もあります。柴胡は psycho（この場合は中立的なサイコロジーのサイコと解釈してください）。

128

つまずきから学ぶ漢方薬 ■

やや実証の患者の精神安定剤、動悸などに使います。もちろん、胸脇苦満も目標になります。で、

柴胡に黄芩、それに半夏

もお約束のトリオでしたね。

桂皮。これは気を散ずる薬でした。リーズナブルですね。前述の柴胡桂枝乾姜湯にも入ってました。

そして茯苓。利水薬です。というわけで五苓散に入っています。しかし、ここでは鎮静効果、精神安定効果のほうで覚えます。茯苓は精神症状に効く利水薬、という他の利水薬から差別化する特別のプロパティを持ってるんです。

人参、大棗、生姜は、「隠し味」でした。脾胃に作用します。あ、通常、大棗、生姜とくれば甘草が加わっていることが多いですが、なぜか柴胡加竜骨牡蛎湯には甘草が入っていません。一説によると生薬の数が多すぎて、「なんか1個減らしとけ」的に減らされたといいますが、ほんまかな。

最後に大黄。これは瀉下する効果だけでなく、「冷す」効果もあります(大柴胡湯にも入っていましたね)。実証向けの薬にしか基本入っていません。なので柴胡加竜骨牡蛎湯に入っているのも道理です。

ただし、柴胡加竜骨牡蛎湯の場合、ツムラのには大黄が入っていません。通常、メーカーによる生薬の違いはないか、あってもわずかなことが多いですが、これは要注意なポイントかもしれません。

たくさん生薬が入っているようですが、こうやって生薬から「分割して」アプローチすると理にかなってるなあ、と覚えやすいです。

⑭ 半夏瀉心湯

瀉心湯、というのは脾胃に働く薬です。半夏瀉心湯は吐き気と心窩部のつかえた感じ、心下痞硬に使うのです。心窩部のつかえを取る薬なので「瀉心湯」と覚えるとイメージしやすい。半夏瀉心湯は、瀉心湯の中でも最重要で有名な漢方薬です。出典は『傷寒論』および『金匱要略』です。

生薬は、

JCOPY 498-06926

129

　　　　ハンゲ（半夏）
　　　　オウゴン（黄芩）
　　　　オウレン（黄連）
　　　　カンゾウ（甘草）
　　　　カンキョウ（乾姜）
　　　　ニンジン（人参）
　　　　タイソウ（大棗）

　からなっています。
　半夏瀉心湯なので半夏が入ってるのは当たり前ですね。半夏は「乾かす」薬なのでここでは胃内停水のある湿った消化器に作用すると理解します。
　あと、瀉心湯は基本的には

　　黄連
　　と
　　黄芩

　の 2 つが入っています。黄芩は柴胡と組むと柴胡剤、黄連と組むと瀉心湯、と覚えるとわかりやすいです。黄連と黄芩は腹部の熱を冷ます薬です。それぞれ、次の「黄連解毒湯」で説明します。
　乾姜、人参、甘草、大棗は調整する「隠し味」とざっくり覚えたほうが理解しやすいです。どれも消化器関係、脾胃に作用する薬なのでイメージはしやすいです。乾姜や人参は体を温める薬ですから、半夏瀉心湯は「暖めながら、冷ます」という一見、不思議な薬です。**モミジオロシ**みたいなものでしょうか（大根で冷やして、唐辛子で温める）。
　半夏瀉心湯はいろんなとこで使えますが、とくに「よいな」と個人的に思っているのはカンピロバクター腸炎です。鶏肉を食べて発症することが多いカンピロバクター。カンピロバクターという細菌はマクロライドで死に、よく使うキノロンのような抗菌薬は耐性のことが多いです。
　ところが、マクロライドそのものも下痢の原因になるのです。なので、「菌は死ぬけれども病気は治らない」というヘンテコな

状態を作ることがあります。よほど熱が高くて、炎症が強くて、の場合には抗菌薬を使いますが、ぼくはカンピロバクター腸炎には基本抗菌薬を使わず、半夏瀉心湯などで治療します。

感染症の治療の場合、「菌を殺すことではなく、患者を治すことが目標である」というのが大原則です。これを忘れる医者は多いので問題なんです。

半夏瀉心湯はいわゆる「おなかがゴロゴロ」という西洋医学的には分類しがたい状態にも使えます。いわゆる「過敏性腸症候群」という下痢と便秘を繰り返すお腹の調子が悪い人にも使えます。胃の調子がどうも悪くて口内炎が出やすくて、という人にも試せます。この場合、患者の気分は落ち込んでいる人が多いです。

⓯ 黄連解毒湯

黄連解毒湯もよく使われています。実証タイプのイライラ、のぼせ、高血圧などの患者といえば黄連解毒湯。患者をイメージしやすい漢方薬は処方しやすい漢方薬だと思います。出典は『外台秘要（げだいひよう）』。これは唐の時代の処方集です。

黄連解毒湯は

> オウレン（黄連）
> オウゴン（黄芩）
> オウバク（黄柏）
> サンシシ（山梔子）

の4薬からなります。「黄」が連打しますが、これを覚えやすいと考えるか、覚えにくいと取るか。よくあるビギナー的な間違いですが、黄連解毒湯には「大黄」は入ってません。実証向きの薬なので、ついつい「入ってる」とか言われると信じてしまいそうになります。ちなみに『中医臨床のための方剤学』には便秘を伴った患者では大黄を加えてもよいとあります。

黄連と黄柏は「翼君と岬君」みたいな感じで、コンビとして用いることが多いです。どちらも炎症を抑える作用があるから、同じ方向を向いているのですね。逆に、炎症を抑える黄連とか黄柏と、「温める」附子や乾姜と組み合わせるのは「相殺的」で、

一般的にはよくありません。あと、黄連と黄芩は「瀉心湯類」でよく登場するのでしたね。こちらは翼くんと日向くんか？　いや、こっちは「黄芩のコンビ」ってことは岬くんがこっちなのか？　どうでもいいか。

　黄連はキンポウゲ科オウレン属の植物、その根から得られた生薬です。ネットで調べると白い花ですが、根っこを切ると黄色いのだそうです。

　黄芩はシソ科コガネバナの根から得た生薬です。コガネバナはネットで検索すると青い、シソのような小さな花ですが、やはり根っこを切ると黄色いのだそうです。

　黄柏はミカン科の植物で、「キハダ」のことです。木ですね。これは樹皮が黄色いのだそうで、その樹皮を乾燥させたのが黄柏です。

　というわけで、色が黄色い以外は特に共通点のない黄連、黄芩、黄柏ですが（まあ、ベルベリンという成分が共通していたりしていますが）、全てが「熱を冷ます」目的で、黄連解毒湯という漢方薬に集結しているのは興味深いと思います。清熱薬に分類されます。

　あ、ちなみに仲間はずれにされそうな山梔子ですが、これはクチナシの果実であり、やはり熱を冷ます作用がある清熱薬です。黄連解毒湯は薬理作用的にはとてもシンプルな構造なんですね。

　花輪壽彦先生は、『漢方診療のレッスン』の中で、「黄連解毒湯を皮膚疾患の第1選択剤と考えている」と述べています。皮膚が真っ赤っかになる炎症性疾患のとき、例えば赤みの強いアトピー性皮膚炎なんかには黄連解毒湯はしばしば用います。特に顔面の炎症の場合、ステロイドをあまり使いすぎるとステロイドそのものによる皮膚症が問題になります。とはいえ、ステロイドには強力な抗炎症作用があり、この力を無視してはいけません。サイクロスポリン、タクロリムスといった免疫抑制薬も難治性の皮膚炎症性疾患には用いることが可能です。

　石膏も同様に熱を抑える作用がありますが、石膏が「熱をとり、津液を保持する」のに対して、黄連は「熱をとり、乾かす」作用があるのだそうです（石膏に似ている「知母（ちも）」はさらに潤す作用、津液不足に使うのが特徴です）。カサカサの乾燥

つまずきから学ぶ漢方薬 ■

肌を伴う炎症には石膏が、グジュグジュした炎症には黄連が好まれるのかもしれません。

黄連解毒湯はしばしば二日酔いの治療に用います。五苓散も同じ目的で使いますが、黄連解毒湯は頭が熱くて重たい症状のとき、五苓散は口が乾いて顔がむくんで、のときに使います。これも生薬の薬理作用を考えれば納得ガッテン、ですね。

⑯ 半夏厚朴湯

　半夏厚朴湯も非常によく使われる漢方薬です。10 番台、重要薬揃い踏みです。漢方マニアでなくっても半夏厚朴湯は使っている医者は多いのではないでしょうか。

　俗にいう「ヒステリー球」には（西洋医学含め）唯一、と言っていい選択肢です。ぼくもよく使います。漢方的には、咽中炙臠（いんちゅうしゃれん）といいます。喉の中に炙った肉が張り付いているような感じ…っていかにも嫌な感じですね。出典は『金匱要略』です。

　あと、「呑気症」といって空気を飲み込んでお腹が張ったりゲップが出たりする方にも、半夏厚朴湯は用います。これなんか、西洋薬ではなかなか代替薬がありません。

　半夏厚朴湯は「メモの証」と呼ばれることがあります。診察室にたくさんのメモを携えてやってくる患者がいます。何月何日にどういう症状が起き、どこの病院に行って、こういう薬をもらい、その後何月何日にまた別の症状が…ととても詳しいノートです。現状把握にはとても役に立ちますが、ある意味そういう態度自身が「病んでいる」と思うこともあります。まあ、「いつから調子悪いんですか」「さあ、覚えてません」みたいなのも困るんですが。

　半夏厚朴湯はわりとシンプルな作りで、

> ハンゲ（半夏）
> コウボク（厚朴）
> ブクリョウ（茯苓）
> ソヨウ（蘇葉）
> ショウキョウ（生姜）

JCOPY 498-06926

133

の 5 つの生薬からなっています。

半夏と厚朴は名前のまんまなので OK ですね。

半夏はサトイモ科カラスビシャクの球茎でした。

厚朴はホオノキの樹皮。

半夏は咳痰を抑える薬でした。喉の症状に効きそうですね。これまでにも何度か出てきましたね。厚朴にも燥湿化痰作用があり、咳を止めたりしますが、健胃作用もあります。呼吸器にも消化器にも効くのは半夏と同じですね。

半夏＋厚朴＝胃の調子、嘔気、嘔吐、咳嗽

に効きます。

茯苓は水毒によく使う利水薬ですが、鎮静効果、精神安定効果もあるのでした。柴胡加竜骨牡蛎湯にも出てきましたね。茯苓は精神神経系の薬には渋く入っている名脇役です。よ、大滝秀治（あくまでイメージです）。

さらに蘇葉。これはそのまんましその葉っぱ。軽い発汗作用がある辛温解表薬ですが、半夏、厚朴と同じく鎮咳作用もあり、同時に神経性の咳や喉の違和感に効果があるといいます。しその葉っぱって偉いですね。

で、生姜は脾胃の薬の「隠し味」くらいにイメージすればできあがりです。

これも生薬からかなりイメージしやすい処方だと思います。生薬少ないし。

⓱ 五苓散

これもポピュラーな漢方薬で有名です。

利水剤の代表選手で、生薬のほとんどが利水作用のあるものでできています。水回りが悪く、口渇（これ大事！）と尿不利（尿がでにくいという意味、これ大事！）、胃内停水（これも大事！）のある患者で、あとは水回りの悪さからくる（とイメージしてください）めまいとか頭痛とかに使います。原典は『傷寒論』、『金匱要略』。

五苓散は「水回り」をよくする薬です。水回りをよくする、というのは訳がわからない言い方ですが、こういう表現が一番適

切な言い方かなあ、と思います。

西洋医学だと、水は「入れる」か、「抜く」か、というわりとシンプルな考え方をします。点滴で水を入れ、利尿薬でおしっこから水分を出します。前者は脱水患者に、後者はたとえば心不全で心臓が水でいっぱいになっている患者とかに使います。

ところが、人間の体内の「水」はそんなに便利にはできていません。人体の70％は水でできていますが、総量で「足りている」「多すぎる」「少なすぎる」というだけでなく、身体各所での、分配の度合いも大事なんです。

一番、わかりやすい例は、お酒を飲んだ時かな。

お酒を飲んだ翌日、しばしば体はむくんでいます。顔や手足がいつもより腫れています。ところが、口の中は乾燥していて、喉が渇きます。これは水が「多すぎる」状態でもなく「少なすぎる」状態でもありません。バランスが悪いんです。

そういう水のバランスを調節するのが五苓散のような「水回りをよくする」薬です。むくんだところの水を動かし、乾いたところを潤します。そういえば、五苓散は二日酔いの予防や治療にもよく用いられます。

で、この五苓散は子どもの嘔吐・下痢にはけっこうよく効きます。「プロ」の漢方専門家は自前で五苓散の注腸療法や坐薬を作っておいでのようですが、普通の外来の医者はそこまでできませんから、エキス剤を飲んでもらいます。子どもは飲ませても吐いてしまうこともありますが、吐きと吐きの間に飲ませるとよいです。これは母乳やミルクもそうですし、他の水分、あるいは他の食べ物（リンゴのすったのや、パン・お米のおかゆ、カボチャなどを煮たもの）がお薦めです。

のぼせぎみの頭痛（熱を伴う頭痛、かつ口が乾く）にもよく使えます。これも「水が頭に詰まって出て行かない、それで痛い」とイメージすればわかりやすいでしょう。「雨が降る前の頭痛」に効く、ともいいますが、これも水関係の効能といえましょう。

五苓散は、

タクシャ（沢瀉）
ビャクジュツ（白朮）

チョレイ（猪苓）

ブクリョウ（茯苓）

ケイヒ（桂皮）

の5つの生薬からなります。桂皮以外はすべて利水薬です。
利水薬に気を巡らす桂皮を混ぜて、利水効果を高めています。
茯苓についてはすでに説明しました。

沢瀉はオモダカ科の植物の根茎です。

猪苓はサルノコシカケ科のキノコです。茯苓もやはり、サル
ノコシカケ科の「キノコ」です。猪苓は強い利水作用を示し、茯
苓は他の利水薬と併用することで利水作用を発揮します。

朮はキク科オケラ属の植物の根茎。

朮には白朮と蒼朮があります。白朮の原植物はオケラ（*Atrac-
tylodes japonica*）など、蒼朮はホソバオケラ（*A. chinensis*）で
す。白は日の丸のイメージ、青はブルース・リーのブルーで中国（ホ
ントは香港ですが）で覚えられますか？　白朮と蒼朮を区別し
た記載が出てきたのは明の時代からだそうで、それ以前は単に
「朮」と呼んでいたそうです。『傷寒論』の「朮」も白朮説と蒼
朮説があるのだそうです。両者の薬理作用も若干は違うような
のですが、ビギナーにはレベルが高すぎる話と思いますので、
ここでは割愛します（テキストによっても記載が異なるので、
ぼくにはついていけません）。

⓲　桂枝加朮附湯

桂枝湯に蒼朮と附子を加えた薬です。ツムラにはありません
が、これに茯苓を加えた桂枝加苓朮附湯というのもあります
（クラシエの18番です）。「加」のあとに生薬を足していき、「去」
のあとに引き算する生薬を並べるのが漢方薬の呼称の基本です。
漢字が長ったらしくなるので一見ビビりますが。丁寧に「分割」
してみれば全然怖くありません。ほんとです。

出典は『吉益東洞方』です。古方派の薬なんですね。古方派
というと「昔に還れ」的な、まるで文化大革命のような進歩否
定派をイメージしそうになりますが、さにあらず。漢方薬は中
国三千年の歴史、なんて言いますが、実は歴史上少しずつバー

136

つまずきから学ぶ漢方薬 ■

ジョンアップしているのです。西洋医学とは異なる歴史を持ちますが、要は「程度問題」なので完全に無歴史のスタティックな状態で数千年続いたわけではありません。

桂枝湯は、

ケイヒ（桂皮）
シャクヤク（芍薬）
タイソウ（大棗）
カンゾウ（甘草）
ショウキョウ（生姜）

です。
これに、

ソウジュツ（蒼朮）

と

ブシ（附子）

が加わっています。

附子は狂言の「附子（ぶす）」に出てくる、あの附子。トリカブトの根っこでして、毒として有名です。狂言の附子は実は水飴（ニセモノ）でしたが、本物の附子は体を温め、かつ痛みを取る作用があります。

蒼朮は五苓散に入っている利水薬でした。利水薬をかませると浮腫を伴う痛みに効くのでした。十味敗毒湯のときやりましたね。

全体としては、温めて痛みを取るって感じの薬です。

桂枝湯証に加え、冷えやむくみを伴う手足、関節の疼痛などに使います。患者が冷えて弱々しい、という前提が必要です。そういえば、桂枝湯も虚証の薬でした。

⑲ 小青竜湯

これは有名な薬ですね。鼻水、鼻炎の薬です。

ただし、水鼻がポイントでして、膿性鼻汁にはあまり向いていません。出典は『傷寒論』および『金匱要略』。

JCOPY 498-06926

137

風邪の患者をただ「風邪」としてしまうと、外来診療が単調になってしまいます。これだとPL出して終わり、です。「どんな」風邪か、を吟味すると外来診療にふくらみが生まれます。ていうか、最近では総合感冒薬ですら、症状に応じてバリエーションがあるじゃないですか。「あなたの風邪には○○」。鼻、のど、熱に分けて美人の女優さんが一番いい（？）総合感冒薬を選んでくれます。医者だって、これくらいしなきゃ。

　水っぽい鼻水が主体の風邪、鼻ぐずぐず、だらだらの場合に使う漢方薬は、何と言っても小青竜湯です。気管支喘息やアレルギー性鼻炎にも使えると教科書にはありますが、ぼくは、こうした病気にはどちらかというとステロイドや抗ヒスタミン薬といった西洋の薬をよく使います。喘息に関しては、たとえ漢方薬を使うにしても他のものを選ぶ可能性が高いでしょうか。五虎湯（後述）とか。

　「普通の外来」で小青竜湯を使うのであれば、基本的には「鼻風邪」、くしゃみ、鼻水です。

　小青竜湯は、8つの生薬からできています。

> マオウ（麻黄）
> ケイヒ（桂皮）
> シャクヤク（芍薬）
> ハンゲ（半夏）
> サイシン（細辛）
> カンゾウ（甘草）
> カンキョウ（乾姜）
> ゴミシ（五味子）

　さあ、生薬も同じものが繰り返されるので慣れてきましたね。最初は漢方薬の名前だけであっぷあっぷ。生薬まで覚えられるかい！　って感じだったのですが、よく見ると生薬は似たようなものの繰り返しで、ちょこっと部分だけ別のものに置換されているのです。まるで、ライダーマンの腕みたいです…ってわかんないですよね。

　とはいえ、小青竜湯は生薬が8つも入っています。多いですね。麻黄、桂皮、芍薬、甘草…ここまでは麻黄湯や桂枝湯に似ていますが、そこから4つ新手が出ています。

138

つまずきから学ぶ漢方薬 ■

　小青竜湯も、基本は麻黄と桂皮。体を温める薬です。麻黄と芍薬は咳を抑える作用があります。

　あと、半夏。これは咳を抑える薬ですが、乾かす薬でもありました。水溶にぴったりです。

　細辛も入っています。細辛はウスバサイシンの根でして、咳をおさえたり、鼻閉を治したりします。細辛も温める薬です。辛温解表薬。

　乾姜もあっためる方でしたね。生姜を蒸して乾かしたものです。生姜よりも温め作用が強いのでした。

　ぼくは「生のエビ」にアレルギーがあり、食べるとたいへんなことになります。手についても発疹が出るので、海老フライやエビチリを作るときは手袋（実際にはビニール袋で代用してますが）が必要になります。でも、火を通したエビは大丈夫。食べてもなんともありません。

　火を通すと成分が変わるものってあるようです。例えば、生姜には辛み成分の gingerols がありますが、加熱すると shogaols に変化するそうです。このような作用で、薬理作用が変化するのかもしれません。

　甘草は脾胃に作用し、他の生薬の調和作用があります。

　さらに、五味子。これらも咳と痰に効きます。鎮咳去痰薬。五味子はチョウセンゴミシという植物の果実です。

　麻黄が入っているので、心臓が悪い患者とかには、麻黄のないよりマイルドな苓甘姜味辛夏仁湯を使います。

JCOPY 498-06926

139

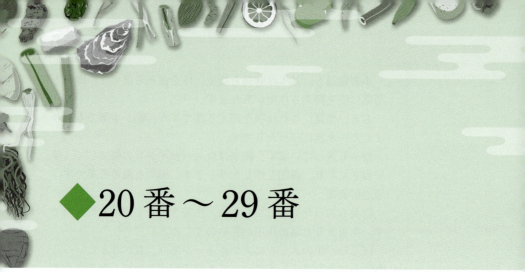

◆20番～29番

⓴ 防已黄耆湯

　20番台まできました。聞くところによると漢方ビギナーはまず20のエキス剤を覚えるところから始めたほうが良い、というアドバイスがあります。ここまでくれば、外来でいろんな患者に「使ってみる」ことができそうです。

　防已黄耆湯は肥満の薬として有名です。もうひとつ肥満の薬として防風通聖散がありますが、前者が水太り、後者が筋肉・脂肪太りの患者用です。出典は『金匱要略』です。

　防已黄耆湯は6つの生薬からなる比較的シンプルな薬です。

　　　　オウギ（黄耆）
　　　　ボウイ（防已）
　　　　ビャクジュツ（白朮）
　　　　タイソウ（大棗）
　　　　カンゾウ（甘草）
　　　　ショウキョウ（生姜）

　防已黄耆湯は水の流れを良くする薬です。ちょっと、五苓散に似ていますね。むくみがある、水太りの患者などによく使います。西洋薬の利尿薬は強すぎて時に腎臓に毒だったりするので、マイルドな治療に役に立ちます。変形性膝関節症のある高齢者で、膝の周りが腫れている感じのときなども、使える薬です。これも、西洋薬の利尿薬だと効き過ぎてしまって高齢者だ

つまずきから学ぶ漢方薬 ■

と腎臓を悪くしかねません。

防已黄耆湯はその名の通り、なんといっても「防已」と「黄耆」が重要です。

防已とはなにか。これは、ツヅラフジ科の植物の根から得られた生薬です。これも水回りを良くする薬です。

黄耆も「黄」が付いているわかりにくい薬ですが、超重要でいろんな漢方薬に入っています。マメ科植物の根で、フラボノイドやサポニンが入っている生薬です。人参（やはりサポニン入ってる！）同様、強壮作用があり、気の産生を高めます。また、止汗、利尿といった利水薬的な作用ももつ薬であり、基本的に汗をかいている患者によく使います。また、血圧降下作用や疼痛効果もあります。なんか「なんでもあり」って感じですね。

防已と黄耆のコンビで、体表にある湿を取り除く、すなわち浮腫の治療効果があります。転じて、水太りに使えるというわけです。

防已＋黄耆＝浮腫に効く

白朮は五苓散にも入っていた重要な利水薬でした。蒼朮と違い、汗を止める効果があるのでした（黄耆と同じ！）。防已黄耆湯は水太りで汗かきな人によく効くのです。なんとなくア○バあたりでよく見るでしょ（失礼！）。

あとは、大棗、甘草、生姜は脾胃に作用する「隠し味」ってことで。甘草は防已の強い作用を緩和する能力があるのだとか。

㉑ 小半夏加茯苓湯

小半夏湯に茯苓が入ったもの。小がつけば大、ということで大半夏湯もあるそうですが、大半夏湯のほうはエキス剤にはありません。

小半夏加茯苓湯はむっちゃシンプルな作りです。出典は『金匱要略』。

ハンゲ（半夏）
ブクリョウ（茯苓）

JCOPY 498-06926

141

ショウキョウ（生姜）

　これだけです。半夏が乾かす薬、茯苓が利水薬、で胃内停水などの水毒に使います。生姜は脾胃に作用。

　具体的には妊娠悪阻によく使われる、というのが特徴です。裏寒虚証です。水毒に関連しためまい、口渇、尿不利も特徴的ですが、こういうのは五苓散がよりポピュラーなので、ビギナーは

妊娠悪阻

　一本で覚えたほうが、理解しやすいかもしれません。しかしあれですね。半夏厚朴湯は小半夏加茯苓湯に厚朴と蘇葉を加えた薬だってことが今に至ってわかります。それと、茯苓ってなかなか抑えが効く所にいつも置いてあるって気がしませんか。

㉒　消風散

　消風散は風を消す薬というわけです。

　漢方における「風（ふう）」とは、外界にある6つの気候変化（六気）の一つでした、ご記憶でしょうか。六気とは風・寒・暑・湿・燥・火（あるいは熱）で、その気候変化が異常になって病気の原因となる場合は「六淫」、あるいは「六邪」と呼びます。「風」の邪は「風邪」（ふうじゃ）です。

　具体的には、消風散は「分泌物の多い、痂皮傾向のある皮疹」につかうと教科書にはあり、これがポイントになります。具体的ですね。膨疹（蕁麻疹）にも使えます。出典は『外科正宗』という明の教科書です。明は清の前の中国ですから、比較的新しいってことですね。新しい薬は生薬が多い傾向があります。足していくからでしょうか。

　そんなわけで（？）、消風散で使われている生薬はたくさんあり、

セッコウ（石膏）
ジオウ（地黄）
トウキ（当帰）

142

ソウジュツ（蒼朮）

ボウフウ（防風）

モクツウ（木通）

チモ（知母）

カンゾウ（甘草）

クジン（苦参）

ケイガイ（荊芥）

ゴボウシ（牛蒡子）

ゴマ（胡麻）

センタイ（蝉退）

　13 もあります。まあ、10 個以上になると普通は覚える気を
なくしますよね。

　このうち、**荊芥と防風は去風薬**と呼ばれ、皮膚の病変を取り去
る薬です。だからなのか、皮疹の炎症に効く漢方薬によく入っ
ています。5 番の「十味敗毒湯」…膿の出る皮膚病の薬、にも
入っていましたね。

　それから、石膏は鉱物系の冷やす薬です。これもカッカした
皮疹に使う、で理解できます。

　知母はユリ科の植物の根茎で、こちらも冷やす薬です。石膏
も知母も潤す効果があったので、乾いた皮膚の炎症には使いや
すいのでした。

　地黄と当帰は血虚の薬、で足りなくなった血を補う、補血薬
です。皮膚に炎症が起きると熱で血流が悪くなり、血を補わね
ばならないと言われます。なので、皮膚の炎症に使う薬にはた
いてい補血薬が入っています。地黄も当帰も四物湯に入ってい
ます。四物湯に入っている薬はすべて血虚の薬です。

　当帰はセリ科の植物の根でしたね。たくさんの薬に入ってい
まして、補血、駆瘀血の効果があります。また、鎮静効果もあ
り、精神神経系の病気にも使えます。利水薬では茯苓がこんな
感じでしたね。

　蒼朮は利水薬でした。水毒の薬で、分泌物を抑えます。甘草
は脇役的なイメージで理解してください。

　で、残るは木通、苦参、牛蒡子、胡麻、蝉退です。うーん、こ
いつらがわかりにくい。

143

まずはわかりやすいところで胡麻。胡麻はゴマですね。これも地黄のように血虚の薬です。エキス剤では消風散くらいにしか入っていません。

　次に木通。これはアケビ科の植物の茎です。Wikipedia で知りましたが、アケビも漢字で「木通」って書くんですね。「アケビ」と読ませるそうです。玄人と書いて「プロ」と読ませるような（違うか）。ちょっと茄子に似たような不思議な果実ですね。これは水に作用する薬で、蒼朮同様、分泌物を抑えるのに作用します。これは五淋散や通導散、竜胆瀉肝湯、当帰四逆加呉茱萸生姜湯などいろいろな漢方薬に入っていますから、あとで出てきます。

　牛蒡子。これは熱を冷ます薬です。辛涼解表薬。あの「ゴボウ」の果実です。当然ゴボウにだって果実はあるんですね。これは柴胡清肝湯（後述）にも入っています。

　ネット情報ですが（要確認）、牛蒡子だけを煎じた薬は乳腺炎に効くそうです。そういえばキャベツの葉っぱを乳首に貼ると乳腺炎に効く、と助産師さんに教えてもらったことがあります。これは海外でも知られた民間療法だそうで、PubMed で探すと家庭医向けの雑誌に論文がありました（アブストラクトしか見てませんが…Amir L. Cool cabbages for hot breasts. Aust Fam Physician. 1991; 20: 1675）。

　話がずれました。次に苦参。これは何でも凍らしちゃう彼ですね。そりゃクザンだ。

　苦参は熱を冷ます薬です。清熱薬。なんだ、やっぱクザンで覚えればいいんじゃん。マメ科の植物の根です。また、かゆみ止めの作用でも有名で、教科書には疥癬やトリコモナスにも効果があると書かれています（びっくりです）。

　苦参が入っている漢方薬も多くありませんが、有名なのに三物黄芩湯があります。これは、

オウゴン（黄芩）

クジン（苦参）

ジオウ（地黄）

　だけからなるシンプルな薬で、手足のほてりなどに使う薬です。やはり地黄が補血薬として入っています。ここでも苦参は

つまずきから学ぶ漢方薬 ■

冷やす目的で入ってます。

　生薬の苦参はクジンと読みますが、これで「クララ」とも読ませるそうです。根を噛むとクラクラするくらい苦いから（Wikipediaより）、というウソみたいな語源ですが、なるほど苦いから苦参と書くのか、とイメージすれば覚えやすいですね。同じ理由で眩草とも書くそうです（やはり「クララ」と読むのだとか）。

　最後に蝉退。センタイといってもゴレンジャーではなく（ふるっ！）、これはマジでセミの抜け殻です。そんなのも生薬なんですね。どうやって集めてんでしょ。これは体表の風邪（ふうじゃ）を追い出すための薬で、辛涼解表薬です。これが入ってるのも消風散くらいです。

㉓　当帰芍薬散

　これはもうとても有名な薬です。イメージとしては、女性の患者に出す薬、婦人科で出る薬、でしょうか。桂枝茯苓丸、加味逍遙散と並ぶ、「女性のための薬ベスト3」です。出典は『金匱要略』です。

> シャクヤク（芍薬）
> センキュウ（川芎）
> トウキ（当帰）
> ビャクジュツ（白朮）
> タクシャ（沢瀉）
> ブクリョウ（茯苓）

　3つが「血」に関する薬の基本形、四物湯とかぶっています（芍薬、川芎、当帰）。

　残りの3つは、白朮、沢瀉、茯苓と利水薬です。こっちは利水剤の基本、五苓散とかぶっています。

　というわけで、当帰芍薬散は補血薬と駆瘀血薬3つ、利水薬3つの6つというわりとシンプルな作りなんです。

　どんな患者に使うか。もちろん、「血虚」には使います。あと、冷え性、お腹の調子が悪い、といった「ひえひえ」「なよなよ」な若い女性に出すことが多いです。虚証の血虚、瘀血、水毒状

JCOPY 498-06926

145

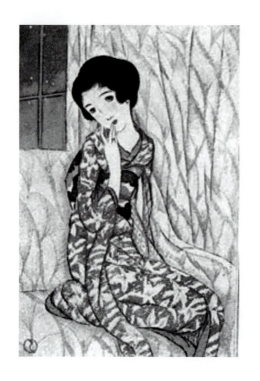

態です。華奢なタイプの女性が冷え性で来た時など。脚がむくんでいることもあります。

　このような「証」は日本人に多いという説もありますが、最近は良くも悪くも減り気味…という意見もあります。男性で当帰芍薬散証が増えてきた…という意見も聞いたことがあります。なんとなく、納得。

　あと、月経痛にもよく使えます。これは、芍薬が腹痛に効くことから理解できます。

　家庭医の守屋章成先生は「当帰芍薬散証」の患者のロールプレイがとても上手で、『直伝！Dr. 守屋の素人独学漢方』（ケアネット）というDVDでその演技を見ることができます。本当によく患者を観察しているなあ、と感心します。花輪壽彦先生によると、当帰芍薬散証の女性は竹久夢二の絵に出てくる感じなんだそうです。白くてなよなよしていて、顔がぽっちゃりむくんでいる。ご存じない方は、ネットで検索すればすぐわかります。

　こんな感じ？

❷❹ 加味逍遙散

　加味逍遙散も女性によくだされる、「女性に出すベスト3」のひとつです。実はぼくの外来でも最も使っているのは加味逍遙散です（外来の特徴もあるでしょうが）。出典は『内科摘要』。男性更年期など男性に用いるやり方もあるそうです。ぼくはゲイの患者を診ることが多いのですが、今度使ってみようかなあ。

　加味逍遙散は10回繰り返して読み上げると噛むから…ではなく、「逍遙散」に牡丹皮と山梔子を加えた（加味した）からこう呼びます。

どちらかというと虚証の患者のイライラ、ヒステリーという
イメージです。上半身はカッカしていて熱っぽいこともありま
す。でも、全身としては冷え性です。

早口、他人のせいにする感じ、帰る直前に「そうそう、そう
言えば先生」「あれ、先生、それ言わなかったですっけ」（ドアノ
ブコメント）が多いという感じ。当帰芍薬散が、「少し元気出し
てくださいね」と持ち上げる感じなら、加味逍遙散は「まあま
あ」と抑える感じです。当帰芍薬散がナヨナヨ、弱っちい感じ。
加味逍遙散は弱っちいんだけどシャカシャカ、クドクドと文句
が止まらない感じ（あくまでイメージです）。加味逍遙散も守屋
章成先生の「ロールプレイ」が絶妙で、とても参考になります
（ぜひケアネットでご覧ください）。

気逆と瘀血が特徴です。

冷えのぼせ（手足は冷えるのに頭はカッカしている）、あちこ
ちが痛い、自律神経過敏症状があります。肝の**血虚気滞**があり、
これが脾の機能を阻害する（肝脾不和）という状況がおき、そ
れに伴い熱、発汗、頭痛、めまいなどさまざまな症状が付随し
ます。あとででてくる桂枝茯苓丸も「女性に出すベスト3」の
一つですが、こっちのほうがずっと実証向けでそんなにあちこ
ち症状がとびません。そういえば、この「あちこち自由に徘徊
する」ことを逍遙というのです。坪内逍遙。

不定愁訴の多い女性に対するトランキライザー効果、という
感じでしょうか。

さて、加味逍遙散は生薬、多いです。

> サイコ（柴胡）
> トウキ（当帰）
> シャクヤク（芍薬）
> ビャクジュツ（白朮）
> ブクリョウ（茯苓）
> サンシシ（山梔子）
> ボタンピ（牡丹皮）
> ハッカ（薄荷）
> カンゾウ（甘草）
> ショウキョウ（生姜）

柴胡は「胸脇苦満」と言われる脇腹のつっかえる感じによく効くのでした。ただし、加味逍遙散では柴胡の量はそんなに多くありません。柴胡剤に特徴的な黄芩も併用されていません。また、少量の柴胡は自律神経の調整のために使われます。柴胡＝ psycho でした。あと、柴胡剤に多い黄芩との黄金コンビは本薬では解消されており、柴胡がスタンドアローンです。

　芍薬、当帰は補血薬の効果、さらには痛み止めの効果があります。また、芍薬は特にお腹の筋肉が緊張している状態によく効きます。というわけで、加味逍遙散を出す時はお腹の診察が大事になります。

　白朮と茯苓は利水薬、かつ茯苓の精神安定作用を期待します。当帰芍薬散の６つあるうち、「血の薬」２つ、「水の薬」２つ、の実に４つが加味逍遙散には入っています。当帰芍薬散と加味逍遙散は意外にかぶっている。加味逍遙散なのに「当帰」「芍薬」が入っているわけで、漢方ビギナーにはこういうのが「ややこしい」のですね。

　山梔子は黄連解毒湯にも入っていた「冷やす」薬です。加味逍遙散は冷え性の患者に使うことが多いのですが、五臓六腑の「心」は燃えてカッカしていると解釈します。なので心だけは冷やそうってんで山梔子を加えるんです。

　牡丹皮は次の「桂枝茯苓丸」やあとででてくる「大黄牡丹皮湯」にもでてくる瘀血を治す薬、駆瘀血薬です。その名の通り、ボタンの皮です。駆瘀血薬だけでなく、清熱作用もあります。まあ、血の流れを安定させることそのものが「鎮静」なのかもしれませんが（気血水のときの「頭に血が上る」の話を思い出してください）。これも山梔子同様、カッカしている心をなだめる薬なんです。

　薄荷。これはハッカですね。ペパーミントでして、冷す薬で、カッカ来ている体を冷やす効果があります。

　あとは甘草と生姜は「隠し味」ですね。**肝の血虚の状態で脾胃の調子も悪くなります。**これを改善するのが甘草や生姜というわけです。

㉕ 桂枝茯苓丸

　女性に出すベスト3の最後は桂枝茯苓丸です。ここ、番号並んでてまとめて勉強するのに便利ですね。出典は『金匱要略・婦人妊娠病第二十』。
　桂枝茯苓丸は

> ケイヒ（桂皮）
> ブクリョウ（茯苓）
> シャクヤク（芍薬）
> トウニン（桃仁）
> ボタンピ（牡丹皮）

の5つの生薬からなっています。加味逍遙散に比べるととてもシンプルですが、生薬はやはり結構かぶってますね。

> 桂皮
> 茯苓
> に
> 痛みを止める芍薬、駆瘀血薬の桃仁、牡丹皮、

というイメージで覚えやすいでしょう。
　桂枝茯苓丸は駆瘀血薬として有名で、瘀血の所見、舌のうっ血、下腹部の圧痛、瘀血圧痛点という腹診での典型的な所見を目標とします。冷えのぼせなど、頭はカッカして足は冷えて、という患者に使います。裏熱実証。当帰芍薬散や加味逍遙散は虚証の患者に使いますが、桂枝茯苓丸は（比較的）実証のカッカした感じの患者に使います。
　桃仁と牡丹皮は瘀血の薬として有名です。牡丹皮はすでに説明しました。
　桃仁は桃の種の中身です。梅で言うなら、「天神様」にあたる部分、かな。
　茯苓は利水作用があり、血が滞るのに伴う水の滞りに効果があります。桂枝は気を巡らせて血が滞るのに効果を持ちます。要するに、気血水すべてはつながっているのです。当帰芍薬散にも入っている芍薬も駆瘀血、補血、それから鎮痛作用を持ちます。

ところで、似たような薬に桃核承気湯というのがあります。
こちらは

> トウニン（桃仁）
> ケイヒ（桂皮）
> ダイオウ（大黄）
> カンゾウ（甘草）
> ボウショウ（芒硝）

　が入っています。やはり桃仁が入っていて瘀血の患者、冷え
のぼせのある実証の患者に使います。まあ、こちらは大黄と芒
硝が入っているので、便秘がちであればこちら、便秘がなけれ
ば桂枝茯苓丸って感じでしょうか。あと、Ｓ状結腸に擦過痛が
あると桃核承気湯を選ぶとも書かれています。
　あと、大黄牡丹皮湯というのもあり、こちらは

> トウニン（桃仁）
> ボタンピ（牡丹皮）
> ダイオウ（大黄）
> トウガシ（冬瓜子）
> ボウショウ（芒硝）

　とやはり似たような構造です。桃仁と牡丹皮は桂枝茯苓丸と、
桃仁と大黄、芒硝は桃核承気湯とおなじですね。こちらも瘀血
に効く薬です。桂皮は入ってないので、気を散らす作用、温め
る作用は弱く、冷えや精神症状がなければこっち、という感じ
でしょうか。あ、それと回盲部に圧痛があると大黄牡丹皮湯を
選ぶとあります。虫垂炎にも使えるという記載もありますが、
現代では抗菌薬や手術で治療するでしょう。いずれにしても、
左右の痛みで使い分けるってのも、ありかもしれません（本当
かな）。
　この３つ（あと、通導散も）がぼくにとってはわりとヤヤコ
チイです（あくまで個人の意見です）。

㉖　桂枝加竜骨牡蛎湯

　名前的に柴胡加竜骨牡蛎湯に似ています（遠目）。ただ、この

つまずきから学ぶ漢方薬 ■

くすりは構造的にはさほど柴胡加竜骨牡蛎湯的ではありません。
　どっちかというと、桂枝湯。漢方の基本処方の桂枝湯に竜骨と牡蛎を加えたものだ、という理解のほうが納得しやすいと思います。出典は『金匱要略』。

> ケイヒ（桂皮）
> シャクヤク（芍薬）
> ショウキョウ（生姜）
> タイソウ（大棗）
> カンゾウ（甘草）
> リュウコツ（竜骨）
> ボレイ（牡蛎）

　柴胡加竜骨牡蛎湯は、

> サイコ（柴胡）
> オウゴン（黄芩）
> ハンゲ（半夏）
> リュウコツ（竜骨）
> ボレイ（牡蛎）
> ケイヒ（桂皮）
> ブクリョウ（茯苓）
> ニンジン（人参）
> タイソウ（大棗）
> ショウキョウ（生姜）
> ダイオウ（大黄）

でしたからあまり似ていないのがわかります。
　柴胡加竜骨牡蛎湯が頭がカッカした、体温の高げなタイプに使うのに対して、こちらは桂枝湯を必要とするような虚証の不安や動悸に使います。柴胡加竜骨牡蛎湯がイライラタイプなのに対して、こちらは弱々しい感じの患者が不安、動悸、あるいは逆上したりしているイメージです。
　竜骨は鎮静作用、牡蛎には精神安定作用があるのでした。これに桂皮を加えると動悸を抑える作用があるのです。応用問題的に、子どもの夜尿症や夜泣き、大人のインポテンツにも効果があるそうです。大人の夜尿症や子どものインポに効くかは知

JCOPY 498-06926

151

りません。脱毛やフケ症にも使えるのだとか。

　柴胡加竜骨牡蛎湯も動悸に使いますが、実証向きなので、柴胡加竜骨牡蛎湯を使おうかな、でも虚証…だと桂枝加竜骨牡蛎湯となります。柴胡剤でないので、胸脇苦満も認めませんね。そこが柴胡桂枝乾姜湯との区別のポイントでしょうか。

　漢方薬は名前がややこしいので、似たような名前の薬は全部一緒に扱ってしまいがちです。気をつけましょう。

㉗　麻黄湯

　次々、重要な漢方薬が登場します、20 番台。インフルエンザに頻用される、冷えて、高熱、汗が出ない…の太陽病、表寒実証の代表薬です。すでに使用例をあげましたね。虚証で汗をかいていない場合が桂枝湯、麻黄湯ほど実証じゃない、桂枝湯ほどじゃない、の中間が葛根湯と覚えれば理解しやすいのでした。出典はもちろん『傷寒論』です。

　麻黄湯は、

> マオウ（麻黄）
> ケイヒ（桂皮）
> キョウニン（杏仁）
> カンゾウ（甘草）

の 4 薬からなるシンプルな薬です。

　麻黄はエフェドリンが入っており、桂皮と一緒に使うと発汗作用があります。汗をかいて暖かくして、すっきり…というのが麻黄湯を飲んだ後の印象です。

　杏仁は咳止め効果があります。アンズの種（のなか）ですね。

　甘草は隠し味的にイメージしてください。

　というわけで、ここはもうやったのでおしまい！

㉘　越婢加朮湯

　これも有名な漢方薬で、しかも小気味良い名前なので覚えやすいですね。えっぴかじゅつとう…タ行とパ行がピョンピョンしてます。ぼくってこういうとこから惹かれていくんです。だ

152

めですか？

　これは関節炎、関節痛の薬として有名です。熱い熱を持つ、表熱実証に使います。皮膚の炎症にも応用可能です。同じ関節痛に使うんでも、桂枝加朮附湯が冷えを伴う虚証の患者に使うのとは対照的です。あるいは防已黄耆湯とも虚実が異なります。

　こうやって「同じ症状」なんだけど「違う証」には違う漢方薬を出すのでした。構造主義〜

　また、浮腫や尿不利など水毒にも使います。口渇、尿不利と五苓散っぽい症状に加えて手足の熱感を伴う痛みを目指して治療します。出典は『金匱要略』です。

　生薬としては、

> セッコウ（石膏）
> マオウ（麻黄）
> ソウジュツ（蒼朮）
> タイソウ（大棗）
> カンゾウ（甘草）
> ショウキョウ（生姜）

です。まあまあシンプルです。

　石膏と麻黄は麻杏甘石湯でも使いますが、一緒に使って解熱止汗作用があります。麻黄と桂皮はコンビで発汗、麻黄と石膏は止汗なのでした。不思議ですね。炎症に伴う浮腫を取る作用があります。

　石膏＋麻黄　解熱、止汗

　蒼朮は水毒に用い、これも浮腫をとります。

　例によって、大棗、甘草、生姜は脾胃に作用する「隠し味」です。甘草は熱を冷まして痛みを取る効果もありますから、越婢加朮湯の中で合理的に作用します。

　それにしても、この名前。

　朮を加えるから加朮なのはわかります。越婢湯に朮を加えたから越婢加朮湯です。

　で、越婢ってなんですかね。

　越婢湯というのはネット情報を調べると諸説あるらしく、『傷寒論』の張仲景が越の国から得た薬だからだ、とか脾気を越

する（発散させる）から、とかいろいろ説があるそうです。脾の漢字が違うのはどうやねん、とかいろいろ考えちゃいますが。要するに、ビギナーが薬を理解するにはあまり役に立たない「諸説」ってことのようです。

❷⑨　麦門冬湯

　とてもポピュラーな薬です。漢方薬は、西洋薬がぱっとしない、あまり威力を発揮しない、というか間違ったダメダメな薬（PLとかフロモックスとか）が使われやすい呼吸器感染症に強いプレゼンスを発揮します（とぼくは思っています）。その風邪の中でもとくに多い症状である「咳」によく処方されます。とくに乾いた咳ですね。湿性咳嗽には別の漢方薬を使います。出典は『金匱要略』です。

　ときに、いわゆる「風邪」など呼吸器感染症の初診時にはぼくは麦門冬湯は使いません。別の漢方薬を処方することがほとんどです。そして、呼吸器感染症の諸症状の中で最も遷延しやすいのが咳でして、しばしばそれは数週間続きます。なので、患者さんにも「他の症状が良くなっても咳は割と続きますよ（抗生物質を出し直したりはしなくていいですよ）」と説明するのですが、その時処方することが多いのが麦門冬湯です。麦門冬湯はこのように初診時ではなく、ある程度他の症状が収まった状態で用いるのが良い漢方薬のようですし、それは呼吸器感染症全般の自然歴にもうまく合致しているように思います。

　あと、麦門冬湯、「大逆上気」といって気が逆上して咳き込む感じのときに使います。クループみたいな感じでしょうか。

> バクモンドウ（麦門冬）
> コウベイ（粳米）
> ハンゲ（半夏）
> ニンジン（人参）
> カンゾウ（甘草）
> タイソウ（大棗）

　さて、麦門冬湯というくらいですから、麦門冬が入っています。これはユリ科の植物の根っこで胃と肺の気を補い、津液を

補います（潤肺補陰薬）。肺を潤すのが麦門冬の薬効でして、よって肺は乾いている必要があります。要するに空咳が目標です。同様に空咳を伴う急性気管支炎や気管支喘息にも用いることができます。ぼくは喘息には（予防含め）西洋薬を用いることが多いですが。風邪には「アイタタ」な西洋薬ですが、やはりインヘーラー・ステロイドは強し。ただし、ステロイドやテオフィリン系は使いたくないって患者さんもいますから、そういうときは麦門冬湯の出番かもしれません。

　粳米はうるちまい、いわゆる玄米のことです。人参や麦門冬同様に、「潤す」効果があります（補気補陰薬）。

　あとは半夏。これは肺の気逆に効果があるのでした。あと、半夏には「大逆上気」を抑える降気作用があります。

　これに、人参、甘草、大棗といった脾胃に作用する「隠し味」が加わります。

　いずれにしても、麦門冬湯は津液を補うので乾いた空咳に有効です。粘稠の喀痰や、水っぱなに伴う後鼻漏には効果が期待できませんから、「咳ならなんでも麦門冬湯」はよくありません。漢方診療であっても症状の原因検索は大事ってことですね。

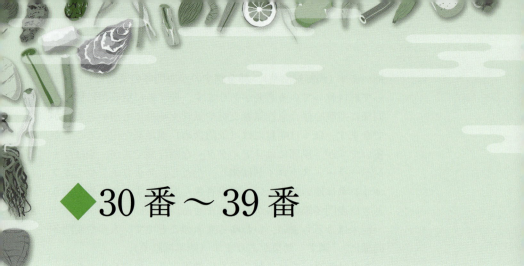

◆ 30番〜39番

㉚ 真武湯

　さ、30番台です。先はまだまだ長いですが、だいぶメジャーな薬も登場したことですし、めげずに頑張りましょう。
　真武湯って、変な名前ですね。元々は「玄武湯」という名前だったそうです。例の、白虎とかいう4人の神様の名前ですね。冷え性のめまい、立ちくらみに加え心悸亢進、腹痛、下痢を伴う患者によく使われます。出典は『傷寒論』です。少陰病の薬です。
　ふらつき、めまいで外来に来る人も多いです。
　ふらつき、めまいの原因は千差万別で、医者の総合力が問われます。心臓の病気、脳の病気、耳の病気、整形外科の病気、それに忘れてはいけないのが薬の副作用。血圧を下げる薬や、風邪薬（抗ヒスタミン薬）、睡眠薬や抗菌薬でも、ふらつき、めまいを起こすことは多いです。
　ぼくはまず、ふらつき、めまいの患者を見たら、心臓の病気、脳の病気という「命に関わる病気」じゃないかを確認し、つぎに「薬の副作用じゃないか」と思って疑わしい薬を中止します。多くの方は薬を止めるとすっきりと症状が改善しますし、不思議なことに、他の薬に入れ替えなくても元気なままの人も多いです。じゃ、最初の薬はなんだったんでしょうね。
　で、このようにいろいろなふらつき、めまいの原因を探しにいって、それでも原因がはっきりとわからない時があります。

つまずきから学ぶ漢方薬 ■

加えて、だるい、気力がない、疲れやすい、日中眠い、食欲がない、風邪をひきやすい、物事に驚きやすい、眼や声に力がない、おなかが弱い…こんな人いませんか。虚弱というか、エネルギーが足りないというか。こういう「虚証のめまい、ふらつき」には真武湯を使うことが多いです。

真武湯（30番）は、「小陰病」と分類される「証」に用いられます。具体的には、

①歩いていてフラッとする。あるいはクラっと。（フラッと）

②雲の上を歩いているみたいで、何となく足もとが心もとない。あるいは地にしっかりと足がついていないような感じがする。（雲の上）

③誰かと一緒に歩いていると、何で私に寄りかかるのか、と言われたりすることがある。（寄りかかり）

④直っすぐに歩いているつもりなのに横にそれそうになる。（斜行感）

⑤まっすぐに歩こうとするのに横にそれる。（斜行）

⑥坐っていたり、腰かけていて、ときにクラッとして地震かと思う。（地震感）

⑦眼前のものがサーッと横に走るように感じるめまいがある。（横行感）

（阿部勝利『増補版　外来診療における感染症と漢方』より）

どうですか。どれも患者がよく訴える言い方です。2とか4とか特に多いですね。で、原因を調べてみてもどうもわからない。西洋薬的には治療方法も思いつかない。こういうときに、真武湯を使うのです。

真武湯は

　　　　ブクリョウ（茯苓）
　　　　ビャクジュツ（白朮）あるいはソウジュツ（蒼朮）
　　　　ブシ（附子）
　　　　シャクヤク（芍薬）
　　　　ショウキョウ（生姜）

という5つの生薬が入っています。

特に大事なのは、茯苓と朮で、ともに利水薬ですね。水回りが悪くなるとめまいがする、という概念はわりと理解しやすく、

157

よって五苓散などもめまいに効くことがあります。真武湯証の患者が下痢を訴えることが多いのも、水が消化管にうっ滞するためだと説明されており、そういう意味でも利水薬の使用は合理的です。エキス剤によって白朮が入っている場合と、蒼朮が入っている場合があります。

附子はトリカブトで、「温める薬」の代表選手ですね。特に腎に作用するのが特徴とされます。八味地黄丸にも附子が入っていましたね。生姜も温める薬です。

真武湯証の患者では腹直筋の緊張が強い事が多く、その緊張を解き、腹痛を直すのに芍薬が役に立ちます。

のぼせがあるめまいには、真武湯よりもむしろ苓桂朮甘湯などのほうがよいようです。

❸ 呉茱萸湯

これも名前だけ見ると、なんの薬なのかイメージしづらい薬です。そもそも呉茱萸ってのが難しい。出典は『傷寒論』あるいは『金匱要略』です。

呉茱萸はミカン科の果実で、冷えに効く生薬です。ただし、これも漢字苦手な方への（ぼくみたいな）アドバイスとしては、「漢方薬はほとんどキヘンかクサカンムリで、それを取れば、あまり怖くない」ということ。中国の呉の国で採れる茱萸、だから呉茱萸。で、茱萸とは「グミ」のことだそうでグミ科の植物です。ミカン科の呉茱萸とは、実は関係ない。わかりにくい。そうそう、八味地黄丸で「山茱萸」てのが出てきましたね。あっちはミズキ科の植物。ますます混乱します。

呉茱萸は呉茱萸湯に入っているのはもちろん、当帰四逆加呉茱萸生姜湯にも入っています。このやたら長い名前の漢方薬に、ほら、呉茱萸が入ってる。あと、温経湯にも入っています。温経湯、見た目あったかそうなので、イメージしやすいでしょ（基本この本は8割、イメージからできています）。

呉茱萸の薬理作用は胃を温め、湿を除くとあります。陽気の足りないところを補う温補薬に属しますが、とくに胃の陽気不足に効果があります。これにやはり脾胃を補う大棗、人参、生姜なのでわかりやすいですね。

158

つまずきから学ぶ漢方薬 ■

　　　　　　ゴシュユ（呉茱萸）
　　　　　　タイソウ（大棗）
　　　　　　ニンジン（人参）
　　　　　　ショウキョウ（生姜）

　とシンプルな作りです。なんだ、脾胃に作用し、裏寒を取る
薬たちです。ですから、呉茱萸湯は嘔吐、悪心、腹部膨満感、胸
焼けなど消化器症状一般にも効果がありますが、この「胃の寒」
が上に上がって頭頂部から側頭部の頭痛、つばやよだれが出やす
いという上のほうにある症状にも効果を持ちます。若干イメ
ージしづらいですが、そういうことです。

㉜　人参湯

　30番台は冷え性の患者向け漢方薬が続きます。次いで、人参
湯。
　人参湯はつばが貯まる患者の胃腸の調子が悪い患者、冷えて
いる患者、顔色が悪い、元気がないなど裏寒虚証の諸症状に効
果を持ちます。五苓散が、口が乾いている消化器症状の患者に
使うのと対照的です。出典は『傷寒論』『金匱要略』です。理中
丸とか理中湯という別名を持ってます。
　人参湯は

　　　　　　ニンジン（人参）
　　　　　　ジュツ（朮）
　　　　　　カンゾウ（甘草）
　　　　　　カンキョウ（乾姜）

　とシンプルな作りです。朮には白朮と蒼朮があると申しまし
たが、人参湯の場合はコタローなど多くのメーカーで白朮、ツ
ムラなどわずかな数メーカーが蒼朮です。
　水毒に用いる朮が胃を乾かします。
　甘草も脾胃の虚証に働き、乾姜は裏を温めます。
　人参は野菜の人参ではなく、オタネニンジン、俗に「朝鮮人
参」とか「高麗人参」と呼ばれるものです。ちなみにチクセツ
ニンジンというものもありますが、こちらは薬効が若干低いら

`JCOPY` 498-06926

159

しい。さらに中国産のチクセツニンジンと日本産のチクセツニ
ンジンは別物という説もあり、そうでないという説もあり、ま
ことにややこしいです。

　人参は脾胃の元気を取り戻す作用があります。補気強壮薬。
生薬の説明は以上、おしまい。

　人参については、ぼくは特別な思い入れがあります。島根県
生まれですから。

　島根県には大根島があります。大根島は人参の特産地なので
す。

　小林秀雄の講演録音『小林秀雄講演第8巻』(新潮社) で聞き
かじったのですが、どうも大根島というのは、高価な人参を作
っているのを欺くために作られた地名なんだとか。Wikipedia
によると、人参を大根と呼び替えたという説とたこ島がなまっ
て「大根島」となったという説があるようです。

㉝　大黄牡丹皮湯

　前にでてきた「女性に処方するベスト3」の当帰芍薬散、加
味逍遙散、桂枝茯苓丸のうち、ケイシブクリョウガンとの鑑別
で（ぼくが個人的に）少し悩む薬です。他にも桃核承気湯。こ
こへ来て30番台も実証患者向けの漢方薬になります。出典は
『金匱要略』です。

　大黄牡丹皮湯はカッカしている、腹部緊満があり、便秘がち
な方に出します。回盲部に抵抗圧痛があるのも特徴です。右だ
と大黄牡丹皮湯、左だと桃核承気湯…かなあ。

トウニン（桃仁）
ボタンピ（牡丹皮）
ダイオウ（大黄）
トウガシ（冬瓜子）
ボウショウ（芒硝）

　からなっており、牡丹皮と大黄が入っているのは、名前から
して当たり前ですね。

　あと、瘀血に効く桃仁も入っています。

　大黄とともに瀉下作用のある芒硝が入っています。

つまずきから学ぶ漢方薬 ■

冬瓜子ですが、漢方ではトウガシと呼びます。ウリ科トウガンの種です。排膿薬に分類される、炎症や膿瘍の治療薬だそうです。

㉞ 白虎加人参湯

白虎湯という薬に人参を加えた、まあ名前の通りの薬です。

時に、この「白虎」とは何かというと、あれは神様の名前でしたね。中国の神話に出てくる方角を司る4つの神様です。東を青竜、西を白虎、南を朱雀、北を玄武（真武）といいます。そう、白虎湯は白虎から、小青竜湯の青龍、真武湯の真武もここから来ているのですね。朱雀湯というのもあるようですが、これは別名を十棗湯（じゅっそうとう）と言いまして、『傷寒論』を原典とする歴史のある薬です。

白虎湯は、生薬の石膏が白いためにこの名がついたんだそうです。出典は『傷寒論』および『金匱要略』です。

口が渇く患者に使う、としてイメージできるのはまず五苓散と白虎加人参湯です。逆に口がつばいっぱい、が人参湯でした。口が乾いているだけでなく、汗をかき、おしっこも多い。水関係の諸症状で、直感的には辻褄が合いませんが、そういうことです。また、熱を持ち、腹痛や腹直筋の緊張があり…みたいな症状があります。こういう患者とイメージします。

> セッコウ（石膏）
> チモ（知母）
> コウペイ、あるいはコウベイ（粳米）
> ニンジン（人参）
> カンゾウ（甘草）

です。知母と石膏には解熱と潤す作用があるのでした。津液が不足しているので理にかなっていますね。

石膏＋知母

のコンビは消風散にもありました。

粳米は麦門冬湯にも入っていた冷やす薬です。石膏が沈殿するのを防ぐ効果もあるのだとか。

161

人参は代謝機能を亢進させる、「元気が出る」薬です。

甘草は脾胃を守る薬ですが、やはり口渇を抑える効果もあるんだそうです。

阿部勝利先生によると、白虎加人参湯は高齢者の口腔乾燥症にも使えるそうです。また、やはり阿部先生によると、西洋には治療薬のない突発性発疹にも使えるそうです。突発性発疹はHHV-6というヘルペス属のウイルスによる感染症で特に子どもに多く、不機嫌な熱が下がった後、皮疹がばっと出て診断できます。熱だけの時は、「妙に機嫌が悪い」のと、のどに「永山斑」という皮疹を見つけることで診断が可能です。高い熱が出ていて、「突発性発疹らしいな」と思ったとき（安易に抗菌薬など出さず）白虎加人参湯などで治療するとよいでしょう。

あと、似たような名前の薬に五虎湯というのがあります。こちらは咳とか喘息、呼吸困難に用いる薬です。麻杏甘石湯に桑白皮を加えたもので、やはり石膏があるので「虎」の名前がついています（後述）。虎がなく、虎がなく、虎がないたら大変だ。わからない方は、ほっといてください。

❸❺ 四逆散

さあ、紛らわしい「四」がつく薬シリーズです。特に「四逆」がつく薬でも四逆散と四逆湯があるという、わざとじゃないかと思えるほどの紛らわしさです。

四肢に気が行き渡っていない状態を「四逆」というのだそうで、四逆散はその状態に対する薬なのです。生薬の数は4つからなりますが（四物湯みたいに）、「そっち」は関係ないんですね。でも、覚えやすいから

四逆散の生薬は4つ

> サイコ（柴胡）
> シャクヤク（芍薬）
> キジツ（枳実）
> カンゾウ（甘草）

と覚えてしまいましょう。

ちなみに四逆湯の生薬は冷え、虚証に用いる薬ですが、生薬

つまずきから学ぶ漢方薬 ■

は3つです。乾姜、附子、甘草からできてますので、こりゃ温
める薬ですね。四逆湯はエキス剤にないので、ビギナーは知ら
なくてもよい、とすら考えられますが、専門医試験の問題集に
はよく出てきます。要するに紛らわしいから引っかけ問題でよ
く出るのでしょう（すみません、ウソです）。

　四逆散は名前からは想像できませんが、柴胡が入ってます。
柴胡剤なんですね。だから、胸脇苦満が目標になりますし、芍
薬が入っていますから、腹皮拘急（お腹がつっぱった感じ）に
も使えます。四肢は気が足りないので冷えていますが、四逆湯
のような虚証ではなく、頭はカッカしてイライラな感じの内熱
表感に使います。出典は『傷寒論・少陰病』。

　**甘草は芍薬同様、四肢の緊張を緩める効果があります。これは
「芍薬甘草湯」のことを考えれば、当然ですね。**

　枳実も精神安定作用があります（理気薬、あるいは行気薬）。
これは柑橘類の果実です。未熟なのが枳実で、成熟すると後述
する枳穀となります。

　四逆散は漢方のトランキライザーとも呼ばれているそうで、
カッカしてるけど手足が冷えている人の神経症状、精神症状に
使うようです。ポイントは柴胡と枳実なんでしょうね。そこか
ら派生して、胆嚢炎や胆石にも効く、と書かれていますが、現
在ではそういう目的では使いづらいでしょう。

　四逆散証は少陰病に分類されているのですが、熱が体内にこ
もっているという誠にわかりにくい状況です。教科書によって
も書いてあることが異なりますし、手足の冷えのみならず、「ほ
てり」にも効果があるという記載があります（西本　隆. 異病同治
の方剤学　四逆散. 伝統医学. 2002; 3: p.8-10）。

❸❻　木防已湯

　木防已を使うから、木防已湯です。簡単ですね。木防已は日
本では防已と同じもの、と解釈されるそうで木防已（アオツヅ
ラフジ）の代わりに防已（オオツヅラフジ）が入っています。防
已黄耆湯の防已ですね。なお、防已の別名は漢防已です。ああ、
ヤヤコチイ。

　出典は『金匱要略』です。

JCOPY 498-06926

163

生薬は、

> ボウイ（防已）
> セッコウ（石膏）
> ケイヒ（桂皮）
> ニンジン（人参）

の4つです。とてもシンプルですね。

防已は利水薬で、桂皮は血管拡張作用を持ちます（ぽかぽか）。石膏は鎮静薬で人参は脾胃の気を補う薬ですね。西本隆先生の喩えがわかりやすいです。防已が利尿薬、石膏がβブロッカー的鎮静を目指し、桂皮が血管拡張、人参が強心薬と考えればよい、と。なるほど、「まんま、心不全の治療」ですね。

水に関係した病気、肺水腫や胸水に使います。心不全にも用います。心不全にはβブロッカーやACE阻害薬、利尿薬など西洋医学的な標準治療が確立していますが、こういった薬はしばしば副作用が多いことも問題です。高齢者の軽度の心不全で副作用が問題になる場合には木防已湯はよい選択かもしれません。ポリファーマシー対策にもなるし。

木防已湯は実証向けの薬ですが、ただし顔色が冴えないのも特徴、とされていますので区別はちと難しいです。

❸❼ 半夏白朮天麻湯

めまいに使うくすりシリーズのひとつ。虚証の患者のめまい、頭痛に使います。出典は『万病回春』です。

（万病回春に出てくる薬がたいていそうなように）生薬数は多くて、

> テンマ（天麻）
> ハンゲ（半夏）
> ビャクジュツ（白朮）
> チンピ（陳皮）
> ブクリョウ（茯苓）
> タクシャ（沢瀉）
> オウギ（黄耆）

つまずきから学ぶ漢方薬 ■

オウバク（黄柏）

バクガ（麦芽）

カンキョウ（乾姜）

ショウキョウ（生姜）

ニンジン（人参）

と 12 もあります。困りました。でも、よく見ると後述する
六君子湯がほとんど入っています（甘草以外）。

六君子湯

ハンゲ（半夏）

ビャクジュツ（白朮）

チンピ（陳皮）

ブクリョウ（茯苓）

タイソウ（大棗）

ショウキョウ（生姜）

ニンジン（人参）

カンゾウ（甘草）

　つまり、六君子湯から甘草と乾姜を抜いて、天麻、沢瀉、黄
耆、黄柏、麦芽の5つを加えると半夏白朮天麻湯です。六君子
湯は6という数字を使っているくせに実は使っている生薬の数
は8つ。そこから2つひいて、6つ加えれば12の生薬が入った
半夏白朮天麻湯です。
　このうち、半夏、白朮、天麻はよいですね。名前そのまんま
ですから。
　天麻とはラン科の植物オニノヤガラの根茎です。めまい、頭
痛の薬で「そのまんま、てんま」という感じです。半夏白朮天
麻湯くらいにしか登場しない生薬なので、ここでそのまんま覚
えてしまいます。
　半夏は湿を取り除き、上に上がった気を下ろす効果がありま
す。白朮は利水薬です。どちらも、めまいや頭痛に使うのはな
んとなくイメージできます。とくに天麻とのコンビで湿を除い
て頭痛やめまいに効きます。
　陳皮は柑橘類の皮です。これは理気で湿をとる生薬で、よく

JCOPY 498-06926

165

半夏とコンビになっています。

半夏＋陳皮＝燥湿、嘔吐などを治す

　さらに、茯苓、沢瀉といった五苓散にも使う利水薬も理解できます。真武湯もそうでしたが、利水薬は水の流れを良くしてめまいを治すのでした。当帰芍薬散の時と同じで猪苓は入ってません。なんか仲間はずれにされがちですね、猪苓。

　黄耆は防已黄耆湯の黄耆で、やはり止汗、利尿といった利水薬的な薬であり、血圧降下作用もありましたね。黄柏は熱を下げる薬（黄連解毒湯の生薬）。

　で、麦芽です。これはまさに麦芽で、大麦を乾燥させています。ビールとかウイスキーの原料です。ここは胃薬のように用いられている、と覚えると良いでしょう。実はこの生薬を用いているエキス剤も半夏白朮天麻湯くらいです。なぜでしょうね。

　大棗、生姜、人参。半夏白朮天麻湯はお腹の具合の悪い患者に用いることが多いので、脾胃に作用するこうした生薬は理にかなっています。半夏白朮天麻湯は「脾虚」の状態に用いる薬と考えられますので、脾胃を補うのが大切なのです。

　個人的には真武湯との区別がやや難しいですが、真武湯は附子が入っているので、こっちのほうが冷えがより強い患者用、めまいが強いほうが半夏白朮天麻湯、というイメージでしょうか。

㊳　当帰四逆加呉茱萸生姜湯

　最長の漢方薬です。何が？　名前が。漢字11文字ですよ、あなた。エキス剤では圧倒的な長さです。

　その割に覚えにくくはないのは、語感のよさ、リズムのよさゆえであるとぼくは思います。トウキ、でイントネーションがおり、シギャクカ、で上がり、ゴシュユ、で上がり、ショウキョウトウと続きます。リズム感抜群なので暗記が辛くありません…個人の感想です。

　当帰四逆加呉茱萸生姜湯は手足が冷えてあちこち痛む方の漢方薬です。裏寒虚証の薬です。そこから転じてしもやけや手足の動脈硬化、血行障害にも使います。二次性のレイノー症状と

166

つまずきから学ぶ漢方薬 ■

か。まあ、若干症状は改善しますが、動脈硬化そのものは漢方薬では治りませんから、禁煙指導やスタチン、降圧薬などが必須になります。原発性のレイノー症候群にはよく効くと思います。僕自身、寒冷条件ではレイノーがでるのですが、一過性なので今のところは漢方のお世話にはなっていません。同症状の患者さんで症状が続くときは当帰四逆加呉茱萸生姜湯を処方しています。

ちなみにこの「四逆」は四肢が冷えて温まらない状態、という意味です。四逆散ででてきましたね。

さて、生薬ですが、

> トウキ（当帰）
> ゴシュユ（呉茱萸）
> ショウキョウ（生姜）
> サイシン（細辛）
> ケイヒ（桂皮）
> シャクヤク（芍薬）
> モクツウ（木通）
> カンゾウ（甘草）
> タイソウ（大棗）

とけっこう多いです。

名前から察するに大事なのは当帰、呉茱萸、生姜ですね。呉茱萸は呉茱萸湯に出てきました。冷えと頭痛の治療薬でした。当帰は当帰芍薬散と同じで虚証の方の補血に使います。生姜も温める薬です。

細辛と桂皮は温める薬。

芍薬は当帰同様、血虚の薬。血の巡りを良くする薬。

次に木通。消風散の時に解説した「アケビ」です。これは清熱利の薬とされていますが、桂皮や細辛と併用すると血の巡りを良くする効果もあるのだそうです。

あとは甘草、大棗は脾を補いますが、当帰や芍薬の血を補う作用を高めてくれるのだそうです。

JCOPY 498-06926

167

❸❾ 苓桂朮甘湯

　これもめまい、ふらつき、動悸など「水毒」に関係した症状
に出す薬です。生薬も基本、水毒系、利水薬です。出典は『傷
寒論』と『金匱要略』です。

ブクリョウ（茯苓）
ケイヒ（桂皮）
ビャクジュツ（白朮）
カンゾウ（甘草）

　とシンプルです。茯苓と白朮が利水薬ですね。桂皮は気を巡
らせる。このへんは五苓散と同じ。五苓散から猪苓と沢瀉を抜
いて、甘草を加えると苓桂朮甘湯というわけ。しかも名前は「そ
のまんま」生薬の略ですから、覚えやすいっちゃ覚えやすいで
す。苓・桂・朮・甘・湯。

　苓桂朮甘湯は裏寒虚証の薬なので、脈は沈。甘草が入ってい
て、脾胃の虚に効果があります。裏寒虚証がない場合には（甘
草が入っていない）五苓散を使えるというわけです。あと口渇
は目標としません。五苓散は脈は浮で、基本口渇を目標としま
す（西本 隆. 五苓散と苓桂朮甘湯. 伝統医学. 2002; 5: 118-21）。

　真武湯はより冷えが強い患者で使います。なにしろ附子が入
ってますからね。

　なお、似たような名前の薬に苓姜朮甘湯がありますが、こち
らは腰の痛みや冷え、夜尿症、坐骨神経痛など下半身の症状に
使います。めまい、ふらつき、動悸を「上半身」の症状ととれ
ば、気道感染症に使う桂枝湯の「桂」が入った苓桂朮甘湯は上
半身の薬、苓姜朮甘湯は下半身の薬、とえげつなく覚えます。

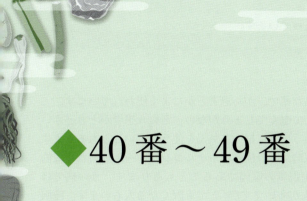

◆ 40 番〜 49 番

㊵ 猪苓湯

さ、40 番台です。
猪苓湯は尿道炎、腎炎の治療薬として有名です。生薬は

　　　　タクシャ（沢瀉）
　　　　チョレイ（猪苓）
　　　　ブクリョウ（茯苓）
　　　　アキョウ（阿膠）
　　　　カッセキ（滑石）

の 5 つからなります。出典は『傷寒論』および『金匱要略』です。
　猪苓湯っていうくらいだから、猪苓はよいですね。猪苓はなぜか敬遠されがちで利水薬の中で省かれることも多いですが、本薬には主役級で入っています。利水薬で腎の湿をとります。茯苓、沢瀉も同様の利水薬で、五苓散系です。
　阿膠は珍しい動物系の薬で牛や馬の皮からとったニカワです。補気、補血作用があります。膀胱などの炎症を抑えます。あとで出てくる炙甘草湯などにも入っています。止血作用もあります。ニカワだから血を止めるんです（あくまでイメージです）。
　滑石はケイ酸マグネシウムを含む鉱物で、鉱物のご多分に漏れず「冷やす」薬です。膀胱炎の炎症を抑える、でイメージしましょう。似たような薬である五淋散、防風通聖散（両方とも

後述）にも入っています。

❹ 補中益気湯

　非常に有名な薬で、がん患者とかによく使われています。

　昼から眠くて眠くてしょうがない、という患者がときどきいます。こういう患者に補中益気湯を使うとよいこともあります。ただし、睡眠時無呼吸症候群やナルコレプシーといった比較的珍しい病気が眠気の原因であることもあります。うつ病では「眠れない」人が多いですが、とても眠くなる人もいます。睡眠時無呼吸症候群、ナルコレプシーを疑う患者では専門医への紹介、治療が必要です。うつ病の場合は、やはり抗うつ薬を使う場合が多いです（漢方薬を「かます」ことは可能ですが）。自己免疫疾患や結核など炎症性疾患に伴う消耗にも効果があるそうです（西本 隆. 四君子湯から補中益気湯へ. 伝統医学. 2004; 3: 12-5）。

　あと、慢性疲労症候群という病気があります。これは原因も不明、治療法も不明の病気です。こういう人にはしばしば気を補う補中益気湯などを用います。ただし、慢性疲労症候群に対する治療効果はまちまちです。慢性疲労症候群はうつ病など他の疾患を合併することも多く、経過は長引き、なかなかやっかいな病気です。

　というわけで、補中益気湯は元気のない、裏寒虚証の薬です。夏バテや消耗状態にも用います。出典は『弁惑論』あるいは『脾胃論』。これは金四大家のひとり、李東垣の作です。

　生薬は 10 種類。てんこ盛りです。

オウギ（黄耆）
ビャクジュツ（白朮）
ニンジン（人参）
サイコ（柴胡）
トウキ（当帰）
ショウマ（升麻）
チンピ（陳皮）
タイソウ（大棗）
カンゾウ（甘草）

カンキョウ（乾姜）

　です。メーカーによっては白朮の代わりに蒼朮が入っています。白朮のほうが補気健脾作用、蒼朮のほうが湿を乾かす作用が強いそうです。補中益気湯の役割を考えると白朮のほうが理にかなっているかもしれません。

　白朮、人参、黄耆はいずれも脾の気を補い、元気を出してくれます。人参と黄耆の組み合わせを参耆剤といい、元気をだすコンビネーションです。

　　人参＋黄耆＝参耆剤…元気を出す。

　柴胡は psycho、気剤でした。当帰は活血作用。気と血は深く関連していて、どちらか片方を良くしたり、悪くしたり、ということは起きにくいのでした。

　そして升麻。これはキンポウゲ科の植物の根茎です。発汗解表を促す薬です。補中益気湯では「気をあげる」のが升麻の目標です。

　陳皮も理気の効果があるのでした。元気出せよ。

　大棗、甘草、乾姜は、やはり脾胃に作用する代表的な生薬でした。補中益気湯に入っているのは不思議はありませんね。

　十全大補湯、人参養栄湯との区別がよくわからずに悩んだことがありますが、補中益気湯は気虚の薬、これに血虚が加わると十全大補湯、咳や痰がある場合は陳皮や五味子の入った人参養栄湯という解釈もなりたつかもしれません（オーバーラップは多いとも思います）。まあ、補中益気湯も十全大補湯も人参養栄湯も四君子湯（すなわち次に出てくる六君子湯も）の構成成分である人参、白朮、甘草（補中益気湯にはありませんが茯苓も）が入っており、いずれも脾胃に作用する薬が多いのが特徴で、みんな似ているとも言えます。

四君子湯
四君子湯＋半夏・陳皮＝六君子湯
四君子湯－茯苓＋黄耆・柴胡・当帰・升麻・陳皮・大棗・
　乾姜＝補中益気湯
四君子湯＋四物湯＋黄耆・桂皮＝十全大補湯

十全大補湯−川芎＋遠志・五味子・陳皮＝人参養栄湯

わかりやすくなりました？　それともかえってわかりにくくなったかな…

❹③　六君子湯

あれ？　42番はどこにいった？　これは欠番になっています。

欠番はけっこうあって、ツムラだと4, 44, 49などは「縁起が悪い」という理由で欠番なんだそうです〔ブログ　kyupinの日記（精神科医の日記）〕による未確認情報　http://ameblo.jp/kyupin/entry-11883654576.html）。ちなみにクラシエは49番は出していて、加味帰脾湯です。ツムラだと137番になっています。不思議といえば不思議です。そういえば、13もなかったな。13や42も験を担いでいるんでしょうかね。

というわけでレパートリーが少ない40番台ですが、重要な薬ばかりです。六君子湯もその一つ。日本でとくに重宝する薬です。出典は『万病回春』など諸説あります。

「胃がもたれる」によく使います。お腹の調子が悪い人は、舌を見ると白く苔のようになっていることが多いです。漢方診療ではこれを「裏」の症状、まあ、内臓の調子が悪い状態を指しますが、六君子湯を使うような患者の舌を見るとこういう状態のことが多いです。六君子湯は虚弱なタイプによく効きます。抗うつ効果もあるようです。イライラしているタイプの胃腸炎には安中散など別の薬のほうがよいことが多いです。

もともとは落ち込んじゃった人（気虚）に出す薬、四君子湯がベースです。四君子湯は気を補う薬の代表なのです。

ニンジン（人参）
ビャクジュツ（白朮）*
ブクリョウ（茯苓）
カンゾウ（甘草）

人参湯そっくりですね。人参湯の乾姜を茯苓にすれば四君子湯。茯苓は利水薬ですが、精神にも作用して理気剤としての四

君子湯もよく理解できます。これに
　陳皮と半夏
を足しています。

> ニンジン（人参）
> ビャクジュツ（白朮）＊
> ブクリョウ（茯苓）
> カンゾウ（甘草）
> タイソウ（大棗）
> ショウキョウ（生姜）
> ハンゲ（半夏）
> チンピ（陳皮）

　　（＊：ただしツムラは蒼朮）

　ちなみにあとで出てくる四物湯は同じ4つの生薬からなっていますが、こちらは血虚の薬でした。で、四君子湯と四物湯を合わせると気虚と血虚に効く「八珍湯」という薬になります。これに黄耆と桂皮を合わせると、前述の通り十全大補湯になるわけです。もちろん気虚と血虚に効きます。

四君子湯＋四物湯＋黄耆、桂皮＝十全大補湯

　半夏と陳皮は一緒に飲むと胃の湿を乾かしてくれます。なので、お腹ポチャポチャの胃内停水に効くわけです。
　日本は湿気が多く、水分を多くとり過ぎになりがちで、そのため胃腸の調子が悪い人が多い。だから、六君子湯がよく使われます。逆に空気が乾燥した中国では六君子湯のニーズは少なく、四君子湯のシェアが大きいんだそうです。ぼくが北京の診療所で働いていたとき、ものすごく空気が乾燥していて肌カピカピだったことを思い出します（もっとも、中国は広いので多湿な南部の地域もありますから、過度の一般化はできないかもしれませんが）。

㊺　桂枝湯

　これは漢方薬の最も基本的な処方、「衆方の祖」と呼ばれています。40番台、すごいですね。出典はもちろん『傷寒論・太陽

病上篇』です。なにしろ傷寒論の、いの一番に出てくる漢方薬ですから。

せっかくなので原典も読んでみましょう。

　太陽の中風、陽浮にして陰弱、陽浮は熱自（おの）づから発し、陰弱は、汗自づから出（い）づ。嗇嗇（しょくしょく）として悪寒し、淅淅（せきせき）として 悪風し、翕翕（きゅうきゅう）として発熱し、鼻鳴（びめい）し、乾嘔（かんおう）する者は、桂枝湯之を主（つかさど）る。

　風邪のひきはじめって感じが出ていますね。悪寒があるけど汗をかいている、が特徴です。悪風（おふう）は風があたってゾクゾクする感じ、でした。

　すでに葛根湯のところでちょっと触れましたが、実証の麻黄湯、虚証の桂枝湯で、その中間に葛根湯が位置します。表寒虚症、太陽病という感染症の発症初期によわよわしく、汗をかくような患者に用います。弱った高齢者の風邪のひきはじめとかに使います。

> ケイヒ（桂皮）
> シャクヤク（芍薬）
> カンゾウ（甘草）
> タイソウ（大棗）
> ショウキョウ（生姜）

　桂枝湯というくらいですから、もともとはシナモンの枝、桂枝を用いていたのですが、現在では皮、桂皮を用います。発汗させるんだけど、麻黄湯ほどはさせすぎない。

　芍薬はこれまでにも何度も出てきました。立てば芍薬座れば牡丹歩く姿は百合の花…それは私のことよ…とか言わないでくださいね。で、芍薬で花は綺麗なのですが、漢方薬ではその根っこを生薬として使います。筋肉を緩めるのが有名で、こむら返りの芍薬甘草湯がよく知られていますが、血に滋養を与える補血薬としても使われ、こっちは当帰芍薬散で有名です。

　甘草、大棗、生姜のトリオはよいですね。基本的な組み合わせなのがわかります。

174

つまずきから学ぶ漢方薬 ■

㊻ 七物降下湯

　これは昭和の漢方医、大塚敬節の作です。高血圧の薬です。高血圧で眼底出血を起こして失明寸前だった大塚自身がこれを用いて治した、とご本人が著書で述べています。

> シャクヤク（芍薬）
> トウキ（当帰）
> ジオウ（地黄）
> センキュウ（川芎）
> オウギ（黄耆）
> オウバク（黄柏）
> チョウトウコウ（釣藤鈎）

　の7つからできていて、七物降下湯です。しちもつ、と読みます。ある落語家に教えていただきましたが、歌舞伎とか落語では7は「ナナ」と読むのはだめで、「シチ」と読まねばならないんだとか。忠臣蔵も「七段目」は「しちだんめ」、「七代目團十郎」、なんて呼ぶ時も、「ななだいめ」ではなく「しちだいめ」。ま、いいんですが。

　これは後に出てくる血虚の薬、四物湯に釣藤鈎と黄柏、黄耆を加えた薬です。大塚敬節によると、四物湯を用いたのは止血のため、黄柏は地黄が胃にもたれるため、黄耆は毛細血管拡張して血流を良くする、釣藤鈎は脳血管の痙攣を予防するから使った、と説明しています。釣藤鈎は次の釣藤散に使われていることで有名です。

㊼ 釣藤散

　釣藤鈎が入っていることで有名な漢方薬。名前はそのまんまですね。覚えやすくて助かります。

> チョウトウコウ（釣藤鈎）
> セッコウ（石膏）
> ボウフウ（防風）
> チンピ（陳皮）

JCOPY 498-06926

175

ハンゲ（半夏）

ブクリョウ（茯苓）

バクモンドウ（麦門冬）

ニンジン（人参）

カンゾウ（甘草）

ショウキョウ（生姜）

キクカ（菊花）

いや、前言撤回。案外生薬は多くて大変そうです。

　釣藤散は虚弱な人の高血圧や頭痛なんかによく使います。脾胃の弱った状態の人が過度なストレスでのぼせたり、ふらついたり、昏倒、意識変容が起きる…みたいなときに使えます。実証タイプの高血圧には、むしろ黄連解毒湯などを用います。頭痛の場合、腹部症状が強く出て頭痛では呉茱萸湯。雨や低気圧に関係した頭痛には五苓散、鼻閉などを伴う頭痛などには川芎茶調散などと使い分けます。患者さんを診たときに「どの漢方を使おうか」と考えながら繰り返し演習していって異なる漢方薬の使い分けを少しずつ習得していくのが現実的でしょう。

　釣藤散は抑肝散同様、子どもの疳の虫、ひきつけなどにも効くそうです。

　釣藤鈎は『傷寒論』『金匱要略』『神農本草経』には載っておらず、比較的新しい生薬です。宋の時代になって使用の記載があるとか。アカネ科のカキカズラで、まさにフックのようなひっかける形になっています。血圧を下げたり、興奮を収めたりする作用があります。よって後述の「抑肝散」にも入っています。そういえば、抑肝散もイライラ、怒りっぽいタイプの薬です。

　あとは冷ます石膏、防風。

　陳皮（柑橘類の皮）と半夏は脾胃に滞った水、「湿痰（しったん）」を取り除く、とされます（三浦於菟『[新装版] 実践漢薬学』）。陳皮と半夏のコンビネーション、これまでにも何度もでてきましたね。

　やはり精神状態に作用する茯苓。

　麦門冬は「心に潤いを与えてくれる」んだそうです。なるほどねえ。

　これに人参、甘草、生姜です。脾胃に作用し、気を補います。

つまずきから学ぶ漢方薬 ■

　菊花？　これはまさに菊の花です。肝の熱を冷まし、頭痛、目の痛み、めまいなどに効果があるようです。

❹❽　十全大補湯

　六君子湯のところで説明したように、四物湯という血虚の薬と四君子湯という気虚の薬を足して、さらに黄耆と桂皮を加えると
　十全大補湯
　になります。やせ衰えた衰弱患者に使えます。**気両血虚**の薬ってことです。黄耆も桂皮も理気薬ですね。出典は『和剤局方』です。

　　　オウギ（黄耆）
　　　ケイヒ（桂皮）
　　　ジオウ（地黄）
　　　シャクヤク（芍薬）
　　　センキュウ（川芎）
　　　トウキ（当帰）
　　　ニンジン（人参）
　　　ビャクジュツ（白朮）
　　　ブクリョウ（茯苓）
　　　カンゾウ（甘草）

　ちなみに十全大補湯から川芎を引き、遠志、五味子、陳皮を加えると、
　人参養栄湯
　になります。五味子などが入っていて、呼吸器症状を伴う気血両虚にはこちら、と言われています。

JCOPY 498-06926

177

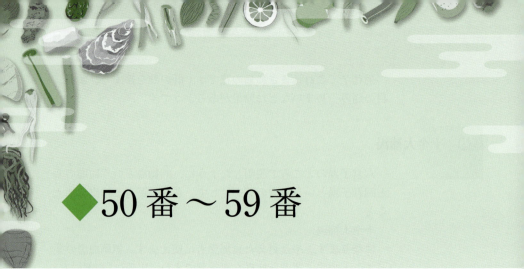

◆50番〜59番

㊿ 荊芥連翹湯

49は縁起が悪いので飛ばして、いよいよ50番台です。

まずは荊芥連翹湯。漢字が難しい。ただ、これは生薬の荊芥と連翹をくっつけただけなので、案外、単純なネーミングです。

この薬は筋肉質なのに痩せがたで皮膚の浅黒い「腺病質」の患者に用います。慢性扁桃炎、鼻炎、副鼻腔炎（蓄膿症）、皮膚炎、にきびなど慢性のねっちりした炎症に用います。出典は『一貫堂医学大綱』。一貫堂医学というのは明治、大正時代に活躍した森道伯が興した後世派の一派閥です。森道伯？　どっかで聞いたような。そう、スペイン風邪に漢方を活用した人物でした。

ネーミングは単純ですが、生薬は多いです。とても多いです。

　　　　　ケイガイ（荊芥）
　　　　　ボウフウ（防風）
　　　　　キキョウ（桔梗）
　　　　　カンゾウ（甘草）
　　　　　レンギョウ（連翹）
　　　　　オウゴン（黄芩）
　　　　　オウバク（黄柏）
　　　　　オウレン（黄連）
　　　　　サンシシ（山梔子）
　　　　　ジオウ（地黄）

> シャクヤク（芍薬）
> センキュウ（川芎）
> トウキ（当帰）
> サイコ（柴胡）
> キジツ（枳実）
> ビャクシ（白芷）
> ハッカ（薄荷）

うーん、なんとかしてくれって感じです。

さて、各生薬の説明です。

まずは荊芥と防風。これは十味敗毒湯や消風散に出てきました。荊芥はシソ科の植物です。これは体表の邪を取る効果があると言われ、よって皮膚の炎症性疾患にしばしば用いられます。防風も同様な作用があります。こちらはセリ科の植物です。そういえば、桔梗も甘草も十味敗毒湯に入ってました。これらも炎症を抑える薬です。

> ケイガイ（荊芥）
> ボウフウ（防風）
> キキョウ（桔梗）
> カンゾウ（甘草）

ここまでは十味敗毒湯と同じ。

さ、連翹です。これは漢字が難しい。フォントが小さいと読めない。もう老眼入ってるし、俺。

これはモクセイ科の果実で、熱を冷ます薬、排膿作用もあります。ぼくは昔インフルエンザの治療研究に銀翹解毒散というOTC薬を用いていましたが、これは銀翹散から作ったものです。金銀花と連翹を使っているから、銀翹散。

おっと、次の黄連、黄芩、黄柏、山梔子はそのまんま黄連解毒湯じゃん。

> オウゴン（黄芩）
> オウバク（黄柏）
> オウレン（黄連）
> サンシシ（山梔子）

つぎの地黄、芍薬、川芎、当帰は四物湯じゃん。

ジオウ（地黄）
シャクヤク（芍薬）
センキュウ（川芎）
トウキ（当帰）

　黄連解毒湯と四物湯を合わせると温清飲という薬になります。8つの生薬はそのまんま温清飲なんですね。乾燥気味（血虚のある）の皮膚炎に使います。

　で、柴胡。これは肝にうっ滞した気を巡らせる効果があります。荊芥連翹湯って実は柴胡剤なんですね。

　あと、枳殻。これも読みづらいですが、枳実の枳に殻…でなんとか勘弁して下さい。実は両者は同じでして、ミカン科の植物の果実。若い実を枳実、成熟したものを枳殻というそうです。枳殻も枳実同様、気を散らす作用があります。枳実は胸に、枳殻は胃に作用するという文章もありますが、両者の差はない、という説明も読んだことがあります。

　次に白芷。これも芷が不思議。でもクサカンムリを取ればただの止だから、ま、いいか。セリ科のヨロイグサの根っこだそうです。これも排膿作用があります。あと、頭や顔面の痛みにピンポイントで効果があると書かれています。エキス剤では五積散や川芎茶調散、清上防風湯、疎経活血湯など意外に（？）いろいろ使われています。

　最後に薄荷。これはご存知ペパーミントで、当然冷やす、すーっとする薬です。納得ですよね。

　おお、ちゃんと生薬ぜんぶクリアできたぞ。

❺❶　潤腸湯

　調子は順調ですか？　の順調ではなく、潤腸湯。高齢者などの、虚証の弛緩性便秘に用います。体液が足りない、皮膚が乾燥したタイプの裏熱虚証に用います。腹部の触診で便塊を触れることが多いとされます。出典は『万病回春』です。

ダイオウ（大黄）

つまずきから学ぶ漢方薬 ■

オウゴン（黄芩）

マシニン（麻子仁）

キョウニン（杏仁）

ジオウ（地黄）

トウキ（当帰）

キジツ（枳実）

コウボク（厚朴）

トウニン（桃仁）

カンゾウ（甘草）

　このうち大黄と麻子仁は便秘に使います。大黄は OK ですね。麻子仁は麻子仁丸で、でてきます。黄芩は熱を取る薬です。

　杏仁は麻黄湯に出てきました。温め、潤す作用があります。潤すから潤腸湯に入ってます。便通もよくします。当帰、桃仁も瘀血の薬ですがやはり便通をつける作用があります。

　地黄と当帰、桃仁は補血作用や駆瘀血作用。

　枳殻と厚朴は気の流れをよくする薬でした。気血両虚の便秘が目的なのがよくわかります。

　甘草は脾胃の乾いて足りない津液を補います。痛み止め効果もあります。

　ところで、薬局の OTC 薬を解説する『クスリ早見帖』を作成されている株式会社プラメドプラスの平憲二先生によると、有名な市販薬にけっこう生薬が入っているんだそうです（http://www.plamedplus.co.jp/）。まあ、「漢方胃腸薬」とかいう名前なら生薬入ってるな、とすぐに察することができますが、コッコアポやナイシトールに黄芩や甘草、大黄といった比較的副作用が問題になりやすい生薬が「こっそり」入っているのは問題だ、と平先生はおっしゃいます。そのとおりですよね。ていうか、コッコアポとかナイシトール、実は防風通聖散ですし。

　同じように、「潤腸湯」みたいな漢方薬の名前だと生薬をイメージしにくいのですが、やはり大黄、黄芩、甘草が入っています。特に黄芩は肝機能異常や間質性肺炎との関連が懸念されていますから、知らずに使っちゃうのは問題かもしれませんね。

181

❷ 薏苡仁湯

　薏苡仁、すなわちハトムギです。はと麦茶、あるいは薏苡仁は水いぼ（ポックスウイルス感染）に使いますね。水をとるのが薏苡仁。だから、薏苡仁湯は水が溜まった四肢関節に効き、関節痛などに使います。

　表寒虚症の薬です。四肢の血流が悪く、熱感を伴う関節に使います。ただし、麻黄が入っているのであまり虚証の患者には使えないことがあります。出典は『明医指掌』という中国の医学書だそうです。

> ヨクイニン（薏苡仁）
> ソウジュツ（蒼朮）
> トウキ（当帰）
> シャクヤク（芍薬）
> カンゾウ（甘草）
> マオウ（麻黄）
> ケイヒ（桂皮）

　で、薏苡仁以外はわりとオーソドックスな生薬が入っています。

　薏苡仁はすでに説明しました。

　蒼朮は利水。

　当帰と芍薬は駆瘀血薬で、とくに芍薬は痛みを止めます。芍薬と甘草のコンビは、とくに痛みに効くそうです（芍薬甘草湯参照）。

　麻黄と桂皮は発汗解表。

❸ 疎経活血湯

　活血というくらいですから、血虚の薬です。あと、水滞も伴っています。血虚、水滞があり、それに伴い気血もうっ滞するという、もう鬱々した状態です。体の節々が痛む、しびれる患者に使います。体痛む系の漢方薬のひとつです。原典は『万病回春』です。万病回春が出典の薬って生薬多いんだよね。というわけで、本剤も…

182

シャクヤク（芍薬）
ジオウ（地黄）
センキュウ（川芎）
トウキ（当帰）
トウニン（桃仁）
ソウジュツ（蒼朮）
ブクリョウ（茯苓）
ボウイ（防已）
ボウフウ（防風）
ビャクシ（白芷）
リュウタン（竜胆）
ゴシツ（牛膝）
イレイセン（威霊仙）
キョウカツ（羌活）
チンピ（陳皮）
ショウキョウ（生姜）
カンゾウ（甘草）

　いや、まいった、まいった。こりゃ、歯がたたない。
　まずは血虚から。当帰、地黄、川芎、芍薬の４つはあとで出
てくる四物湯、血虚の薬がそのまんまです。
　桃仁は瘀血の薬。
　で、蒼朮、茯苓、防已は利水薬。水滞があるから使うのでし
た。
　防風はこれまで何度か出てきました。体表の「風」を取り去
る薬ですがここでは止痛作用を期待します。
　白芷。これも荊芥連翹湯にでてきました。ここではやはり痛
み止め。
　さて、竜胆。竜の胆ってなんじゃ。これは動物ではなく、植
物のリンドウの根です。熱を取る薬です。根っこが竜の胆のよ
うに苦いからこの名がついたそうで、そもそもリンドウも中国
語の音読みがなまってそうなったんですって。竜の胆ってどん
な味？　リンドウの味。この生薬は竜胆瀉肝湯というそのまん
まな漢方薬にも入っています。
　もう少しだ。

次、牛膝。牛の膝？　ますますわからん。「ごしつ」と読みます。これもヒユ科の植物の根。瘀血の薬です。諸薬の効果を下に引き下ろす、という興味深い効果があります。これは結構大事な牛車腎気丸に入ってます。牛車腎気丸は「腎」が入っていることから容易に想像できますが、下半身の諸症状によく用います。ナットクですね。植物の茎の曲がってるとこが膨らんでいて、牛の膝みたいだからこういう名前なんだそうです。ヒユ科のヒカゲイノコズチでググると写真を見れます。なるほどお。

　次に威霊仙。もう、なんでもかかってこいやー。

　威霊仙はキンポウゲ科の植物の根。これも風湿に効いて、痛みを止めます。疎経活血湯特有の生薬ですね。

　最後に恐喝…じゃなかった、羌活。これはセリ科の植物の根茎です。これも痛み止めと思ってください。

　陳皮は理気薬、甘草、生姜は脾を補い、この3つで健脾補脾を行います。

❺④　抑肝散

　もともと子どものひきつけによく使ってましたが、現在では認知症のある患者（つまり高齢者）の怒りっぽさなどの諸症状 (behavioral and psychological symptoms of dementia: BPSD) に使います（これにはランダム化比較試験のメタ分析もありまして、比較的珍しい漢方薬の堅牢なエビデンスになっています。(Matsunaga S, Kishi T, Iwata N. Yokukansan in the treatment of behavioral and psychological symptoms of dementia: an updated meta–analysis of randomized controlled trials. J Alzheimers Dis. 2016; 54: 635-43) イライラ、カッカしてるおじいちゃんを「まあまあ」と抑えるイメージです。身体表現性障害、さらには疼痛性障害などにも用います。これに消化器症状がくっつけば抑肝散加陳皮半夏となります。

　抑肝散の出典は『保嬰撮要』です。これは、中国は明の時代の小児科の教科書なんだそうです。小児用の薬だったのです。乳幼児のひきつけ、むずかり、夜泣き、歯ぎしりなどに用いていましたが、「子母同服」といって、母親にも飲ませるよう原典には記載があります。母親の影響で子供が病気になる、という考え方でしょうか。これが転じて、日本で江戸時代に大人にも

つまずきから学ぶ漢方薬 ■

（大人の病気を治す目的で）使われるようになりました。認知症なんて寿命の短い時代にはまれでしたでしょうから、現在の使い方は、まさに現代的な使い方なのだと思います。

　こう考えると、漢方診療のやり方は漸進的に進歩してきたのであって、決して数千年前のやり方をそのまま伝統芸能的に踏襲しているのではないのですね。

サイコ（柴胡）

チョウトウコウ（釣藤鉤）

ビャクジュツ（白朮）

ブクリョウ（茯苓）

センキュウ（川芎）

トウキ（当帰）

カンゾウ（甘草）

　まず、抑肝散は柴胡剤ってことです。肝に作用する、胸脇苦満ってことで実にイメージしやすいですね（あくまで暗記しやすい、という意味ですが）。

　次に釣藤鉤。これは釣藤散ででてきました。怒りっぽいタイプの薬です。

　白朮と茯苓は利水薬。茯苓には「落ち着け、落ち着け」の精神安定作用もありました。

　川芎と当帰は血虚に使う補血薬。当帰にも「落ち着け」の作用ありましたね。

　それに甘草が脾胃を補いますが、それによって神経の興奮を収める作用も持ちます。「落ち着け」。

❺❺ 麻杏甘石湯

　これは

マオウ（麻黄）

キョウニン（杏仁）

カンゾウ（甘草）

セッコウ（石膏）

という4つの生薬そのまんまで、実に覚えやすい。麻黄湯に

185

とても似ている表熱実証の薬です。桂皮が石膏に変わっただけです。出典はもちろん、『傷寒論』です。

麻黄と桂皮のコンビは発汗作用があります。

麻黄と石膏のコンビは解熱作用と汗を止める作用があり、汗をかいている患者には麻杏甘石湯です。汗がでるインフルエンザとかにも使え、実際臨床試験にも使われています。

また、麻黄と杏仁コンビは咳を止める作用があります。ぜんそくや気管支炎にも使えます。

❺❻ 五淋散

発音上、五苓散と間違えそうになりますが、「ごりんさん」です。

これは猪苓湯とコンビで覚える、膀胱炎とか尿道炎の薬です。ま、淋病の「淋」で覚えちまうのが一番手っ取り早いでしょう。

要は下腹部に熱を持った、腎とか三焦の下焦の熱の薬です。これまた生薬多い。つらい、50番台。猪苓湯は生薬あんなに少なかったのに…出典は『万病回春』です。生薬多いんだよなあ、この本。

サンシシ（山梔子）
オウゴン（黄芩）
ブクリョウ（茯苓）
タクシャ（沢瀉）
モクツウ（木通）
トウキ（当帰）
シャクヤク（芍薬）
ジオウ（地黄）
カッセキ（滑石）
シャゼンシ（車前子）
カンゾウ（甘草）

11個。うーん。

まずは熱を冷やす薬。山梔子、黄芩。黄連解毒湯の一部ですね。

次に利水薬。茯苓、沢瀉。あ、木通は利尿作用と熱を冷ます

つまずきから学ぶ漢方薬 ■

作用があり、まさに「膀胱炎」とその周辺にピッタリの生薬かもしれません。

次に補血。炎症には補血がついてくる。当帰、芍薬、地黄。

それで、滑石。これは滑石はケイ酸マグネシウムを含む鉱物で、鉱物のご多分に漏れず「冷やす」薬でした。猪苓湯にも入ってましたね。もう少しだ。

車前子。これはオオバコの種。実はこれも水を捨てる薬なんだそうです。

で、甘草。熱を冷まして痛みも取ります。

おお、大変なようで、わりとあっさり済んだぞ。50番台って大変だけど、ここまでの歩みが蓄積されているから、勉強も楽になっている…たぶん…んだな。

ときに、こんなに生薬多いのになんで「五淋散」なんや、と思いませんか。これは5種類の淋病に対応できますよ、という意味だそうで、その中には尿路結石なんかも入ってたそうな。要は、昔はあれこれ淋病扱いされてたんですねってこと。もともと太平恵民和剤局方では6つの生薬だったのが、『万病回春』で増えたのだそうな。作者の趣味ですね、たぶん（個人の感想です）。

🔢57 温清飲

これは皮膚炎、口内炎などの薬で、とくにぼくのなかでは女性のベーチェット病の口内炎に使った記憶が印象的です。出典は『万病回春』です。

というわけで、温清飲の生薬は簡単。四物湯＋黄連解毒湯です。炎症をおさめつつ、血虚瘀血を治療する、という感じです。炎症と血虚瘀血、両方見られる患者に使います。温清飲は「温」という字を用いておきながら、実は冷やす薬なのです。荊芥連翹湯にもこれがまんま、入ってましたね。

ところで、温経湯というちょっと遠目から見ると似たような名前の薬がありますが、全然違います。温経湯は月経不順など婦人系の病気に使います。もっとも、生薬は四物湯（血虚の薬）がけっこうかぶっているので、全然無関係ってことはありませんが。ただ、温経湯は駆瘀血作用を持ちながら、呉茱萸や人参

JCOPY 498-06926

187

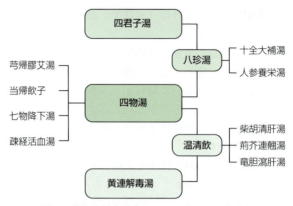

図3 漢方の基本骨格である四物湯と関連方剤

が入っていて下腹部の冷えを「温めて」くれる、名前の通りの薬です。

　　　　ジオウ（地黄）
　　　　シャクヤク（芍薬）
　　　　センキュウ（川芎）
　　　　トウキ（当帰）

と

　　　　オウゴン（黄芩）
　　　　オウバク（黄柏）
　　　　オウレン（黄連）
　　　　サンシシ（山梔子）

生薬はいいですね。
　『漢方テキスト』にある「関連方剤」の図（図3）がきわめてわかりやすいです。柴胡清肝湯、荊芥連翹湯、竜胆瀉肝湯という全然違う名前の薬がみんな温清飲の仲間なんです。

❺❽ 清上防風湯

　　　　防風通聖散とか、清上防風湯とか、十味敗毒湯とか、荊芥連翹湯とか、防風が入った薬はやたら生薬が多くていやーん、で

つまずきから学ぶ漢方薬 ■

す。で、これも多い。のぼせやすくて赤ら顔の患者で（虚実間
〜実証）、顔面のニキビなど赤くて腫れる皮膚の炎症の薬です。
出典は『万病回春』です。

> ケイガイ（荊芥）
> ボウフウ（防風）
> キキョウ（桔梗）
> カンゾウ（甘草）
> レンギョウ（連翹）
> オウゴン（黄芩）
> オウレン（黄連）
> サンシシ（山梔子）
> センキュウ（川芎）
> ビャクシ（白芷）
> キジツ（枳実）
> ハッカ（薄荷）

なんかどっかで見たような生薬ばかりですね。全部、荊芥連
翹湯に入ってた薬です。そこから、

> 黄柏、地黄、芍薬、当帰、柴胡

を引いただけです。
ところで、防風はいいとして、「清上」って何よ。覚えにくい
よ〜
これは上焦、つまり横隔膜より上って意味で、要するに顔と
かの炎症に効きますよってことだそうです。うん、納得。対し
て、荊芥連翹湯は下焦の熱もとってくれるのだそうで、とにか
く清上防風湯は頭とか胸から上が専門、と覚えておけばよいで
しょう。

❺❾ 治頭瘡一方

なんか覚えやすい名前だけどイメージしにくい薬です。似た
ような名前に治打撲一方というのがあります。
頭瘡とはわかりにくいですが、要するに子どもの分泌物の

189

ある顔面や頭部の皮膚炎症のことだそうです。実証の皮膚炎症に使います。治頭瘡一方は決して頭痛薬ではありません。勘違いしないように。ビギナーの間違いの8割は勘違いからできている（by 俺）。「本朝経験方」です。

　清上防風湯とかぶりますが、教科書的には清上防風湯は清熱に、治頭瘡一方は解毒に重点をおいているそうです。ま、ぶっちゃけ大人なら清上防風湯、子どもなら治頭瘡一方ってとこかな。

レンギョウ（連翹）
ボウフウ（防風）
カンゾウ（甘草）
ケイガイ（荊芥）
センキュウ（川芎）
ソウジュツ（蒼朮）
コウカ（紅花）
ダイオウ（大黄）
ニンドウ（忍冬）

　これも難しいですが、すでに荊芥連翹湯、清上防風湯で何度も出てきた薬ばかりですね。

　防風、連翹、荊芥で熱や膿を治療します。こやつらはだいたいトリオになってますね。連翹が熱を冷ます作用。防風、荊芥はともに表証の発熱や瘙痒に効果があります。

　川芎は血行促進。

　蒼朮は分泌物をとります。

　大黄は熱を瀉する薬ですね。

　甘草も熱を冷ます効果がありますし、鎮痛効果もあります。

　さて、紅花。これはまさにベニバナで、瘀血に効く、血行促進薬だそうです。

　さらに忍冬。これはスイカズラ科の植物で別名を金銀花といいます。冬場を耐え忍ぶ植物だからこう呼ぶのだそうです。これも熱や膿に効く薬。

◆60番～69番

⑩ 桂枝加芍薬湯

　これはなんのことはない、生薬の内容的には桂枝湯と同じです。ただし、芍薬が 1.5 倍入っています。出典は『傷寒論・太陰病』。六病位でも桂枝湯とは異なるところに位置しています。

> シャクヤク（芍薬）
> ケイヒ（桂皮）
> タイソウ（大棗）
> カンゾウ（甘草）
> ショウキョウ（生姜）

　で、問題は、なぜか、ということで、これは裏寒虚証の患者のお腹が引きつる痛みに使います。なるほど、「太陰病」って感じですね。痛みは芍薬がほぐしてくれるってことです。腹直筋の緊張が強い腹痛、腹満に用います。桂枝湯と似ているのですがお腹の症状がメインというわけで、ビギナー的なアナロジーで間違わないのが大事です。

　桂枝加芍薬湯と四物湯の併用を「神田橋処方」と呼ぶのだそうです。精神科医の神田橋條治先生が考案されたそうで、PTSD（post traumatic stress disorder）に効果があるそうです（宮内倫也『プライマリケアのためのこころの診かた』日本医事新報社より）。

⑥ 桃核承気湯

これはすでに桂枝茯苓丸、大黄牡丹皮湯の議論でちょっと触れました。

瘀血があって、元気な患者では、桃核承気湯を出すことが多いです。イライラ、頭痛、めまい、耳鳴りなど「頭にくる症状」が中心で、便秘がある。診察で瘀血の印が見える。

> トウニン（桃仁）
> ケイヒ（桂皮）
> ダイオウ（大黄）
> カンゾウ（甘草）
> ボウショウ（芒硝）

です。大黄と芒硝が入っているため、下痢の副作用に注意を要します。出典は『傷寒論』です。

承気湯という名のついた漢方薬は、大承気湯などいろいろあります。気を巡らせて毒を流しさるイメージからそういう名前なんだそうです。

桃仁というのは、桃の種（の中身）でしたね。瘀血の薬です。

桂皮と甘草がさり気なく入っているのがむしろ特徴的です。桂皮には下焦の熱を散じる効果があり、甘草は脾胃を調和します。もっと胃を整えたい場合は後述の高山宏世による「調胃承気湯」を用います。

じんましんなどにも桃核承気湯は用いられるようです。かきむしるような痒みに効く、と教科書には書いてありますが、まだこの方法で使ったことがありません。

⑥ 防風通聖散

有名な「肥満の薬」。ぼくよりダジャレがひどい「あっ、小林製薬」の「ナイシトールZ」はそのまんま防風通聖散です。市販薬で漢方薬や生薬が入っているものは案外多いので、その目で注意して箱の裏側見てみてください。

防已黄耆湯の水太りに対して、こちらは脂肪太りに用いる、というのが大きいです。のぼせや頭痛を伴う裏熱実証の患者に

192

用います。出典は『宣明論』です。劉完素が書いたテキストだそうです。

　生薬はむちゃ多いです。

ボウフウ（防風）
レンギョウ（連翹）
ケイガイ（荊芥）
オウゴン（黄芩）
サンシシ（山梔子）
カンゾウ（甘草）
キキョウ（桔梗）
ダイオウ（大黄）
シャクヤク（芍薬）
センキュウ（川芎）
トウキ（当帰）
ビャクジュツ（白朮）
ハッカ（薄荷）
セッコウ（石膏）
マオウ（麻黄）
ショウキョウ（生姜）
カッセキ（滑石）
ボウショウ（芒硝）

　いや〜 18 種類。こりゃだめだ。

　てことはなく、実はわりと防風通聖散は簡単です。荊芥連翹湯、清上防風湯たちの「常連」がたくさん入っています。

　むしろ特徴的なのは石膏と麻黄が入っていること。大黄と芒硝という瀉下のコンビが入っていること。そして滑石が入っていることですね。

　要はとことん冷ます薬。瀉す薬。で、麻黄。この麻黄のエフェドリン作用で、「脂肪を燃やす」とイメージしてもよいかもしれません（あくまでイメージです）。

　まあ、この生薬でもって「肥満の薬」とイメージするのは難しいので、ビギナーはそれはそれ、これはこれで分けて考えたほうがイメージしやすいかもしれません。

❻❸　五積散

　ごせきさん、ではなく、ごしゃくさん、と読みます。寒、湿、気、血、痰の5つの病毒が鬱積するのを治すので五積散というらしいのですが、これがよくわからない。血虚、水毒、寒冷が混じっているときに使う薬で、この説明もまだわかりにくい。むしろ、

　冷房病に使う

　冷えを伴うあちこちの痛みに使う

　と割りきったほうがビギナーには理解しやすいです。裏寒虚証の薬です。あるいは上熱下寒のある人の体の痛み。あるいは冷える患者の不定愁訴。出典は『和剤局方』。

　五積散の生薬は面倒くさい。なにしろいろんな薬効混ぜてますから。

> マオウ（麻黄）
> ケイヒ（桂皮）
> カンキョウ（乾姜）
> ビャクシ（白芷）
> トウキ（当帰）
> センキュウ（川芎）
> シャクヤク（芍薬）
> チンピ（陳皮）
> ハンゲ（半夏）
> コウボク（厚朴）
> ソウジュツ（蒼朮）
> ブクリョウ（茯苓）
> キキョウ（桔梗）
> キジツ（枳実）
> カンゾウ（甘草）
> タイソウ（大棗）

　うーん、百花繚乱でイメージしにくい。コンビ、あるいはトリオで覚えよう。

　まずは麻黄と桂皮で「桂枝湯」と同じく表の寒をとる薬。温めて発汗させます。

194　　JCOPY 498-06926

つまずきから学ぶ漢方薬

乾姜と白芷もあっためる。

当帰、川芎、芍薬は血行をよくする薬。

陳皮、半夏は乾かすコンビでした。厚朴も。

茯苓と蒼朮は利水、茯苓は精神安定も。

枳殻と桔梗は気血の流れを良くする。

甘草、大棗は脾胃に作用。

うーん、あまり納得しにくいですね。

　慢性のアレヤコレヤに使う五積散、ぼく自身はまだ処方したことがありません。イメージしづらい…苦手かも。最近、エアコンも発達してきて昭和の時代ほど「冷房病」になる人も少なくなった気もしますし（震災後の節電もあるでしょうが…）。

　あるいは、「防風通聖散の裏返し」という理解の仕方もあるそうです。防風通聖散が熱証患者の溜まった毒を取り去る薬で、ここから転じて肥満の薬になったのでした。五積散は上記の五積、とくに寒とか湿のために頭痛、身体痛、腹痛や冷えがある患者を治療します（西本 隆『後世方2方　防風通聖散と五積散』伝統医学. 2003; 12: 9–11）。そう考えると両剤が並んでいるのは勉強しやすくていいですね。

❻❹　炙甘草湯

　虚証の患者の心悸亢進、不整脈、呼吸困難とかに用いる薬です。弱っている虚証の方の動悸、息切れに使います。裏熱虚症。

　柴胡加竜骨牡蛎湯はあまり虚弱でない人（実証）の動悸に用います。カッカしてドキドキ、のタイプには柴胡加竜骨牡蛎湯。おどおど、どきどきタイプは炙甘草湯って感じでしょうか。虚証の動悸には柴胡桂枝乾姜湯とか、桂枝加竜骨牡蛎湯なども使いますが、両者ともにより精神症状がメインの場合に使う感じ…でしょうか。出典は『傷寒論』および『金匱要略』。

　ぼくのささやかな使用経験で記憶に残っているのは、高齢者の心不全、肺結核、膿胸の治療後に酸素飽和度は正常なのに息切れがする患者さんで、非常に弱って、乾いた感じ（いわゆる心不全であっぷあっぷ、という感じじゃない）の患者さんに使ったことがあります。

JCOPY 498-06926

195

シャカンゾウ（炙甘草）
ジオウ（地黄）
バクモンドウ（麦門冬）
マシニン（麻子仁）
アキョウ（阿膠）
ケイヒ（桂皮）
タイソウ（大棗）
ニンジン（人参）
ショウキョウ（生姜）

という9つの生薬です。

　気になるのは炙甘草。これが心の気の働きを良くして、動悸に効果をもたらしますが、炙甘草ってなんでしょう。甘草とは違うのでしょうか。ていうか、炙って何？

　炙とは「あぶる」という意味だそうです。甘草をあぶるんですね。なぜあぶるのかというと、風味が出てお酒の肴によくって、そういうスルメ的な理由ではありません。炙ると生のときにあった清熱解毒作用が減り、補気や脾胃を補う、あるいは止血作用が強くなるからだそうです。

　阿膠は牛、ロバ等の皮からとった膠で、動物性の生薬です。止血、鎮咳の効能があります。

　潤す地黄と麦門冬。それに麻子仁は便通を良くすることで有名ですが、ここでは乾燥を取る薬、という意図でしょうか。

　気を通す桂皮。

　あとは、人参、大棗、生姜で脾胃に作用します。

❻❺　帰脾湯

　名前の通り脾にかかる薬で、脾虚、つまり胃腸が弱い感じの薬です。漢方を勉強していないと、なんのことだかさっぱりわからないですが、タネがわかってしまえばどうということはありません。ただし、脾だけの問題ではなく、心、肝、胆のいずれにおいても気虚と血虚が起きているときに用いる処方だそうです。

　そこから転じて全身倦怠、胃弱、貧血、冷え、動悸、不眠、健

忘、おどおどしていたり、不安、パニック発作など多彩な症状に効果があります。要するに気虚があって、血虚もあって、さらに精神症状が安定しない感じです。

この「精神症状が安定しない」がポイントで、これでやはり気虚や血虚に使う「十全大補湯」などと区別します。出典は『済生方』です。南宋の厳用和（げんようわ）という人が書いた教科書です。イライラが強い場合は、後述の加味帰脾湯を用います。

生薬も多くて、

リュウガンニク（竜眼肉）
サンソウニン（酸棗仁）
モッコウ（木香）
オンジ（遠志）
オウギ（黄耆）
ニンジン（人参）
ビャクジュツ（白朮）
トウキ（当帰）
ブクリョウ（茯苓）
タイソウ（大棗）
カンゾウ（甘草）
ショウキョウ（生姜）

さて、どこから始めようか。まずは竜眼肉。竜胆もすごかったですが、竜眼肉もすごい。これはムクロジ科リュウガンという果物の果実だそうです。脾に働き、血や気を補います。果実の中にある種が、竜の目みたいなのでこういう名がついたそうです。鹿児島や沖縄など国内での栽培もあるのだとか。知りませんでした。

次に酸棗仁。クロウメモドキ科サネブトナツメの種子です。ってよくわかりませんね。大棗の仲間だそうです。漢字、かぶってますもんね。酸棗仁は精神安定薬です。代表薬の酸棗仁湯も悩んで眠れないときに使う薬ですから。大棗はナツメのことで、こちらも気を補う薬です。

次に木香。これもキク科の植物の根っこで、気を調節します。帰脾湯の雰囲気がだんだん伝わってきたでしょうか。

197

次は遠志。オンジと読みます。なんやそりゃ。これはヒメハギ科の植物の根。やはり精神安定効果を持つそうです。帰脾湯、とことん精神安定です。服用すると遠大なる志を得るから、遠志なんだとか…。

あとは脾胃の気を養う黄耆、人参、白朮。

血を補う当帰。

利水の茯苓。

でやはり脾胃を補う甘草と生姜、大棗。こんな感じです。生薬、難しいですね。

⑯ 参蘇飲

サンソイン、ではなくジンソインです。人参のジン。人参と蘇葉が入ってますからね。

ぱっとしない風邪、弱った人の風邪、胃腸の悪い風邪…の治療薬で、咳をとくに治します。あるいは風邪ひきやすい人の予防にも。表寒虚症の薬です。性格的には（生薬的にも）若干香蘇散に似ていると思います。気鬱を伴う場合に使える点でも。蘇葉入ってますし。あくまで個人の意見ですが。出典は『和剤局方』。

ハンゲ（半夏）
チンピ（陳皮）
タイソウ（大棗）
ニンジン（人参）
カンゾウ（甘草）
ショウキョウ（生姜）
キジツ（枳実）
ブクリョウ（茯苓）
カッコン（葛根）
キキョウ（桔梗）
ソヨウ（蘇葉）
ゼンコ（前胡）

と生薬は多いですが…

半夏と陳皮は湿をとるおなじみのコンビでした。転じて咳止

つまずきから学ぶ漢方薬 ■

めにもなります。枳実、蘇葉あたりが気に働く薬です。

大棗、人参、甘草、生姜はいつものとおりおなじみのトリオ、あるいはカルテットです。

肩のこりをとる葛根。

脾に働く茯苓、

咳に効く桔梗（参蘇飲は咳にも使います）。

前胡。これはセリ科の植物の根っこでやはり咳に効きます。

❻❼ 女神散

これまた名前からはよくわからん名前ですが、女性用の薬っぽさはありますね。

理気と活血を目標とした薬で、そういう意味では当帰芍薬散、加味逍遙散、桂枝茯苓丸の「女性に出すベスト3」の系列に入ります。どっちかというと桂枝茯苓丸系で、実証。あたまカッカ、肩こり、のぼせ、緊張、イライラ、不眠、月経不順、心身症というタイプです。加味逍遙散が「患者の話がコロコロ変わる」のが処方のポイントなのですが、女神散は「患者が同じことを繰り返す」のがポイントなのだそうです。出典は浅田宗伯の『勿誤薬室方函口訣』といわれています。

生薬は多いです。

センキュウ（川芎）
トウキ（当帰）
オウゴン（黄芩）
オウレン（黄連）
ビャクジュツ（白朮）
ニンジン（人参）
ケイヒ（桂皮）
モッコウ（木香）
カンゾウ（甘草）
チョウジ（丁子）
コウブシ（香附子）
ビンロウジ（檳榔子）

さて、どこから始めようか。まず女性だから活血、駆瘀血薬

JCOPY 498-06926

199

から。

　川芎、当帰

　あれ、案外少ない。そう、補血、駆瘀血薬が「案外」少ないのが女神散の特徴です。

　次に、黄連、黄芩。これは熱を瀉する薬なので、納得です。

　次に白朮。これは補気、利水でまあ、納得。補気といえば人参もそう。あと、気のめぐりを良くする桂皮。

　木香は帰脾湯にも入っていました。これも気を巡らす理気薬ですね。

　さ、あとすこし。

　丁子。これは野菜の煮物とかに入れるクローブですよね。スパイス系です。胃を温めて食欲を増進させるのだそうです。胃腸薬系ですね。

　次に香附子。これも理気薬ですが、とくに女性の病気に強く駆瘀血作用もあります。カヤツリグサ科ハマスゲの根茎だそうです。あ、附子とは関係ないんですね。根茎の形が附子に似ていて、香りがあるからこういう名前なんだとか。あとで香蘇散にも出てきます。

　最後に檳榔子。ビンロウジと読みます。読めません、書けません。しかし例によって「キヘン」を取ればそれほど難しくも…難しいよお。檳榔子はヤシ科の植物の種です。理気作用、胃薬的作用もあります。エキス剤で使ってるのは女神散くらいでしょうか。あ、あと小太郎の「九味檳榔湯（くみびんろうとう）」にも入ってますね。『勿誤薬室方函口訣』が出典のむくみやだるさなどに使う薬です（後述）。

❻❽ 芍薬甘草湯

　さ、泣きそうな薬が多かった 60 番台ですが、芍薬甘草湯です。こりゃ、みなさんご存知の「こむら返りの薬」。出典は『傷寒論』です。腹痛・月経痛にも活用できます。

　生薬は

　　　　カンゾウ（甘草）
　　　　シャクヤク（芍薬）

つまずきから学ぶ漢方薬 ■

　こんだけ。あーありがたい。甘草の量が多いので偽アルドステロン症を恐れて頓服で用います。定期処方してはいけません。芍薬と甘草、それぞれ筋肉のけいれんや痛みをとる作用がありますが、コンビでその作用が増強すると言われています。

　あと、しゃっくりに用いることも可能です。しゃっくりも西洋医学的にはこれといった治療法がありませんね。もっとも、しゃっくりには「柿のヘタ」というこれまた不思議な治療薬があり、こちらを用いることが多いです。これは生薬として、あるいは薬局で買うOTC薬としてはありますが、保険収載されている薬はないので一般的な病院では処方しにくいです。なので、外来（保険診療）では代わりに芍薬甘草湯を出してみます。

⑲　茯苓飲

　60番台最後は茯苓飲。その名の通り茯苓の入った薬で、胃内停水のある胃の調子の悪い人に使います。水が溜まってる感じ、がポイントです。もっと乾かしたいときは乾かす系の半夏厚朴湯をかますこともあります（茯苓飲合半夏厚朴湯、後述）。裏寒虚証の薬で六君子湯や人参湯に似ています。が、茯苓飲はもちっと実証の人に使うとあります。理気薬である枳実が入っており、気鬱傾向の症状に使うとも。

　通過障害にも使い、西洋薬的にはプリンペラン的な性質があります。胃酸過多にも効果があり、GERDや逆流性食道炎にも使えるとか。出典は『金匱要略』です。

　　　　　　　ブクリョウ（茯苓）
　　　　　　　ソウジュツ（蒼朮）
　　　　　　　チンピ（陳皮）
　　　　　　　ニンジン（人参）
　　　　　　　キジツ（枳実）
　　　　　　　ショウキョウ（生姜）

の6薬です。
茯苓と蒼朮は利水薬で胃内停水に効きます。
陳皮、人参、枳実、生姜はいずれも脾胃に作用する薬ですね。

JCOPY 498-06926

201

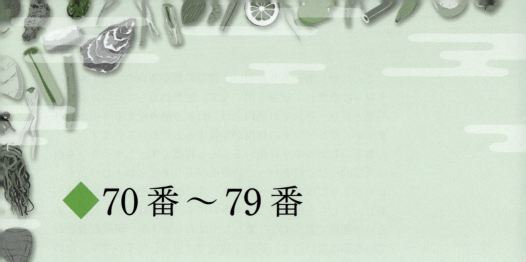

◆70番〜79番

⑦⓪ 香蘇散

　さ、70番台です。もう、あと少しです。峠はとっくに越えてます。

　香蘇散は比較的よく出す薬です。虚弱体質な方の風邪で、麻黄湯とかが使いにくいとかに出します。胃腸炎にも使えます。出典は『和剤局方』です。

　　　　コウブシ（香附子）
　　　　ソヨウ（蘇葉）
　　　　カンゾウ（甘草）
　　　　チンピ（陳皮）
　　　　ショウキョウ（生姜）

の5つの生薬からなります。

　蘇葉は参蘇飲、香附子は女神散にも入ってました。陳皮も含め、脾胃に効いて、気を巡らせる働きがあります。甘草や生姜もやはり脾胃に作用しています。

　麻黄や桂皮のような強い薬が入っていない、マイルドな薬です。気鬱に効果があり、軽く落ち込んでいる人にも出すことがありますが、本格的なうつ病には西洋式の抗うつ薬を使います。ぼくも医学生時代は香蘇散飲んでたって話はしましたね。

　西本隆先生は、気の生産量が減少し、かつ流れが悪いときは補中益気湯、気の量そのものの低下はないけれども気の流れが

つまずきから学ぶ漢方薬 ■

悪いときは香蘇散、という分類をされています（西本 隆. 香蘇散.
伝統医学. 2001; 3: 12-5）。ぼくは米国で内科のトレーニングを受け
ており、米国の内科医はメンタルヘルスも守備範囲にあるので
うつ病や不安神経症などの精神科系疾患はよくみるほうだと思
います。うつ病患者ではたしかに生きるエネルギーの総量が少
ない場合と、その動きが悪い場合、あるいはその両方という印
象（ゲシュタルト）を得ると思います。

　風邪の治りがけのときとかにもよく用います。妊婦さんやお
腹が弱い人の風邪にも使い道があります。香蘇散はマイルドな
薬で、問題になることがほとんどありません。ただ、甘草は入
っているので偽アルドステロン血症については気にかけておく
必要があります。とはいえ、香蘇散には甘草は量にして芍薬甘
草湯の数分の1しか入っていません。

　花輪壽彦先生は風邪をひきやすい人の予防薬としても使える、
とおっしゃっています。そういうとこも前述の参蘇飲に似てます
ね。

❼❶　四物湯

　次に四物湯。これは血虚の薬の基本骨格となりますから、こ
れまで何度も出てきました。

　のわりには番号的にだいぶ後のほうででてきましたね。『傷
寒論』や『金匱要略』といった三大古典に載っていないためな
のかもしれません（あくまで推測です）。四物湯の出典は『和剤
局方』です。

　昔、抜け毛が気になる女性を診ていて、「こういうのは四物湯
がいいですよ」とあるドクターに教わってから、四物湯をよく
出すようになりました。なので主観的にはポピュラーな薬なん
ですが…まあ前述のように四物湯を含んだ他の漢方薬でもいい
のでしょうが…

　さて、閉経前の女性は月経があるために貧血になりやすいで
すが、こういう方もめまい、不眠、疲労といった症状を示す方
がいます。血虚ですね。ただし、数十年前に比べてこういう貧
血チックでナヨナヨした女性は減ってきたような印象がありま
すが、偏見かもしれません。

JCOPY 498-06926

203

「髪の毛がよく抜ける」、冬のあかぎれ、皮膚が乾燥して、あかぎれして、疲れて、水仕事がつらい、というのも多い訴えです。もっとも、これも水仕事をする女性が減ってきて…これ以上言うと怒られそうだから、やめとこうか。

> ジオウ（地黄）
> シャクヤク（芍薬）
> センキュウ（川芎）
> トウキ（当帰）

からなる薬です。どれも補血、あるいは活血薬です。地黄はゴマノハグサ科の植物の根、当帰もセリ科の植物の根、芍薬はボタン科の花の根、でいずれも補血薬です。芍薬は駆瘀血薬でもあります。川芎はセリ科の植物の根で、活血作用に加え行気作用もあります。

❼❷ 甘麦大棗湯

> ショウバク（小麦）
> カンゾウ（甘草）
> タイソウ（大棗）

の3つからなるから、甘・麦・大棗湯。簡単ですね。子どもの夜泣き、「キレる」、イライラ、女性のヒステリー、極度の不安、パニック発作などに使います。あっけにとられるくらいシンプルな薬ですが、これは「金匱要略」が出典の、古い処方です。

「婦人臓躁、喜（しばし）ば悲傷して哭せんと欲し、象神霊の作す所の如く、数（しばしば）欠伸する」

臓躁はジタバタと落ち着きのない様子、悲傷して、はすぐに落ち込んで泣いちゃったりする、ものに取り憑かれたようになり、あくびをする、…こういう患者さん、いますよね。「あくび」が主訴のときに効く薬なんて甘麦大棗湯くらいなものではないでしょうか。夜泣き、夜尿、悪夢、不眠、不登校など多種多様な症状にも臨床応用されているようです。

小麦は肝の熱を冷まして「どうどう」と気を静めてくれます。ショウバクなんて勿体つけた名前ですが、要するにコムギです。

つまずきから学ぶ漢方薬 ■

エキス剤でこれが入ってるのは本剤くらいでしょう。当たり前ですが、小麦アレルギーのある患者さんには禁忌です。

甘草は雑病の諸症状を治療し、大棗は脾胃を補います。

❼❸ 柴陥湯

小柴胡湯になんかを加えた「柴なんとか湯」という薬がいくつかあります。柴苓湯とか、柴朴湯とか。本薬は小柴胡湯に小陥胸湯を加えたものです。で、柴陥湯。出典は『本朝経験方』です。

で、小陥胸湯は「胸がつかえる」患者に使う薬で、熱をとってくれます。

> オウレン（黄連）
> カロニン（栝樓仁）
> ハンゲ（半夏）

が入っています。この栝樓仁とはキカラスウリの種のことです。瓜呂仁とも書きます。こっちのほうがウリっぽくて理解しやすいか。ちなみにキカラスウリの根っこは栝楼根といいます。どちらも熱を冷ます薬ですが、とくに栝樓仁は咳止め効果もあります。

で、小柴胡湯は

> サイコ（柴胡）
> ハンゲ（半夏）
> オウゴン（黄芩）
> ニンジン（人参）
> ショウキョウ（生姜）
> タイソウ（大棗）
> カンゾウ（甘草）

です。半夏はかぶってますから、要するに柴陥湯は小柴胡湯に黄連と栝樓仁を足したものです。小柴胡湯に熱と咳の薬が足されている、とイメージします。

胸脇苦満を伴う胸部の熱、咳、痰、胸膜炎などに使います。裏熱虚証です。個人的には結核性胸膜炎を抗結核薬で治療した後

JCOPY 498-06926

205

の患者の呼吸器症状や胸膜痛の遷延に使ったことがあります。

❼❹ 調胃承気湯

　調胃承気湯は承気湯のグループに入ります。承気湯の「承気」とは「気を承る」、でこれは胃の気のことです。胃に熱が溜まっている時にこれを取り除いてくれる薬全般を言います。桃核承気湯（61番）もそうでしたね。今後、大承気湯などでてきます。「建中湯類」同様、「承気湯」の仲間も、まとめて特徴を覚えておいたほうがよいです。

　承気湯が胃の薬なので、調胃承気湯はリダンダント（同義反復）なんちゃう？　という気もしますが、ここでは気にしないことにします。心窩部の不快感、便秘のある裏熱実証患者に用いますが、薬効は承気湯類の中で一番マイルドとされています。出典は『傷寒論』。

> ダイオウ（大黄）
> カンゾウ（甘草）
> ボウショウ（芒硝）

　要するに大黄甘草湯に芒硝を加えたってことです。

　とはいえ、瀉下薬として使える大黄と芒硝両方入っているシンプルな構造の薬なので、けっこう強いんちゃうか、という気になってしまいます。これに桃核と桂皮を入れたら桃核承気湯ですね。

❼❺ 四君子湯

　これはすでに六君子湯や十全大補湯のところで説明しましたね。あとに出てくる人参養栄湯も四君子湯の応用編です。**いろいろな漢方薬の基本骨格と言っても良いでしょう。気虚の治療薬**の基本で、中国ではよく使われていますが日本では六君子湯を使うことが多いと。出典は『和剤局方』。

> ニンジン（人参）
> ビャクジュツ（白朮）

206

つまずきから学ぶ漢方薬 ■

> ブクリョウ（茯苓）
> カンゾウ（甘草）

で、これに加えて

> ショウキョウ（生姜）
> タイソウ（大棗）

が「隠し味」的についています。すでに述べたようにこれは「人参湯」

> ニンジン（人参）
> ジュツ（朮）
> カンゾウ（甘草）
> カンキョウ（乾姜）

によく似ています。大棗を足して、茯苓を足し、生姜と乾姜を入れ替えれば、四君子湯です。食欲不振など気力の萎えた患者の消化器症状に使えるってことですね。甘草、生姜、大棗、人参はいずれも脾胃の薬ですし。そうすると、でもやはり六君子湯のほうがアドバンテージが大きいのかなあ。

せっかくですので、四君子湯ファミリー、もういちどまとめておきますね。

四君子湯
四君子湯＋半夏・陳皮＝六君子湯
四君子湯－茯苓＋黄耆・柴胡・当帰・升麻・陳皮・大棗・乾姜＝補中益気湯
四君子湯＋四物湯＋黄耆・桂皮＝十全大補湯
十全大補湯－川芎＋遠志・五味子・陳皮＝人参養栄湯

表1　四君子湯ファミリー

---

❼⑥ 竜胆瀉肝湯

名前は覚えやすい。ネーミングにアピール度が高いし。これは、熱を伴う下腹部の炎症、尿道炎や膀胱炎などに用います。猪苓湯や、五淋散、あとででてくる清心蓮子飲の仲間です。ただし、より実証向けの患者に用います。裏熱実証です。出典は

『薜氏十六種（へきしじゅうろくしゅ）』という本だそうです。

リュウタン（竜胆）
オウゴン（黄芩）
サンシシ（山梔子）
ジオウ（地黄）
トウキ（当帰）
タクシャ（沢瀉）
モクツウ（木通）
シャゼンシ（車前子）
カンゾウ（甘草）

の9つの生薬からなっています。竜胆瀉肝湯はさまざまな会社から出ていますが、なぜかコタローだけ生薬構成が異なっており、上記9種類の生薬に加え、

オウレン（黄連）
オウバク（黄柏）
シャクヤク（芍薬）
ボウフウ（防風）
ハッカ（薄荷）
レンギョウ（連翹）
センキュウ（川芎）

が加わっています。コタローの竜胆瀉肝湯は、柴胡清肝散・荊芥連翹とならんだ一貫堂解毒証体質に対する3大処方の一つなんだそうです。

まずはネーミングの元になった竜胆。これは疎経活血湯にも出てきた植物のリンドウの根でした。熱を取る薬ですね。

熱をとるといえば、黄芩、山梔子といった「黄連解毒湯」に入っている生薬もそうですね。

地黄と当帰は補血作用。炎症があると血が足りないのでした。

沢瀉は利水薬。

木通と車前子は、竜胆瀉肝湯に作用が似ている漢方薬、五淋散にも入っており、やはり利水作用を期待します。

で、甘草。脾胃を補うのと、鎮痛作用があるのでした。

つまずきから学ぶ漢方薬 ■

⑰ 芎帰膠艾湯

　　キュウキキョウガイトウと読みます。読めません。一見、取り付く島もない感じの名前の漢方薬ですが、芎が川芎、帰が当帰のことだと気づけば、「あ、女性の血虚の薬だな」と察しをつけることができます。さらに膠は阿膠のこと、艾は艾葉のことです。なんだ、わりと単純なネーミングですね。出典は『金匱要略・婦人妊娠病第二十』。予想通り、女性向きの処方です。
　　芎帰膠艾湯は

　　　　　　　　ジオウ（地黄）
　　　　　　　　シャクヤク（芍薬）
　　　　　　　　トウキ（当帰）
　　　　　　　　センキュウ（川芎）
　　　　　　　　カンゾウ（甘草）
　　　　　　　　ガイヨウ（艾葉）
　　　　　　　　アキョウ（阿膠）

　　の7つの生薬からなっています。ただ、地黄、芍薬、当帰、川芎はそのまんま「四物湯」ですね。これに阿膠、艾葉、甘草を足しただけです。基本、裏寒虚証で血虚でとくに下半身からの出血、性器出血や血尿に使うそうです。この目的で漢方薬を出したことはありませんが、ぼくは。
　　阿膠は珍しい動物性の生薬でした。止血効果がありました。ニカワだから止める、というイメージで覚えます（無理やり）。
　　甘草はよいとして、最後の艾葉。ガイヨウなんてヤヤコシイ名前ですが、なんのことはない、これはヨモギのことです。ぼくが子供の頃、郷里の島根県では膝を擦りむいて出血したりするとヨモギを摺りこんだら治る、という民間療法はありました。止血目的やったんや。もっとも衛生的にはやばい気もしますが。艾葉が入っているエキス剤も芎帰膠艾湯くらいです。

⑱ 麻杏薏甘湯

　　麻杏といえば、麻杏甘石湯を思い出します。本剤も似たようなネーミングで、

JCOPY 498-06926　　　　　　　　　　　　　　　　　　　　　　　　209

ヨクイニン（薏苡仁）
マオウ（麻黄）
キョウニン（杏仁）
カンゾウ（甘草）

　の4薬からなるから、麻杏薏甘湯。麻黄湯の親戚みたいな構造です。関節痛、筋肉痛、神経痛に使います。
　薏苡仁は皮膚の炎症を取る薬、水いぼなど水っぽい皮膚炎症に使うハトムギでした。転じて、麻杏薏甘湯は表寒実証の関節痛、筋肉痛、神経痛に使います。痛みがさらに強くなると、石膏などの入った越婢加朮湯を用います。だから後者のほうがポピュラー、なような気がします。

❼❾　平胃散

　やっと70番台も終わりです。ああ疲れた。平胃散はネーミングからして胃の薬って感じですね。胃内停水を伴う裏寒虚証に使います。お腹が張る、胃に食べ物が残ってる感じがする、グルグルなる…ぼくもこういうお腹なので、よくわかるう、の方にこの漢方薬です。

ソウジュツ（蒼朮）
コウボク（厚朴）
チンピ（陳皮）
タイソウ（大棗）
カンゾウ（甘草）
ショウキョウ（生姜）

　うん、胃の薬って感じです。蒼朮はとくに水っぽい胃内停水によく効き、同じ朮でも白朮よりその効果が強いのだそうです。厚朴も乾かす薬。陳皮も乾かす作用のある胃薬です。で、大棗、甘草、生姜と、ナットクの構成ですね。
　茯苓飲や半夏瀉心湯なんかと似たような使い方をします。が、平胃散はこれらに比べてより体力の落ちた虚証の患者に使いやすいようです。ただし、六君子湯よりはやや実証よりなのだとか。微妙〜

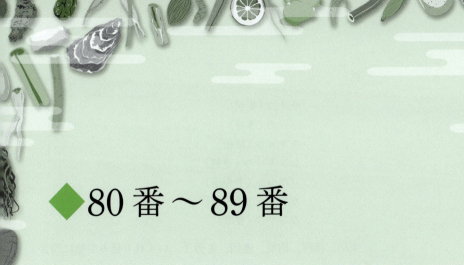

◆80番～89番

⑧⓪ 柴胡清肝湯

　80番台のトップバッターは柴胡清肝湯です。名前からして柴胡剤って感じですよね。
　といっても、これは温清飲（四物湯プラス黄連解毒湯の皮膚の炎症に使う薬でしたね）に加えて、柴胡、薄荷、桔梗、連翹、牛蒡子、栝楼根を加えた薬です。出典は『一貫堂方』です。
　柴胡清肝湯は裏熱で、かんの強い小児の神経症や扁桃炎に使います。温清飲のバリエーションなのでちょっと荊芥連翹湯に近いかな。教科書によって虚証と書いてあったり実証と書いてあったりです。血が足りない、カッカきた小児を「冷ます」薬ってことですね。慢性、再発性のものによく使い、風邪をひきやすい小児の体質改善目的にも用います。あと、小建中湯同様、夜尿症にも使えます。

　　　　　　　ジオウ（地黄）
　　　　　　　シャクヤク（芍薬）
　　　　　　　センキュウ（川芎）
　　　　　　　トウキ（当帰）
　　　　　　　オウゴン（黄芩）
　　　　　　　オウバク（黄柏）
　　　　　　　オウレン（黄連）
　　　　　　　サンシシ（山梔子）

に

> サイコ（柴胡）
> ハッカ（薄荷）
> キキョウ（桔梗）
> レンギョウ（連翹）
> ゴボウシ（牛蒡子）
> カロコン（栝樓根）
> カンゾウ（甘草）

　柴胡、薄荷、桔梗、連翹、牛蒡子、いずれも痛みや熱に効きます。

　栝樓根はキカラスウリの根でした。柴胡桂枝乾姜湯などにも出てました。清熱作用があります。種の方は栝樓仁でした。柴陥湯で出てきましたね。

　うん、80番台くらいにくるとこれくらい生薬が多くても、他の漢方薬とのコンビや「冷ます薬」のグループ化ができているので、そんなに怖くなくなりましたね。

❽ 二陳湯

　二陳湯は胃内停水と肺の去痰剤という二つの役目で有名です。出典は『和剤局方』です。

　なんでも「陳」とは古いもの、という意味があり、二陳とは古いほど効果が高いふたつの生薬、半夏と陳皮のことなんだそうです。陳皮の陳じゃないんだ。でも、覚えにくいのでここでは「お腹」と「肺」に効く陳皮の入った薬って感じで強引に暗記したいと思います。半夏と陳皮はいつもの「乾かす」コンビですから、このコンビで二陳湯、でいいですよね。キリッ。

> ハンゲ（半夏）
> チンピ（陳皮）
> ブクリョウ（茯苓）
> カンゾウ（甘草）
> ショウキョウ（生姜）

半夏厚朴湯や竹茹温胆湯はこの二陳湯がベースになって作ら

つまずきから学ぶ漢方薬 ■

れたのだそうです。
　半夏厚朴湯

　　　　　ハンゲ（半夏）
　　　　　ブクリョウ（茯苓）
　　　　　ショウキョウ（生姜）
　　　　　コウボク（厚朴）
　　　　　ソヨウ（蘇葉）

　竹茹温胆湯

　　　　　チクジョ　（竹筎）
　　　　　バクモンドウ（麦門冬）
　　　　　サイコ（柴胡）
　　　　　オウレン（黄連）
　　　　　キジツ（枳実）
　　　　　ハンゲ（半夏）
　　　　　チンピ（陳皮）
　　　　　キキョウ（桔梗）
　　　　　コウブシ（香附子）
　　　　　ブクリョウ（茯苓）
　　　　　カンゾウ（甘草）
　　　　　ショウキョウ（生姜）
　　　　　ニンジン（人参）

　　たしかに〜

二陳湯－陳皮、甘草＋厚朴、蘇葉＝半夏厚朴湯
二陳湯＋竹筎、麦門冬、柴胡、黄連、枳実、桔梗、香附子、人参＝竹茹温胆湯

表2　二陳湯ファミリー

　全体に乾かす薬なので、胃内停水と去痰作用で行けそうだな、とイメージできますね。同様に水毒のめまいとかにも効きそうです。というわけで、五苓散とか小半夏加茯苓湯、半夏瀉心湯、半夏白朮天麻湯などとところどころかぶる薬で…よって…あまりビギナーには使われない…かな。
　なお、似たような名前に二朮湯があります。こっちは白朮と

213

蒼朮の「二朮」が入っている薬。五十肩の薬です。二朮で五十肩じゃ、笑福亭仁鶴も真っ青です。関東方面の人には意味不明でしょうが。

　四がつく漢方薬ほど厄介じゃありませんが、二の数字も結構鬼門です。

㉒　桂枝人参湯

　人参湯に桂皮を加えた薬（厳密に言うと乾姜を減らして）。元気がない、脾胃が虚して冷えた患者で、かつ熱があって表証も治したいときに使います。裏熱虚証の薬です。人参湯を使いたいな、という患者で熱と頭痛がある場合に。あるいはのぼせ、気逆がある場合に。表も裏も同時に治します。出典は「傷寒論・太陽病下篇」。上半身に熱があり、下半身が冷えている場合（上熱下寒）もこの薬が適応になります。

ケイヒ（桂皮）
カンゾウ（甘草）
ビャクジュツ（白朮）
ニンジン（人参）
カンキョウ（乾姜）

㉓　抑肝散加陳皮半夏

　これは抑肝散にお腹を乾かす陳皮と半夏が加わった薬です。消化器症状を伴うときにこれを使います。すでに抑肝散のところでちょこっと説明しましたね。80番台、なんかすごく寡黙になってます…『本朝経験方』です。

　抑肝散（54）は

ビャクジュツ（白朮）
ブクリョウ（茯苓）
センキュウ（川芎）
トウキ（当帰）
チョウトウコウ（釣藤鈎）

つまずきから学ぶ漢方薬 ■

サイコ（柴胡）
カンゾウ（甘草）

でした。これに

チンピ（陳皮）
ハンゲ（半夏）

とそのまんま、ですね。

月経前症候群（PMS）には加味逍遙散をよく使います。より精神症状が全面に出る月経前気分不快障害（premenstrual dysphoric disorder: PMDD）には抑肝散とか抑肝散加陳皮半夏を用いるそうです。そういえば、加味逍遙散と意外に生薬かぶってます。禁煙治療時のイライラにも使えるのだとか。

⑧⁴ 大黄甘草湯

名前には「承気湯」とは書いていないものの、大黄甘草湯は承気湯の仲間です。調胃承気湯から芒硝をとっただけの薬です。便秘に使います。出典は『金匱要略』です。

ダイオウ（大黄）
カンゾウ（甘草）

外来で高齢者の便秘によく使います。芒硝がない分、やや弱っている高齢者でも使いやすい。大黄のセンノサイドはあまり長期に使うと効果が落ちてくるため、慢性期には使いにくいのですが「これじゃないとだめ」な患者が多いのも事実です。難しいです。

⑧⁵ 神秘湯

神秘的な名前ですが、喘息など呼吸困難に使う薬です。霊妙な薬効があるから、この名前なんだそうで、「ええーっ、それでいいの？」とちょっと思いますが、まあ、そういうこと。出典は『外台秘要』です。黄連解毒湯と同じですね。

昔咳や喘息に使う漢方薬に「麦門冬湯」しか知らなかった時

JCOPY 498-06926
215

代。教えていた研修医が「神秘湯使ってはどうでしょう」と言われて、「なにそれ？　食べれるの？」と応答したことを思い出します（ウソです）。

神秘湯は裏寒虚証の喘息や気管支炎に使います。構造は後述する柴朴湯にも似ていますが、そちらはより実証の患者、呼吸困難が弱い患者に使います。

マオウ（麻黄）

キョウニン（杏仁）

コウボク（厚朴）

チンピ（陳皮）

カンゾウ（甘草）

サイコ（柴胡）

ソヨウ（蘇葉）

麻杏甘石湯から石膏を取って、それ以外に
麦門冬湯（乾いた咳を潤す）とは逆に、乾かす薬、
厚朴、陳皮
が入っています。麦門冬湯だけじゃ咳は治せないってこと。ああ、恥ずかしい昔の俺。
柴胡は熱を取る。神秘湯は意外に柴胡剤です。
蘇葉は表を発する作用があり、香蘇散などもこの目的で使います。

❽❻　当帰飲子

とうきいんし、と打つと登記印紙と変換されるぼくのパソコンです。それはいいんですが、当帰飲子ってそもそもどういう意味なのでしょう。

当帰、はわかります。飲子？　調べてみましたが、諸説あってはっきりしないようです。飲み薬だから飲をつけて、子のほうはついで？？　一説によると、冷やすときは飲、さらに少量ずつ服用して経過を見るものを飲子と呼ぶようですが。冷服といって、冷やして飲むと良い薬です。

皮膚の薬です。血虚を伴う皮膚の炎症に使います。四物湯の派生で、役割は温清飲に似ていますが、当帰飲子のほうが虚証

むけです。出典は『厳氏済生方』など諸説あるようです。

トウキ（当帰）
ジオウ（地黄）
シャクヤク（芍薬）
センキュウ（川芎）
ボウフウ（防風）
オウギ（黄耆）
ケイガイ（荊芥）
カンゾウ（甘草）
シツリシ（疾梨子）
カシュウ（何首烏）

の 10 生薬です。

当然、当帰は入っています。

当帰、地黄、芍薬、川芎は四物湯ですから、血虚に使います。

防風、荊芥は皮膚の炎症に

黄耆は補気。汗を止める効果もありました。

甘草は「隠し味」。諸薬を調和するといいます。

で、疾梨子。これはハマビシの果実だそうで、そう痒を止める効果などがあるそうです。エキス剤で入ってるのは当帰飲子だけかな。

何首烏。これはカシュウと読みますが、なんじゃそれ。実はこれはツルドクダミ、お茶になってるあれですね。なんだ、めちゃ有名じゃん。これも血を補う生薬です。やはりエキス剤で入ってるのは当帰飲子くらいでしょうか。何首烏というのはこの薬の由来の伝説に出てくる人物名だとかなんとか、いろいろ説があるようです。とにかく何首烏は鳥ではありません。植物です。

⑧⑦ 六味丸

有名な八味地黄丸（7 番）から派生した薬です。六味丸に桂皮と附子を足すと八味地黄丸（あるいは八味丸）です。出典は『小児薬証直訣』で、宋の時代の教科書です。八味地黄丸のほうが先にできていた、というのがミソです。ビバ、引き算の医

療！

　六味丸は、当然、6つの生薬からなってます。

　　　　　　ジオウ（地黄）
　　　　　　サンシュユ（山茱萸）
　　　　　　サンヤク（山薬）
　　　　　　ブクリョウ（茯苓）
　　　　　　ボタンピ（牡丹皮）
　　　　　　タクシャ　（沢瀉）

　です。これは腎陰虚に効く薬です。裏熱虚証。腎陽虚で暖める必要があれば、附子の入った八味地黄丸を使います。冷えがなければ、六味丸。疲れやすい、尿が少ない、あるいは多尿。口渇を目標にします。三補三瀉という言い方がありまして、地黄、山茱萸、山薬が補う3つの生薬、茯苓、牡丹皮、沢瀉が捨てる（瀉する）3つの生薬というわけです。

　生薬については八味地黄丸ですでに説明済み！

❽❽　二朮湯

　二陳湯が出たあとで、今度は二朮湯です。これには蒼朮と白朮の二つの朮が入っています。予想通り。関節炎に使う薬の一つで、なにしろ二朮ですから、水毒に効きます。とくに五十肩によく使います。出典は『万病回春』です。

　　　　　　ハンゲ（半夏）
　　　　　　ソウジュツ（蒼朮）
　　　　　　ビャクジュツ（白朮）
　　　　　　オウゴン（黄芩）
　　　　　　コウブシ（香附子）
　　　　　　チンピ（陳皮）
　　　　　　ブクリョウ（茯苓）
　　　　　　カンゾウ（甘草）
　　　　　　ショウキョウ（生姜）
　　　　　　イレイセン（威霊仙）
　　　　　　テンナンショウ（天南星）

つまずきから学ぶ漢方薬 ■

キョウカツ（羌活）

　うーん。多い。12 の生薬。では少しずつ。

　まずは蒼朮、白朮、茯苓は水毒に使う利水薬。なんでも、蒼朮と白朮で湿を取る効果は相乗的に強くなるのだそうです。

　羌活と威霊仙は疎経活血湯にも入っていた、痛み止めです。

　香附子。これは女神散や香蘇散にも入っていた理気薬ですが、蒼朮と併用すると湿を除く作用があるのだそうです。

　半夏、陳皮。これも湿を除く。

　黄芩。これは解熱、消炎。

　甘草と生姜。これは「隠し味」。

　で、天南星。テンナンセイではなく、テンナンショウと読みます。サトイモ科の植物の根茎です。湿を取る作用と鎮痛作用があるのだそうです。名前の由来は、調べましたがよくわかりませんでした。

　二朮湯は、とにかく五十肩…ではだめかな。

❽⑨ 治打撲一方

　治頭瘡一方というのがありましたね。子どもの頭の皮膚病の薬でした。こっちはそのまんま、打撲の薬です。だから証とか関係ないそうです。古方派の漢方医、香川修庵の経験方です。古方派でも「新薬」を開発してたんですね。

ケイヒ（桂皮）

センキュウ（川芎）

ダイオウ（大黄）

チョウジ（丁子）

ボクソク（樸樕）

センコツ（川骨）

カンゾウ（甘草）

桂皮は血流を促進させ、痛みを取るのに寄与します。

川芎は痛み止め、消炎作用もあります。

大黄は熱を瀉する薬。

丁子は女神散にも入っていました。胃に作用して裏を温めま

JCOPY 498-06926

219

す。

　樸樕は十味敗毒湯にも使われていました。瘀血に効き、痛みや炎症に効くそうです。

　川骨。仙骨ではありません。スイレン科の植物で、根茎を使います。これは利水薬で、利尿、利水作用がありますが、転じて浮腫に、そして打撲に使います。ちょっと強引？　川骨とは、スイレンだから川のような水辺に育ち、さらに根っこが骨に似ているから、という面白くもおかしくもない普通の由来からきているそうです。

　甘草は抗炎症作用をもつ「隠し味」です。

　ここだけの話、ぼくは自分の打撲はほっといて自然に治します（うちの外来には「打撲」では来ない）…すんません。

220

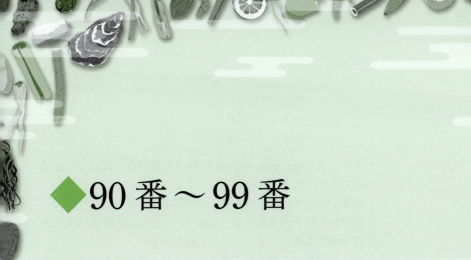

◆90番～99番

⑨ 清肺湯

ふう、ようやく90番台です。もう少しですよ。

辛夷清肺湯という似たような名前の漢方薬もありますが、単純に「清肺湯」だけの薬もあります。肺の熱をとり、粘稠痰、咳に使います。とくに慢性の気管支炎、気管支炎後の咳嗽の遷延などに。気管支拡張症や心不全（心臓性喘息）にも使えるとの記載がありますが（矢数道明『臨床応用漢方処方解説』）、ぼくは経験がありません。心下痞硬が見られることも多い、裏熱虚証用の薬です。出典は「万病回春」です。

　　　　トウキ（当帰）
　　　　ブクリョウ（茯苓）
　　　　オウゴン（黄芩）
　　　　サンシシ（山梔子）
　　　　バクモンドウ（麦門冬）
　　　　ゴミシ（五味子）
　　　　ソウハクヒ（桑白皮）
　　　　タイソウ（大棗）
　　　　チンピ（陳皮）
　　　　カンゾウ（甘草）
　　　　ショウキョウ（生姜）
　　　　チクジョ （竹筎）

テンモンドウ（天門冬）
バイモ（貝母）
キキョウ（桔梗）
キョウニン（杏仁）

　うう、入れも入れたり、16 生薬。『万病回春』に載ってる薬ってどうして生薬こんなに多いんでしょ。

　黄芩と山梔子は熱を取る薬。黄連解毒湯と同じ。

　乾燥した肺を潤す麦門冬、五味子。これは麦門冬湯の麦門冬、小青竜湯の五味子です。イメージはしやすい。

　で、天門冬。これも潤す薬で、ユリ科の植物の根です。麦門冬もユリ科の植物でした。名前も似てますね。両方使うと、さらに咳に効くそうです。

　さて、桑白皮もあとの五虎湯で出てきますが、こちらは肺に溜まった水を取る、加えて清熱作用のある薬です。潤したり、水をとったりなのです。

　さらに、杏仁、桔梗、竹筎はいずれも分泌物を抑制させる薬です。乾燥させつつ、抑制させつつ、清肺湯は複雑です。

　竹筎は次の竹筎温胆湯で出てきます。

　貝母はバイモ、と読みます。分泌物を抑える薬で、これもユリ科の植物の茎です。球根が二枚貝に似ているから貝母でして、魚介類ではありません。

　当帰は補血、活血。炎症があれば補血、活血。

　陳皮、茯苓は胃に働く。

　大棗、甘草、生姜も同様。

　これで勘弁して下さい。

❾❶　竹筎温胆湯

　わりと（ぼくは）よく使う薬で、弱った人の長引く風邪に使います。不安、不眠、神経過敏にも使えます。風邪にも精神科疾患にも使えるってちょっと香蘇散っぽいですね。裏熱虚症の薬です。

　竹筎は生薬の名前ですが、温胆湯という処方もあるのだそうです。半夏、茯苓、生姜、陳皮、竹筎、枳実、甘草、黄連、酸

つまずきから学ぶ漢方薬 ■

棗仁が入っています。あれ？　こっちにも竹筎入ってるやん。
竹筎を足した温胆湯が竹筎温胆湯ちゃうんか？？？
　わかんなくなってきました。温胆湯の語源は「胆を温める」。
これは南北朝時代に「腑の病は寒」という説があり、六腑の一
つ胆を温めるから、温胆湯なのだとか。
　竹筎温胆湯は前述の二陳湯が基本構造になっています。
　こちらも出典は清肺湯同様、『万病回春』で、よって（？）生
薬は多いです。

> チクジョ（竹筎）
> バクモンドウ（麦門冬）
> サイコ（柴胡）
> オウレン（黄連）
> キジツ（枳実）
> ハンゲ（半夏）
> チンピ（陳皮）
> キキョウ（桔梗）
> コウブシ（香附子）
> ブクリョウ（茯苓）
> カンゾウ（甘草）
> ショウキョウ（生姜）
> ニンジン（人参）

の 13 薬。
　まずは竹筎。これは青竹の一種、イネ科のハチクの皮のこと
で、要するに竹なんですね。痰とか咳に使うので、呼吸器疾患
に入ります。
　次に麦門冬は気道を潤します。
　柴胡、黄連は熱を冷ます。温胆湯なのに冷ます薬なんですね
（清熱薬と呼びます）。そういえば温清飲もそうだったような。
竹筎温胆湯は小柴胡湯の黄芩を黄連に変えたものを骨格にした
柴胡剤、という解釈もなりたつそうです。小柴胡湯で治す少陽
病が遷延した状態に使うとか。
　ちょっと気になるので調べてみましたが、『［詳解］中医基礎
理論』によると、「温」は熱の穏やかなもので、熱は温の甚だし
いものだそうです。やっぱ「あたたかい」という日本語的解釈

JCOPY 498-06926

223

でいいんだ。『備急千金要方』には「大病の後、虚煩し眠るを得ざるを治す、これ胆寒ゆるがゆえなり、温胆湯方を服すべし」とあり、温胆の由来が示されているそうです。あれ〜？　温める薬なの？　どうもこのへんは緒論あるようで、深入りするとヤバイことになりそうです。ちょっと「エポケー」に入れときましょう。

　　枳実は気を散らす。
　　半夏と陳皮は痰をとる定番のコンビ。
　　桔梗は痰を止める。炎症を止める。
　　香附子は理気薬。
　　茯苓も利水作用。
　　人参、生姜、甘草もお決まりのトリオでした。
　　こんなとこかなあ。

❷　滋陰至宝湯

　　次に出る滋陰降火湯と似た名前の薬です。滋陰とは陰を滋する、体内の陰が足りない（陰虚）の状態を治す、という意味だそうです。そういう最も重要な薬なので至宝湯なんだとか（いいのかなあ、こういうネーミングで）。

　　滋陰至宝湯は肺の陰虚、うつ症状を伴う弱々しい咳、慢性の咳にも使います。

　　裏熱虚証。ほてりや口渇、イライラなどもしばしば伴います。

　　これも『万病回春』出典。生薬多いです。

　　　　　　　サイコ（柴胡）
　　　　　　　シャクヤク（芍薬）
　　　　　　　トウキ（当帰）
　　　　　　　ビャクジュツ（白朮）
　　　　　　　ブクリョウ（茯苓）
　　　　　　　バクモンドウ（麦門冬）
　　　　　　　バイモ（貝母）
　　　　　　　チモ（知母）
　　　　　　　ハッカ（薄荷）
　　　　　　　コウブシ（香附子）

224

つまずきから学ぶ漢方薬 ■

チンピ（陳皮）
ジコッピ（地骨皮）
カンゾウ（甘草）

よく見たら、加味逍遙散

サイコ（柴胡）
トウキ（当帰）
シャクヤク（芍薬）
ビャクジュツ（白朮）
ブクリョウ（茯苓）
サンシシ（山梔子）
ボタンピ（牡丹皮）
ハッカ（薄荷）
カンゾウ（甘草）
ショウキョウ（生姜）

に結構似ていますね。これから山梔子と牡丹皮を取ったら加味しない逍遙散。それに香附子、麦門冬、知母、地骨皮、貝母、陳皮を加えています。

まずは柴胡と芍薬で解熱、炎症を抑えます。

当帰で補血。

白朮、茯苓で利水。また、甘草とともに健脾作用もあります。

麦門冬は乾いた心肺を潤します。貝母も同様。

知母、薄荷は冷やす薬。

香附子と陳皮は理気薬。

で、最後の地骨皮。ジコッピって読むッピ。これはナス科の植物、クコです。やはり清熱作用があります。あとででる清心蓮子飲にも入っています。

❽ 滋陰降火湯

やはり裏熱虚症の薬で、痰が出にくい、乾いた咳が出る患者に使います。特に夜間の空咳。炎症を抑えるから「降火」ですよね。滋陰至宝湯と構成もよく似ていますし、証もよく似ています。滋陰降火湯のほうが地黄が入っていて、地黄は補血剤で

もありますが、滋陰補精といって、腎陰を補う薬としても有名です。倦怠感や盗汗を伴うとき…まあ昔だと結核とかに使ったのでしょうか…に用います。ちなみに天門冬も腎陰に効く薬です。イライラなど精神症状が強いと滋陰至宝湯かもしれませんが、両者の違いは微妙な気がします。どちらを使ってもよい患者さんもいるのではないでしょうか。

　こちらも出典は『万病回春』。『済生方』とする教科書もあります。

ビャクジュツ（白朮）
ジオウ（地黄）
シャクヤク（芍薬）
チンピ（陳皮）
トウキ（当帰）
バクモンドウ（麦門冬）
オウバク（黄柏）
カンゾウ（甘草）
チモ（知母）
テンモンドウ（天門冬）

　滋陰至宝湯とかぶる生薬も多いですね。で、かぶってないのが
　地黄
　黄柏
　天門冬
　地黄は補血、補陰の薬です。
　黄柏は炎症を治める。
　天門冬は麦門冬と併用して肺を潤し、咳を止めます。

⑨⑤　五虎湯

　5薬からなり、入っている石膏が白いので白虎になぞらえて五虎湯です。同じく白虎を名前の由来にする白虎加人参湯で紹介しましたね。出典は『万病回春』なので、「また生薬こってりか！」と思いきや、これはシンプルで、

226　　　JCOPY 498-06926

つまずきから学ぶ漢方薬 ■

マオウ（麻黄）
キョウニン（杏仁）
カンゾウ（甘草）
セッコウ（石膏）
ソウハクヒ（桑白皮）

　の5つだけ。麻杏甘石湯に桑白皮が加わっていて、咳止め効果を高めています。麻杏甘石湯同様、咳とか気管支炎、喘息に使います。
　麻・杏・甘・石・湯は名前そのまんまなので4薬からなるってのは簡単ですね。で、1つ加えて5個だから、ゴコトウ…お後がよろしいようで。
　麻黄、杏仁、甘草は麻黄湯と同じですね。あと冷やす石膏が入っています。
　清肺湯にも入っていた桑白皮。これは名前そのまま、クワの根皮です。咳に効きます。
　なお、喀痰が多い場合は二陳湯と併用して五虎二陳湯として使います。二陳とは…半夏と陳皮のことでしたね！

❾❻ 柴朴湯

　柴胡の入った「柴なんとか湯」のひとつ。小柴胡湯と半夏厚朴湯を合わせたものです。胸脇苦満があって咳、喀痰、呼吸困難などに使います。呼吸器により特化した小柴胡湯という言い方もできましょうか。これは『本朝経験方』です。
　小柴胡湯

サイコ（柴胡）
オウゴン（黄芩）
ハンゲ（半夏）
ニンジン（人参）
カンゾウ（甘草）
タイソウ（大棗）
ショウキョウ（生姜）

JCOPY 498-06926

227

半夏厚朴湯

> ハンゲ（半夏）
> ブクリョウ（茯苓）
> ショウキョウ（生姜）
> コウボク（厚朴）
> ソヨウ（蘇葉）

で、

柴朴湯

> サイコ（柴胡）
> ハンゲ（半夏）
> ブクリョウ（茯苓）
> オウゴン（黄芩）
> コウボク（厚朴）
> タイソウ（大棗）
> ニンジン（人参）
> カンゾウ（甘草）
> ソヨウ（蘇葉）
> ショウキョウ（生姜）

です。

　かつて慢性の気道炎症に対して多く使われた処方だそうですが、喘息など吸入ステロイドの普及とともに使用頻度が落ちていると聞きます。逆にステロイド、あるいは吸入治療薬を使いにくい患者とかにはいいかもしれません。

❾ 大防風湯

　大防風湯というからには、かつては小防風湯もあったんでしょうか。防風の入った、風、風邪（ふうじゃ）を去る薬です。鶴膝風という鶴の膝のようにぼこっと腫れた膝に効くとも言います。

　裏寒虚証の患者で栄養状態が悪くなり下肢の運動障害が生じた患者に用います。気血両虚があって動きにくい患者、というイメージでしょうか。「大防風湯」なんて威勢のよいネーミング

228

つまずきから学ぶ漢方薬 ■

からついつい実証向きの薬をイメージしてしまいますが、真逆なんですね。出典は『和剤局方』です。

ブシ（附子）
ニンジン（人参）
カンゾウ（甘草）
タイソウ（大棗）
カンキョウ（乾姜）
オウギ（黄耆）
ジオウ（地黄）
トウキ（当帰）
シャクヤク（芍薬）
センキュウ（川芎）
ビャクジュツ（白朮）
ボウフウ（防風）
キョウカツ（羌活）
トチュウ（杜仲）
ゴシツ（牛膝）

大防風湯のように人参と黄耆の入っている薬は参耆剤と呼ばれます。気が足りない患者の全身状態を改善させるための薬です。

附子が入っているので温める系の薬ですね。

人参、甘草、大棗と脾胃に作用して元気を出す。乾姜もここに入りますかね。原典では生姜だったそうです。

黄耆は人参とともに使う。参耆剤ですね。

地黄と当帰、川芎は補血、駆瘀血。

白朮は補気、利水。

防風は痛みを止める。羌活も同様です。

牛膝は寒と湿、痛みを取る薬です。

最後に杜仲。これは杜仲茶の杜仲ですね。トチュウ科の植物の樹皮です。肝腎を補うことで、筋骨を強くする薬です。

❾⓼ 黄耆建中湯

「承気湯類」がお腹の炎症を瀉する薬の一群ですが、「建中湯

JCOPY 498-06926

229

類」は裏寒でお腹が冷えたものを建てなおす、という薬のグループです。虚証でお腹が冷えて、腹痛、下痢という患者に使います。

　黄耆建中湯は次に出てくる小建中湯に黄耆を加えたものです。小建中湯が建中湯類の基本構造なんですね（大建中湯を除く）。なお、黄耆が加わると潰瘍とか膿瘍性疾患により効果が高くなる、と説明されています。出典は『金匱要略』。

　ところで、建中湯の「建中」とは何か。

　建は建築の建ですが、建てる、造る、整えるといったような意味があるそうです。「中」の説明は教科書によってさまざまなのですが、『古今名医方論』によると2つの意味があり、1つは心中悸して煩。もう1つは腹中急痛のこととあります。おそらくは後者の意味で現在の建中湯類は使われると推察します。

オウギ（黄耆）

シャクヤク（芍薬）

カンゾウ（甘草）

タイソウ（大棗）

ショウキョウ（生姜）

ケイヒ（桂皮）

コウイ（膠飴）

黄耆建中湯の黄耆は補気と利水の薬です。

芍薬と甘草でお腹のけいれんや痛みを取ります。

大棗、生姜が脾胃を補う。

桂皮で温める。

膠飴は飴でして、甘いもので痛みを和らげる、というものです。

　ただ、実際には黄耆建中湯は虚弱な体質改善、寝汗などあまりお腹に関係ない症状に使うことも多いようです。

❾❾ 小建中湯

　すでに黄耆建中湯で基本は説明しました。桂枝加芍薬湯に膠飴（あめ）を加えた、と解釈することもできます。胃腸の弱い虚弱児…小児によく使う薬です。夜泣き、夜尿症、虚弱体質改善、下痢、便秘など。応用範囲は広いです。子供の夜泣きに使

える薬、これまでにもいくつかありましたね。抑肝散、柴胡加竜骨牡蛎湯、甘麦大棗湯。出典は『傷寒論』および『金匱要略』。

> シャクヤク（芍薬）
> ケイヒ（桂皮）
> タイソウ（大棗）
> カンゾウ（甘草）
> ショウキョウ（生姜）
> コウイ（膠飴）

　膠飴は胃の働きをよくしてくれます。あとの大建中湯にもたくさん入っています。

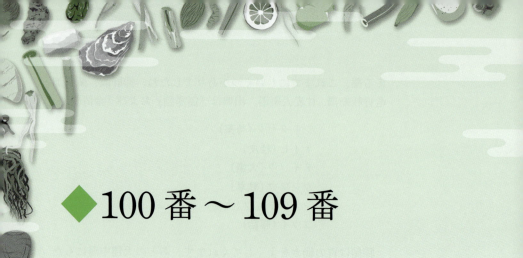

◆100番〜109番

ⓘ 大建中湯

おお、三桁までいった。いよいよ 100 番台。もう少しです。
大建中湯は、お腹が冷えて腸の動きが異常になり腹痛を訴える患者で用います。日本ではもっとも多く処方されている漢方薬だとか (2011 年データ．小林義典．薬学雑誌．2016; 136: 423-32)。
半夏瀉心湯のように炎症が強い人とは逆です。それが転じて、お腹の手術の後の麻痺性イレウスの予防や治療に用いることも多いです。お腹の動きが悪い過敏性腸症候群にも用います。出典は『金匱要略』です。

カンキョウ（乾姜）
ショクショウ（蜀椒）
ニンジン（人参）
コウイ（膠飴）

とわりとシンプルな薬です。
小建中湯同様、膠飴がたくさん入ってます。
乾姜はしょうが、蜀椒はさんしょうの一種、で、人参ですから本当に「食べ物」ですね。
膠飴は乾燥しても減りにくいため、大建中湯エキス剤は他の漢方薬より多くなるのが特徴です。コタローだと 1 包 3g で 1 日 27g（1 回 3 包 ×3 回）、ツムラだと 1 包 2.5g で 1 日 15g（1 回 2 包 ×3 回）になります（通常量で）。これは小建中湯も同じ

つまずきから学ぶ漢方薬

量です。

　術後のイレウス予防に広く用いられていますが、最近、ネガティブスタディーも出ています（Okada K, et al. Evaluation of the efficacy of daikenchuto（TJ-100）for the prevention of paralytic ileus after pancreaticoduodenectomy: A multicenter, double-blind, randomized, placebo-controlled trial. Surgery. 2016; 159: 1333-41）。すでに述べたようにこれはポパーの反証主義的には好意的に捉えて良いことだと思います。質の低いスタディーで「効いた、効いた」と宣伝するよりは質の高い研究で「ここでは効き、こういうときは効かない」という理性的で論理的な議論をできるようになったら、その薬はもっと有効に使えるようになるでしょう。

⑩ 升麻葛根湯

　葛根湯から桂皮、大棗という温める薬をなくし、麻黄を升麻に変えた薬です。表熱実証に使う薬でその他は葛根湯と同じ。肩こり、感冒初期、皮膚炎、口渇などに使います。教科書によっては麻疹で治りにくいときに使うともあります。出典は『和剤局方』です。

> カッコン（葛根）
> シャクヤク（芍薬）
> ショウマ（升麻）
> カンゾウ（甘草）
> ショウキョウ（生姜）

　升麻はキンポウゲ科の植物の根茎でしたね。発汗解表を促す薬です。これは升麻の葉っぱが麻のような形をしており、かつ薬効が内臓下垂を「あげる」ことから付いた名前だったのでした（麻黄とは関係ない）。補中益気湯に入ってましたね。あとは葛根湯と同じです。

⑩ 当帰湯

　当帰芍薬散、当帰四逆加呉茱萸生姜湯、当帰飲子など、当帰をタイトルにもつ薬は多いです。この薬も血虚に使いますが、

JCOPY 498-06926

233

同時に気虚もあり、裏寒虚証に使う弱った患者を補う薬です。
心窩部痛、腹痛、冷え性に用います。出典は『千金方』です。お
腹が動かないと大建中湯、と考えがちですが、血虚や冷えが強
ければ当帰湯のほうがよいといわれます。

トウキ（当帰）
ハンゲ（半夏）
ケイヒ（桂皮）
コウボク（厚朴）
シャクヤク（芍薬）
ニンジン（人参）
オウギ（黄耆）
ショクショウ（蜀椒）
カンゾウ（甘草）
カンキョウ（乾姜）

　で、当帰、芍薬で補血。
　桂皮、乾姜で温め。
　人参、甘草で脾胃に作用し、
　半夏、厚朴、黄耆で補気、理気。
　さて、蜀椒ですが、これは漢字から類推されるように三焦…
じゃなかった、山椒です。山椒の多い四川料理から容易に察す
ることができるように、温める薬ですね。蜀は三国志の蜀で、
要するに四川料理に使う山椒ですよね、たぶん。

⑩ 酸棗仁湯

　　心身がつかれ弱って眠れない人に使う薬、という非常にピン
ポイントなキャッチフレーズを持つ薬です。なんかわかるなあ。
そういう患者。出典は『金匱要略』です。

サンソウニン（酸棗仁）
センキュウ（川芎）
チモ（知母）
ブクリョウ（茯苓）
カンゾウ（甘草）

234

つまずきから学ぶ漢方薬 ■

酸棗仁は帰脾湯にも出てました。クロウメモドキ科サネブト
ナツメの種子です。ってよくわかりませんね。大棗の仲間だそ
うです。漢字、かぶってますもんね。酸棗仁は精神安定薬です。
大棗はナツメのことで、こちらも気を補う薬です。

あとは鎮静作用のある川芎、甘草、そして茯苓。

熱を冷やす知母。

とわりとわかりやすい薬です。

⑩④ 辛夷清肺湯

肺に熱がこもって粘稠痰の出る患者に使う薬です。慢性の鼻
汁、鼻炎・副鼻腔炎にもよくつかわれます。辛夷の入っている
清肺湯…という名前のイメージですが、構造的には実は清肺湯
とはあまり関係ありません。出典は『外科正宗』。これは明の陳
実功が書いた本です。

> セッコウ（石膏）
> バクモンドウ（麦門冬）
> オウゴン（黄芩）
> サンシシ（山梔子）
> チモ（知母）
> ショウマ（升麻）
> ビャクゴウ（百合）
> シンイ（辛夷）
> ビワヨウ（枇杷葉）

石膏と知母、黄芩、山梔子は冷やす系の薬ですね。升麻も熱
を下げる、発散させるといった効果があります。

麦門冬は乾いた気道を潤す薬です。

百合。ビャクゴウというかなり武張った呼び方をします。ユ
リ科の植物の茎で、気を補う薬です。

辛夷。これはモクレン科コブシでして、発汗させながら熱を
発散させる薬です。葛根湯加川芎辛夷に入っている、鼻づまり
に使う薬ですが、ここでは肺の粘った痰づまりにつかう、とい
うイメージで覚えましょう。

枇杷葉はビワの葉っぱですね。咳とか痰に使います。

235

⑩ 通導散

　森道伯が「瘀血証体質」に用いた代表的な薬です。実証用の駆瘀血剤です。後世派での唯一の駆瘀血剤だそうで、古方派の桃核承気湯と対比されるような処方なのだとか（矢數道明『臨床応用漢方処方解説』）。実証で便秘気味の月経不順、月経痛、更年期障害などに使います。高血圧に伴う頭痛やめまい、のぼせ、肩こりにも使います。気鬱にも効きます。大黄と芒硝があるので便秘の患者向けです。出典は『万病回春』です。

キジツ（枳実）
ダイオウ（大黄）
トウキ（当帰）
カンゾウ（甘草）
コウカ（紅花）
コウボク（厚朴）
チンピ（陳皮）
モクツウ（木通）
ソボク（蘇木）
ボウショウ（芒硝）

大黄と芒硝は熱を瀉する薬です。
枳実は理気薬で、上腹部のつかえをとります。
当帰は補血、駆瘀血薬。
紅花も補血、駆瘀血薬
厚朴、陳皮は胃の水分を調整します。木通も利水作用。
次に蘇木。マメ科スオウの木です。これも瘀血を取る薬です。

⑩ 温経湯

　前述のように温清飲と遠目で見間違えそうですが異なる薬です。温経湯も血虚に使いますが、気虚も伴う冷えた虚証の女性に使います。しかしながら、手足が熱い（手掌煩熱という）と口唇乾燥、という2つの訴えが温経湯に特徴的です。血虚と血熱を伴っているわけで、やや複雑ですね。手足が冷えていれば当帰四逆加呉茱萸生姜湯や当帰芍薬散などを使います。出典は

つまずきから学ぶ漢方薬 ■

『金匱要略・婦人雑病第二十二』で、やはり女性のための処方という立ち位置がメインです。

> バクモンドウ（麦門冬）
> ハンゲ（半夏）
> トウキ（当帰）
> カンゾウ（甘草）
> ケイヒ（桂皮）
> シャクヤク（芍薬）
> センキュウ（川芎）
> ニンジン（人参）
> ボタンピ（牡丹皮）
> ゴシュユ（呉茱萸）
> ショウキョウ（生姜）
> アキョウ（阿膠）

の12薬です。これは性器出血などに使う芎帰膠艾湯に似ています（以下）。

> ジオウ（地黄）
> シャクヤク（芍薬）
> トウキ（当帰）
> カンゾウ（甘草）
> センキュウ（川芎）
> ガイヨウ（艾葉）
> アキョウ（阿膠）

温経湯は、芎帰膠艾湯のうち、芎、帰、膠（川芎、当帰、阿膠）が入っています。芎帰膠艾湯のほうは地黄が入っており、より血虚の患者に用いる感じでしょうか。
当帰、川芎で補血。
牡丹皮も活血、止血。
阿膠も補血、そして止血。
麦門冬は滋潤作用。
桂皮は痛みを止め、温める。
人参、甘草、生姜、半夏は脾胃に働く。
呉茱萸も温める薬です。

JCOPY 498-06926

237

⑩ 牛車腎気丸

　八味地黄丸に牛膝と車前子を加えたもので、腎虚で浮腫があり、体の節々が痛いのに使います。出典は『済生方』です。

　牛膝。これもヒユ科の植物の根。瘀血の薬です。「ごしつ」と読みます。疎経活血湯とかに入っていました。

　車前子は五淋散や竜胆瀉肝湯などに入っている水をとる薬でした。

　最近注目される「サルコペニア」にも効果があるともいわれています。まあ、まだ動物実験レベルのデータなので、今後の研究が待たれるところですが（Kishida Y, et al. Go-sha-jinki-Gan (GJG), a traditional Japanese herbal medicine, protects against sarcopenia in senescence-accelerated mice. Phytomedicine. 2015; 22: 16-22）。

　　　　　ジオウ（地黄）
　　　　　サンシュユ（山茱萸）
　　　　　サンヤク（山薬）
　　　　　ブクリョウ（茯苓）
　　　　　タクシャ（沢瀉）
　　　　　ボタンピ（牡丹皮）
　　　　　ケイヒ（桂皮）
　　　　　ブシ（附子）

　　に

　　　　　ゴシツ（牛膝）
　　　　　シャゼンシ（車前子）

⑩ 人参養栄湯

　学生時代、この薬の効果について研究活動をさせていただいたことがあるので感慨深いエキス剤です。十全大補湯同様、気血両虚に使う薬ですが、呼吸器症状を伴う場合はこっちでしょうか。五味子とか入ってますからね。すでに四君子湯や補中益気湯、十全大補湯のところで概説したので、ここでは簡単に。出典は『和剤局方』です。

つまずきから学ぶ漢方薬 ■

ジオウ（地黄）
トウキ（当帰）
ビャクジュツ（白朮）
ブクリョウ（茯苓）
ニンジン（人参）
ケイヒ（桂皮）
オンジ（遠志）
シャクヤク（芍薬）
チンピ（陳皮）
オウギ（黄耆）
カンゾウ（甘草）
ゴミシ（五味子）

の 12 薬からできています。

まず、人参、白朮、茯苓、甘草は四君子湯で補気剤です。黄耆も同じ目的で、補気の効果があります。

当帰、地黄、芍薬は四物湯の中身で足りないのは川芎です。

さらに桂皮、黄耆が入っていて、とても十全大補湯に似ています。

加えて、人参養栄湯には五味子、遠志、陳皮が入っています。

陳皮は理気薬です。五味子は鎮静的に働き、人参と黄耆とともに肺を補います。

遠志は帰脾湯にも入っていました。これはヒメハギ科の植物の根。やはり精神安定効果を持つそうです。

⑩ 小柴胡湯加桔梗石膏

100 番台最後の漢方薬は小柴胡湯加桔梗石膏です。小柴胡湯に桔梗と石膏を加えたものです。桔梗の排膿、鎮咳、咽頭痛への作用や石膏の「冷やす」作用で胸脇苦満を伴う扁桃炎などに用います。『本朝経験方』です。

サイコ（柴胡）
オウゴン（黄芩）
ハンゲ（半夏）

JCOPY 498-06926

239

ニンジン（人参）
カンゾウ（甘草）
タイソウ（大棗）
ショウキョウ（生姜）
キキョウ（桔梗）
セッコウ（石膏）

◆110番～119番

⑪ 立効散

　歯が痛いときに使うという、かなりピンポイントな薬です。出典は『衆方規矩』。これは後世派の曲直瀬道三の著書です。

> サイシン（細辛）
> ショウマ（升麻）
> ボウフウ（防風）
> カンゾウ（甘草）
> リュウタン（竜胆）

の5つの生薬からできています。細辛は痛み止め。升麻も痛み止め、防風も痛み止め、竜胆は炎症、腫脹に使い、あとは甘草です。うーん、この目的で現在使ってるんだろうか。基本、痛み止め系は西洋薬に軍配が上がるような…

⑪ 清心蓮子飲

　猪苓湯、五淋散、竜胆瀉肝湯と同じ「しもの病気」に使います。残尿感とか頻尿、排尿時痛などある尿道炎系の患者に使います。特に虚証の患者にはこの清心蓮子飲を使います。清心というのは三焦のうちの上焦（横隔膜より上）の熱を冷ますという意味だそうです。だから横隔膜より上のイライラや肩こりにも使えるはずなんですね。で、蓮子はハスのことで、ここでは

JCOPY 498-06926

241

蓮肉のことだとイメージしてください。出典は『和剤局方』です。

バクモンドウ（麦門冬）
ブクリョウ（茯苓）
オウゴン（黄芩）
シャゼンシ（車前子）
ニンジン（人参）
オウギ（黄耆）
カンゾウ（甘草）
レンニク（蓮肉）
ジコッピ（地骨皮）

蓮肉はハスの果肉で、補腎作用があります。
黄芩は熱を冷ます。
茯苓は利水作用。
車前子も利水と清熱。
人参と黄耆は補気。
地骨皮も熱を冷まし、
あとは甘草が脾を補い、痛み止め。

⑫ 猪苓湯合四物湯

猪苓湯に四物湯が加わった、名前そのまんまの合方です。猪苓湯証で皮膚の乾燥や手足のしびれ・冷えなど血虚証の傾向のあるタイプに用います。
沢瀉、猪苓、茯苓、阿膠、滑石の猪苓湯。
当帰、地黄、川芎、芍薬の４つはあとで出てくる四物湯。

タクシャ（沢瀉）
チョレイ（猪苓）
ブクリョウ（茯苓）
アキョウ（阿膠）
カッセキ（滑石）
ジオウ（地黄）
シャクヤク（芍薬）

つまずきから学ぶ漢方薬 ■

センキュウ（川芎）
トウキ（当帰）

です。

⑬ 三黄瀉心湯

なんのことはない、

オウゴン（黄芩）
ダイオウ（大黄）
オウレン（黄連）

の黄の漢字がみっつついて、三黄瀉心湯。簡単です。瀉心湯類では「半夏瀉心湯」が一番有名ですが、一番強力なのが三黄瀉心湯です。のぼせ、カッカしている実証患者で、心下痞硬があり、黄連解毒湯よりもさらに実証、便秘がある者を瀉する薬です。「心気不定」といって、落ち着きがない、精神不安、あるいは不眠症にも用います。出典は『金匱要略』です。

ただし、三黄とかいうと、黄連解毒湯の黄連、黄芩、黄柏をイメージしてしまいがちです。黄柏ではなく、瀉下作用の強い大黄だ、というのが（意外な）ピットフォールです。瀉心湯ですからね。

⑭ 柴苓湯

「柴なんとか湯」シリーズです。小柴胡湯と五苓散を合わせたものです。出典は『世医得効法』という元の時代の教科書です。
小柴胡湯

サイコ（柴胡）
オウゴン（黄芩）
ハンゲ（半夏）
ニンジン（人参）
カンゾウ（甘草）
タイソウ（大棗）

243

　　　　　　ショウキョウ（生姜）

五苓散

　　　　　　タクシャ　（沢瀉）
　　　　　　ビャクジュツ（白朮）
　　　　　　チョレイ（猪苓）
　　　　　　ブクリョウ（茯苓）
　　　　　　ケイヒ（桂皮）

　胸脇苦満があり、心下痞硬があり、胃内停水があり、口渇、尿不利、嘔吐、下痢、という水毒のある患者に使います。ネフローゼ症候群など慢性腎疾患に使えるかも、という動物実験データが蓄積され注目されていますが（Ono T, Kamikado K, Morimoto T. Protective effects of Shichimotsu-koka-To on irreversible Thy-1 nephritis. Biol Pharm Bull. 2013; 36: 41-7)、その一方ぼくが調べた限りでは系統的な臨床データ（いわゆるエビデンス）は乏しいようです（Liu XY. Therapeutic effect of chai-ling-tang (sairei-to) on the steroid-dependent nephrotic syndrome in children. Am J Chin Med. 1995; 23: 255-60 など参照）。

⓫⑤　胃苓湯

　平胃散と五苓散の合法です。水毒ある患者の胃炎、暑気あたり、食あたり、急性下痢などに。腹部膨満感も特徴的です（平胃散でも腹部膨満感が目標となります）。裏寒虚証の薬です。出典は『万病回春』。
　平胃散

　　　　　　ソウジュツ（蒼朮）
　　　　　　コウボク（厚朴）
　　　　　　チンピ（陳皮）
　　　　　　タイソウ（大棗）
　　　　　　カンゾウ（甘草）
　　　　　　ショウキョウ（生姜）

つまずきから学ぶ漢方薬 ■

五苓散

> タクシャ（沢瀉）
> ビャクジュツ（白朮）
> チョレイ（猪苓）
> ブクリョウ（茯苓）
> ケイヒ（桂皮）

⑯ 茯苓飲合半夏厚朴湯

なんか 110 番台は合方が多いですね。

胃内停水があり、とくに悪心嘔吐が強いものに使います。不安症状にも用います。ストレスで胃に負担がかかっているときなどにも。本書の校正している現在のぼくが茯苓飲合半夏厚朴湯証って感じです。利水と理気の両者の作用を期待して使います。

茯苓飲

> ブクリョウ（茯苓）
> ソウジュツ（蒼朮）
> チンピ（陳皮）
> ニンジン（人参）
> キジツ（枳実）
> ショウキョウ（生姜）

半夏厚朴湯

> ハンゲ（半夏）
> ブクリョウ（茯苓）
> ショウキョウ（生姜）
> コウボク（厚朴）
> ソヨウ（蘇葉）

茯苓、生姜はかぶっているので、茯苓飲に半夏、厚朴、蘇葉を加えたものですね。

245

⑪ 茵蔯五苓散

五苓散に茵蔯蒿を加えたものです。茵蔯蒿は茵蔯蒿湯（黄疸に使う薬）に入っています。出典は『金匱要略』で黄疸に使うと書かれています。

インチンコウ（茵蔯蒿）

それに
五苓散

タクシャ （沢瀉）
ビャクジュツ（白朮）
チョレイ（猪苓）
ブクリョウ（茯苓）
ケイヒ（桂皮）

が加わる。水毒のある五苓散の証に黄疸が加わった場合に使うそうですが、この薬、ぼくは使ったことがありません。

⑱ 苓姜朮甘湯

苓桂朮甘湯と紛らわしい薬です。出典は『金匱要略』。
ただ、作りはシンプルで、

ブクリョウ（茯苓）
カンキョウ（乾姜）
ビャクジュツ（白朮）
カンゾウ（甘草）

でできています。裏寒虚証で、腰から下、あるいは腰の周りが冷える人に使います。夜尿症にも応用できるとか。乾姜で温め、茯苓、白朮で利水、あとは甘草です。乾姜のほうが桂皮より温め作用が強いのか、苓桂朮甘湯より冷える患者に使うそうです。あと桂皮は気を散らす作用があるので、そういう患者は苓桂朮甘湯優先でしょうか。ま、すでに述べたように上半身は苓桂朮甘湯、下半身は苓姜朮甘湯、のほうがビギナー的だと思いますが。

246

つまずきから学ぶ漢方薬 ■

　苓姜朮甘湯に四物湯の特徴を加味したのが芎帰調血飲という
漢方薬で、こちらも保険適応製剤があります。

⑪⑨　苓甘姜味辛夏仁湯

　ああ、この薬が一番覚えにくい！　リョウカンキョウミシン
ゲニトウ、リョウカンキョウミシンゲニトウ、リョウカン
キョウミシンゲニトウ…3回くらい繰り返さないと語呂がつ
かめない！

　冷え、胃内停水のある患者の喀痰の多い咳、鼻汁などに使う
裏寒虚証の薬です。小青竜湯も鼻水に使いますが、麻黄とか入
っていて虚証、胃弱、心臓が弱い人とかには使いにくい。「弱っ
た人のための小青竜湯」と覚えるのはいかがでしょう。出典は
『金匱要略』です。

ブクリョウ（茯苓）
カンゾウ（甘草）
カンキョウ（乾姜）
ゴミシ（五味子）
サイシン（細辛）
ハンゲ（半夏）
キョウニン（杏仁）

　の7つです。素朴な疑問ですが、どうして漢方薬は生薬のお
しりの漢字をとって、頭の文字は使わないんでしょうね。いや、
甘草は頭をとってるな。ああ、一貫性がない。

　茯苓は利水薬。

　乾姜と細辛は温め。

　五味子は咳を取る。

　半夏は気道の湿をとる。

　杏仁も咳を止める。

　甘草は脾胃を補う。去痰や気管支平滑筋の痙攣もとるとあり
ますが、こちらの作用はどのくらいかなあ。

247

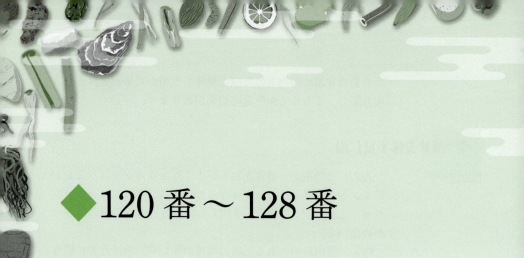

◆120番～128番

⑫ 黄連湯

なんとなく黄連解毒湯と関係あんの？ って名前ですがほとんど関係ありません。黄連のみ。内にこもった熱を取る裏熱虚症の薬です。胃炎、口内炎など。出典は『傷寒論・太陽病下篇』。
　実は半夏瀉心湯の黄芩の代わりに桂皮になっており、半夏瀉心湯に近い構造です。桂皮によって冷えてけいれんした消化管に効く、ということだそうです。お腹が痛むとき、嘔気、ゲップなどが強いときは黄連湯、心下痞硬はあるが痛みがないか弱い場合は半夏瀉心湯です。ちなみに黄芩湯というのもありまして、こちらも熱や下痢の薬です。

　　　　　ハンゲ（半夏）
　　　　　ケイヒ（桂皮）
　　　　　オウレン（黄連）
　　　　　カンゾウ（甘草）
　　　　　カンキョウ（乾姜）
　　　　　ニンジン（人参）
　　　　　タイソウ（大棗）

⑫ 三物黄芩湯

　四物湯が4つの薬、で三物黄芩湯は3つの生薬で、そのうち

つまずきから学ぶ漢方薬 ■

ひとつが黄芩です。血熱を治す薬で、四肢が熱くなって、もだえるときの薬です。裏熱虚証。手足のほてり、不眠などに使います。三黄瀉心湯と「遠目」すると似てるので、勘違いに要注意です。出典は『金匱要略』です。

オウゴン（黄芩）
クジン（苦参）
ジオウ（地黄）

黄芩は冷やす薬。
地黄は補血。炎症には補血でした。
苦参も消風散に入っていた、「冷やす薬」でした。

⓬ 排膿散及湯

みたまんま、排膿する薬です。化膿性疾患に使います。普通は粉薬、〜散か、お湯薬の〜湯のどっちかなのですが、散及湯（散、及び湯）という不思議な名前になっています。もともと排膿散と排膿湯という2つの薬があったそうなのですが、日本では両方合わせてしまったのだそうです。作者はあの華岡青洲。説明終わり。サンキュー。

キキョウ（桔梗）
カンゾウ（甘草）
キジツ（枳実）
シャクヤク（芍薬）
タイソウ（大棗）
ショウキョウ（生姜）

桔梗は排膿。痛み止め。
枳実は理気薬で、桔梗と共に排膿を促します。
芍薬は駆瘀血薬。
で、甘草と生姜。

⓭ 当帰建中湯

建中湯類です。小建中湯から芍薬を減らし、当帰を加えて血

249

虚に対応しています。貧血、冷え性の腹痛に使います。当帰芍薬散よりも虚証の女性の月経痛などに使う薬です。出典は『千金方』です。

> シャクヤク（芍薬）
> ケイヒ（桂皮）
> タイソウ（大棗）
> カンゾウ（甘草）
> ショウキョウ（生姜）
> コウイ（膠飴）

そして

> トウキ（当帰）

⑫ 川芎茶調散

　川芎茶調散は覚えやすい名前です。センキュウチャチョウサン、の語呂がよいためと思います。ゴロゴロ。お茶と一緒に飲むと効くのだそうです。出典は『和剤局方』。
　頭痛や目眩に使います。生薬も「痛み系」の薬が多いです。気血がうっ滞した状態の、例えば鼻炎に伴う頭痛とかがよいそうで、血圧が高くて頭痛、的な釣藤散などと使い分けます。（すでに釣藤散のところで説明しました。）

> コウブシ（香附子）
> センキュウ（川芎）
> ケイガイ（荊芥）
> ハッカ（薄荷）
> ビャクシ（白芷）
> ボウフウ（防風）
> カンゾウ（甘草）
> キョウカツ（羌活）
> チャヨウ（茶葉）

荊芥、羌活、白芷、防風が痛みの薬。
川芎も葛根湯加川芎辛夷のように痛みに使います。
香附子は理気薬。

つまずきから学ぶ漢方薬 ■

薄荷は冷やしつつ頭痛に。
あと、茶葉。これはお茶の葉で冷す薬です。

⑫ 桂枝茯苓丸加薏苡仁

桂枝茯苓丸は女性に使う薬、と説明しましたが、それで皮膚
の炎症が強いと薏苡仁をかませる、ということです。日本でだ
んだん進化してきた、『本朝経験方』です。

> ケイヒ（桂皮）
> シャクヤク（芍薬）
> トウニン（桃仁）
> ブクリョウ（茯苓）
> ボタンピ（牡丹皮）

に

> ヨクイニン（薏苡仁）

ですね。

⑫ 麻子仁丸

高齢者、虚証の習慣性便秘に使います。潤腸湯も使えますが、
潤腸湯はとくに皮膚乾燥が強い場合に使います。出典は『傷寒
論』。大黄、枳実、厚朴と「大承気湯」に似てますね。大承気湯
が実証の便秘に用いるのに、麻子仁丸は高齢者の虚弱な虚証の
便秘に使う、と理解するとわかりやすいです。

> ダイオウ（大黄）
> キジツ（枳実）
> キョウニン（杏仁）
> コウボク（厚朴）
> シャクヤク（芍薬）
> マシニン（麻子仁）

麻子仁はクワ科の麻の種子。排便を促します。
大黄は分かりやすいですね。

JCOPY 498-06926

251

杏仁は大腸を潤す。
枳実は胃腸の熱を瀉す。
芍薬は補血。
厚朴は胃の気を巡らす。
と理解します。

⑫ 麻黄附子細辛湯

これもシンプルな薬。インフルエンザで、虚証の方なら、桂枝湯とあげていました。もっと弱っている、高齢者や虚弱者で、顔色が悪くて寒気がする、なんてときはこれを使うと温まります。もちろん、生活習慣の改善も大事です。出典は『傷寒論』です。

> マオウ（麻黄）
> ブシ（附子）
> サイシン（細辛）

なあんだ、そのまんまですね。麻杏甘石湯より、さらに覚えやすいです。ただし、麻黄はエフェドリン、シュードエフェドリン作用があり、交感神経亢進、血管収縮、心負荷がかかります。その点は要注意です。附子は温める薬。冷え性の人なんかにはこの薬は使えます。ぼくはレイノー症候群にこの薬を使ってよかったことがあります。

その他、喉チクの風邪と呼ばれるようなタイプの風邪、アレルギー性鼻炎、喘息などにも使うそうです。陽虚証なので体が弱って風邪をひいたみたいなときによいようです。ぼくはフルマラソンを走ったあとに風邪が長引く傾向にありますが、こういうときは麻黄附子細辛湯はいいかもしれません。

細辛はウマノスズクサ科の植物で、その根や根茎を用います。口に入れるとしびれるように辛いから、細辛でしたね。

麻黄も附子も細辛も、要するにからだを温めてくれる薬なのです。

つまずきから学ぶ漢方薬 ■

⑫ 啓脾湯

　129 は欠番なので（なんで？）、120 番台は啓脾湯で最後です。
お疲れ様です。

　脾に力をつける（啓く）薬で、脾胃の気虚に使います。裏寒
虚証。弱った方の慢性の胃弱、下痢、消化不良に。啓脾湯は『万
病回春』が出典です。

　似たような名前に帰脾湯がありますし、こちらも虚証に使い
ますが、どちらかというと精神症状がメインの人に使います。
生薬はあまり似ていません。

> ニンジン（人参）
> ビャクジュツ（白朮）
> ブクリョウ（茯苓）
> タクシャ（沢瀉）
> カンゾウ（甘草）
> チンピ（陳皮）
> レンニク（蓮肉）
> サンザシ（山楂子）
> サンヤク（山薬）

　まず人参。これは脾胃の病気だからわかりますね。

　次に白朮、茯苓、沢瀉。利水薬ですが、脾胃にも作用します。
甘草も同じですね。

　陳皮も胃にかかる理気薬。

　蓮肉も脾胃にかかります。

　山楂子。サンザシです。山梔子（サンシシ）じゃありません。
紛らわしいですね。バラ科の山楂子。消化不良に効く薬です。
啓脾湯特有の薬です。

　山薬。これは六味丸系の薬に入っていて、もちろん腎（そし
て脾も）を補う薬です。

JCOPY 498-06926

253

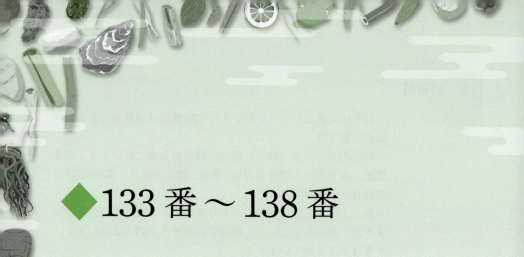

◆133番〜138番

⓭ 大承気湯

130, 131, 132 は欠番です。

承気湯類で最強の効果を持つ大承気湯。まあ、大がつくのはたいてい強い。大柴胡湯、大青竜湯とか。裏熱実証の腹痛、心窩部不快感、便秘に使います。あるいは悪寒のない体温上昇で発汗を伴う場合（潮熱といいます）のときにも。また、悪寒や悪風がなく、かつ熱が苦痛な場合を「悪熱」とよび、大承気湯や白虎湯を用います。

出典は『傷寒論』および『金匱要略』です。

　　　　ダイオウ（大黄）
　　　　ボウショウ（芒硝）
　　　　キジツ（枳実）
　　　　コウボク（厚朴）

大黄と芒硝は瀉する薬で、いいですね。ちなみに「小承気湯」は大承気湯から芒硝をとっぱらっただけのものですが、エキス剤はありません。

枳実や厚朴は気を降ろす作用があります。そういえば大黄にも精神安定作用がありました。精神神経症状を伴う頑固な便秘、というのが使用目標です。

つまずきから学ぶ漢方薬 ■

⑭ 桂枝加芍薬大黄湯

桂枝加芍薬湯（桂枝湯の芍薬を増やしたの）に大黄を加えたものです。虚証の腹部膨満、便秘、（腹直筋痙攣を伴う）腹痛に。これも出典は『傷寒論・太陰病』。桂枝加芍薬湯と同じです。桂枝加芍薬湯が下痢型の過敏性腸症候群（irritable bowel syndrome: IBS）に用いることが可能で、桂枝加芍薬大黄湯は便秘型の IBS に使えます。なるほど、大黄の有無で両タイプの IBS に対応できるなんてすごいですね。

生薬は、

シャクヤク（芍薬）
ケイヒ（桂皮）
タイソウ（大棗）
カンゾウ（甘草）
ショウキョウ（生姜）

に

ダイオウ（大黄）

⑬⑤ 茵蔯蒿湯

黄疸に使う茵蔯蒿湯。半表半裏〜裏熱に使います。口内炎に使うくらいかなあ…出典は『傷寒論』で、陽明病に使います。昔は肝炎多かったでしょうから（たぶん）、重宝したと思います。

サンシシ（山梔子）
インチンコウ（茵蔯蒿）
ダイオウ（大黄）

で、山梔子で熱を冷まし、大黄で瀉す。

茵蔯蒿は、キク科のカワラヨモギです。熱を冷まし、黄疸をとると言われていますが、実際に黄疸の患者には使ったことがありません。矢數道明『臨床応用漢方処方解説』によると、蕁麻疹にも使えるのだそうです。ステロイドや抗ヒスタミン剤が使いにくい患者さんっていますから、こういう応用法はありそうですね。

⓭⓰ 清暑益気湯

夏痩せ、夏負けの薬で、イメージ通りです。裏熱虚症の薬です。気虚に加え、津液の損傷があるときに使います。よって麦門冬とか五味子が入っています。

ビャクジュツ（白朮）
ニンジン（人参）
バクモンドウ（麦門冬）
オウギ（黄耆）
チンピ（陳皮）
トウキ（当帰）
オウバク（黄柏）
カンゾウ（甘草）
ゴミシ（五味子）

黄耆で気を補います。陳皮も理気。脾胃にも作用します。
人参、甘草はいいですね。
麦門冬、五味子は肺を潤します。
白朮は脾を補い、利水作用。
当帰は補血。
黄柏は熱を下げます。

⓭⓱ 加味帰脾湯

クラシエの49番がツムラではここです。帰脾湯に柴胡と山梔子を加えたものです。帰脾湯の証に熱が加わったものに用いるとあります（矢數道明『臨床応用漢方処方解説』）。出典は『済生方』。

脾虚、つまり胃腸が弱い感じの薬です。そこから転じて全身倦怠、胃弱、貧血、冷え、動悸、不眠、健忘と多彩な症状に効果があります。要するに気が足りなくて元気がなくて精神症状が安定しない感じです。帰脾湯の生薬は、

オウギ（黄耆）
ニンジン（人参）

つまずきから学ぶ漢方薬 ■

ビャクジュツ（白朮）
ブクリョウ（茯苓）
オンジ（遠志）
タイソウ（大棗）
トウキ（当帰）
カンゾウ（甘草）
ショウキョウ（生姜）
モッコウ（木香）
サンソウニン（酸棗仁）
リュウガンニク（竜眼肉）
サイコ（柴胡）
サンシシ（山梔子）

なんでも加味帰脾湯は血小板減少症、ITP（Idiopathic Thrombocytopenic Purpura）、特発性門脈圧亢進症（バンチ症候群）にも効果があるのだそうです。「本当の」脾臓に効果があるんでしょうか。不思議。

⓭⓭ 桔梗湯

139 はないので、これが 130 番台最後。膿をとる桔梗が入っている桔梗湯です。シンプルで、

キキョウ（桔梗）
カンゾウ（甘草）

これだけ。裏熱虚証。弱った方の咽頭痛に使います。出典は『傷寒論・少陰病』で、六病位では「陰」に入るのですね。表証に乏しい咽頭痛が目標、ということがわかります。

さて、ツムラの薬はここまでですが、番号の付いた処方漢方薬はもう少しあります。いずれも小太郎から出ていますが、これを少し紹介します。その他番号のついていない漢方薬や、附子末のような生薬だけの製品も各社から出ていますが、ここでは割愛！

JCOPY 498-06926

257

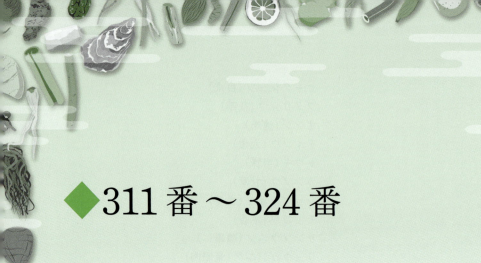

◆311番〜324番

⓷⓵⓵ 九味檳榔湯

小太郎がなぜ「300番台」というブルーノート4000番台のような番号を付けたのかはわかりませんが、まあ、そういうことなのです。

九味檳榔湯は「くみびんろうとう」と呼びます。九味のほうはこれまでにも似たような呼称があったので「ああ、そうかな」と思っていただけると思いますが、「檳榔」とはなんぞや。これは檳榔子のことです。女神散にも入っていた理気薬です。

　　　ビンロウジ（檳榔子）
　　　ダイオウ（大黄）
　　　コウボク（厚朴）
　　　ケイヒ（桂皮）
　　　カンゾウ（甘草）
　　　モッコウ（木香）
　　　キッピ（橘皮）
　　　シソヨウ（紫蘇葉）
　　　ショウキョウ（生姜）
　　　ゴシュユ（呉茱萸）
　　　ブクリョウ（茯苓）

が入っています。なんだ、「九」味と書いてあるのに11も生薬がありますね。出典は『勿誤薬室方函口訣』です。浅田宗伯

つまずきから学ぶ漢方薬 ■

自身、九味檳榔湯を脚気の治療や予防に使っていたとか（山本巖『東医雑録 (3)』燎原書店）。

　むくみ、息切れ、動悸、倦怠感を治療するまるで心不全の薬です。原典では「脚気」にも使うと書かれています。まあ、紫蘇や生姜にもビタミンB_1は含まれていますが、水溶性ビタミンですし、「これを狙って」治療するのは難しかったかもしれません。ちなみに明治時代には漢方医（の一部？）が脚気の治療に麦飯を推奨していたそうで、このことは拙著『サルバルサン戦記』でも紹介しています。これは高木兼寛が臨床試験で麦飯の脚気予防効果を示したり、鈴木梅太郎がビタミンB_1を発見するずっと前の話です。

　檳榔子同様に厚朴、木香、橘皮にも理気作用があります。大黄は瀉下に用いる薬。桂皮は温め、生姜と甘草は脾胃に作用します。

⑭ 梔子柏皮湯

　「ししはくひとう」と読みます。音的には、子々孫々なリズムですが、ここでの「しし」は山梔子のことです。柏皮は黄柏のこと…かな？　生薬はシンプル。

> サンシシ（山梔子）
> カンゾウ（甘草）
> オウバク（黄柏）

のみです。出典は『傷寒論』です。

　これは黄疸と発熱の薬です。少陽病を目標とします。山梔子は熱を取り、甘草が脾胃を補います。黄柏も熱を取る薬です。転じて皮膚のかゆみや二日酔いにも使うそうです。

⑲ 大柴胡湯去大黄

　これは大柴胡湯から大黄をとったものです。名前のまんまです。イライラや抑うつがあって胸脇苦満がはっきりしており、大柴胡湯を使いたいんだけど、大黄で下痢になるようなケースはこちらを使う、というやり方で処方するようです。大柴胡湯

JCOPY 498-06926

259

は『傷寒論』が原典ですが、大柴胡湯去大黄の原典はわかりませんでした。『傷寒論』の大柴胡湯のところに「（大黄を）若し加えざれば」という説明があるので、大黄を加えない処方がほのめかされているとはいえます。

> サイコ（柴胡）
> オウゴン（黄芩）
> ハンゲ（半夏）
> キジツ（枳実）
> シャクヤク（芍薬）
> タイソウ（大棗）
> ショウキョウ（生姜）

㉛ 腸癰湯

これも読めないし書けないし、もうぼくの視力ではつぶれて見えますが、「ちょうようとう」と読みます。腸という漢字が使われていることから想像に難くないですが、腹部の症状…腹満、腹痛、下痢、便秘などに効くそうです（関矢信康ら. 日東医誌. 2006; 57: 443-7）。下痢にも便秘にも使えるというのが漢方的だと思います。でも、「癰」ってどっかで見たような。そうそう、皮下にできる膿瘍性毛嚢炎でした。癤（せつ、furuncle）とか癰（carbuncle）とか、ありましたね。

> ヨクイニン（薏苡仁）
> トウガシ（冬瓜子）
> トウニン（桃仁）
> ボタンピ（牡丹皮）

の4つの生薬からなります。桃仁と牡丹皮が入っていて、桂枝茯苓丸などが想起されます。腸癰湯も月経痛にも使えるそうです。薏苡仁は水いぼなどにも使いますが、膿瘍にも効果があるようです。排膿散及湯も排膿を促す薬ですが、加島雅之先生の『漢方薬の考え方、使い方』によると排膿散及湯に薏苡仁を足す方法もあるそうです。冬瓜子は大黄牡丹皮湯にも入っていましたが、熱を冷ます効果があります。

つまずきから学ぶ漢方薬 ■

㉞ 桔梗石膏

これはそのまんま

キキョウ（桔梗）
セッコウ（石膏）

の入った薬です。咳止めとか排膿に用います。小柴胡湯加桔梗石膏の桔梗と石膏だけを使った薬です。あるいは桔梗湯の甘草を石膏に変えた、とも解釈できましょう。桔梗湯と近い使い方をするそうです。

あと、ブシ末とか軟膏とかはここでは割愛します。

JCOPY 498-06926

261

参考文献 (順不同)

阿部勝利『増補版　外来診療における感染症と漢方』医歯薬出版

花輪壽彦『漢方診療のレッスン』金原出版

大塚敬節『臨床応用　傷寒論解説』創元社

大塚敬節『新装版　漢方医学』創元社

寺澤捷年『症例から学ぶ和漢診療学第2版』医学書院

高山宏世『傷寒論を読もう』東洋学術出版

三潴忠道『はじめての漢方診療十五話』医学書院

坂東正造『山本巌の漢方医学と構造主義　病名漢方診療の実際』メディカルユーコン

高山宏世『漢方赤本』オポチュニット（iPhone app）

秋葉哲生『プロ漢方』オポチュニット（iPhone app）

加島雅之『漢方薬の考え方、使い方』中外医学社

日本東洋医学会学術教育委員会『専門医のための漢方医学テキスト』

坂東正造『漢方治療　44の鉄則』メディカルユーコン

北村順著，田邊一明監修.『循環器医が知っておくべき漢方』文光堂

北村順著，田邊一明監修.『続・循環器医が知っておくべき漢方』文光堂

宮内倫也『ジェネラリストのためのメンタル漢方入門』日本医事新報社

守屋章成『直伝！Dr.守屋の素人独学漢方』上下巻　ケアネット（DVD）

浅岡俊之『明解！Dr.浅岡の楽しく漢方』1〜6巻　ケアネット（DVD）

浅岡俊之『Dr.浅岡のもっと楽しく漢方』1〜5巻　ケアネット（DVD）

山本徳子、藤原りょうじ『まんが中国医学の歴史』医道の日本社

張恵悌『まんが黄帝内経』医道の日本社

柴谷篤弘『構造主義生物学』東京

ミッシェル・フーコー著，神谷美恵子訳『臨床医学の誕生　医学的まなざしの考古学』みすず書房

ミッシェル・フーコー著，慎改康之訳『知の考古学』河出書房

Guyatt G, Rennie D. 古川 壽亮、山崎 力（監訳）『臨床のためのEBM入門　決定版　JAMAユーザーズガイド』医学書院

茨木　保　『まんが医学の歴史』医学書院

株式会社ツムラ　漢方スクエア　http://www.kampo-s.jp/index.htm（閲覧には登録が必要）

入江祥史編『漢方処方定石と次の一手』中外医学社

根本幸夫監修『漢方生薬294処方生薬解説　その基礎から運用まで』じほう

劉　燕池他著，浅川　要監訳『[詳解] 中医基礎理論』東洋学術出版社

神戸中医学研究会編著『[新装版] 中医臨床のための方剤学』東洋学術出版社

三浦於菟『[新装版] 実践漢薬学』東洋学術出版社

三浦於菟『東洋医学を知っていますか』新潮選書

神戸中医学研究会編著『中医臨床のための舌診と脈診』医歯薬出版

入江祥史編著『漢方・中医学講座　診断学編』医歯薬出版

矢数道明『臨床応用漢方処方解説』増補改訂版　創元社

あとがき

　何かを教える立場になったとき、必ず何かを学び、しつけられ、鍛えられる領域を維持していたほうがよい。言葉は正確ではないかもしれませんが、内田樹先生にそのような内容を教わったことがあります。その内田先生は今年（2018年）から能楽師の奥様に小鼓を習い始めるのだとか。その知的好奇心の旺盛さには頭が下がる思いです。

　本書作成のきっかけは、昔受験した、日本東洋医学会漢方専門医試験の勉強ノートから始まりました。まとめのメモやノートがうず高く溜まってきて、「これだけ分量があれば一冊本になるやん」と浅はかなことを考えたのが運の尽き。部分の集合は全体にはならない。情報の集まりも書籍にはならない。知識や概念の強化のために文献を引けば引くほど、これまで小さかった自分の世界観のぶち壊しを要求されます。その外の世界感を看取したかと思った瞬間、監修いただいた西本隆先生に「ここは、おかしい」「あそこが間違っている」というご指摘。調べなおしてみると、確かにおかしい。明らかに、間違っている。自分の理解（していたと信じたもの）は何だったのか。この行きつ戻りつの航海はほとんど遭難の様相を呈してきはじめ、何度となく「手を出してはいけないものに、手を出してしまった」との後悔の念にかられました。

　まあ、それでも諦めが悪く、往生際が悪いのだけが取り柄な（欠点？）イワタです。転んでも転んでも「やり直して失うものはない」「もがき続けることは、後退ではない」と半ば開き直り、やっと出版にこぎつけました。お付き合い頂いた西本先生の辛抱強さに心から感謝申し上げます。無論、内容の不備に関する責任はイワタにあります。ご指摘、ご指導いただければなによりです。

　本書をお読みになった読者の皆様が、少しでもイワタのやらかしたつまずきを回避し、しくじりを回避し、踏まなくて良い地雷を踏まないまま、この世界を前進していただけることを心からお祈りいたします。本書は擦れっ枯らしの漢方のプロ（やプロ志望）のための本ではありませんが、読者の皆さまが漢方の世界を通じて「いまここ」にいる自分の世界のフレームワークを少しでも広げる一助にしていただければ、これ幸いです。

　　　2018年2月

　　　　　　　　　　　　　　　　　　　　　　　　　　岩田健太郎

処方索引

あ	安中散 あんちゅうさん	113
い	胃苓湯 いれいとう	244
	茵蔯蒿湯 いんちんこうとう	255
	茵蔯五苓散 いんちんごれいさん	246
う	温経湯 うんけいとう	236
	温清飲 うんせいいん	187
え	越婢加朮湯 えっぴかじゅつとう	152
お	黄耆建中湯 おうぎけんちゅうとう	229
	黄連解毒湯 おうれんげどくとう	131
	黄連湯 おうれんとう	248
	乙字湯 おつじとう	111
か	葛根湯 かっこんとう	107
	葛根湯加川芎辛夷 かっこんとうかせんきゅうしんい	110
	加味帰脾湯 かみきひとう	256
	加味逍遙散 かみしょうようさん	146
	甘麦大棗湯 かんばくたいそうとう	204
き	桔梗石膏 ききょうせっこう	261
	桔梗湯 ききょうとう	257
	帰脾湯 きひとう	196
	芎帰膠艾湯 きゅうききょうがいとう	209
く	九味檳榔湯 くみびんろうとう	258
け	荊芥連翹湯 けいがいれんぎょうとう	178
	桂枝加芍薬大黄湯 けいしかしゃくやくだいおうとう	255
	桂枝加芍薬湯 けいしかしゃくやくとう	191
	桂枝加朮附湯 けいしかじゅつぶとう	136
	桂枝加竜骨牡蛎湯 けいしかりゅうこつぼれいとう	150
	桂枝湯 けいしとう	40, 173
	桂枝人参湯 けいしにんじんとう	214
	桂枝茯苓丸 けいしぶくりょうがん	149
	桂枝茯苓丸加薏苡仁 けいしぶくりょうがんかよくいにん	251

265

	啓脾湯 けいひとう	253
こ	香蘇散 こうそさん	202
	五虎湯 ごことう	226
	五積散 ごしゃくさん	194
	牛車腎気丸 ごしゃじんきがん	238
	呉茱萸湯 ごしゅゆとう	158
	五淋散 ごりんさん	186
	五苓散 ごれいさん	134
さ	柴陥湯 さいかんとう	205
	柴胡加竜骨牡蛎湯 さいこかりゅうこつぼれいとう	127
	柴胡桂枝乾姜湯 さいこけいしかんきょうとう	125
	柴胡桂枝湯 さいこけいしとう	124
	柴胡清肝湯 さいこせいかんとう	211
	柴朴湯 さいぼくとう	227
	柴苓湯 さいれいとう	243
	三黄瀉心湯 さんおうしゃしんとう	243
	酸棗仁湯 さんそうにんとう	234
	三物黄芩湯 さんもつおうごんとう	248
し	滋陰降火湯 じいんこうかとう	225
	滋陰至宝湯 じいんしほうとう	224
	四逆散 しぎゃくさん	162
	四君子湯 しくんしとう	206
	梔子柏皮湯 ししはくひとう	259
	七物降下湯 しちもつこうかとう	175
	四物湯 しもつとう	203
	炙甘草湯 しゃかんぞうとう	195
	芍薬甘草湯 しゃくやくかんぞうとう	200
	十全大補湯 じゅうぜんたいほとう	177
	十味敗毒湯 じゅうみはいどくとう	115
	潤腸湯 じゅんちょうとう	180
	小建中湯 しょうけんちゅうとう	230
	小柴胡湯 しょうさいことう	38, 122
	小柴胡湯加桔梗石膏 しょうさいことうかききょうせっこう	239

	処方索引	
	小青竜湯 しょうせいりゅうとう	137
	小半夏加茯苓湯 しょうはんげかぶくりょうとう	141
	消風散 しょうふうさん	142
	升麻葛根湯 しょうまかっこんとう	233
	辛夷清肺湯 しんいせいはいとう	235
	参蘇飲 じんそいん	198
	神秘湯 しんぴとう	215
	真武湯 しんぶとう	156
せ	清上防風湯 せいじょうぼうふうとう	188
	清暑益気湯 せいしょえっきとう	256
	清心蓮子飲 せいしんれんしいん	241
	清肺湯 せいはいとう	221
	川芎茶調散 せんきゅうちゃちょうさん	250
そ	疎経活血湯 そけいかっけつとう	182
た	大黄甘草湯 だいおうかんぞうとう	215
	大黄牡丹皮湯 だいおうぼたんぴとう	160
	大建中湯 だいけんちゅうとう	232
	大柴胡湯 だいさいことう	120
	大柴胡湯去大黄 だいさいことうきょだいおう	259
	大承気湯 だいじょうきとう	254
	大防風湯 だいぼうふうとう	228
ち	竹茹温胆湯 ちくじょうんたんとう	222
	治打撲一方 ぢだぼくいっぽう	219
	治頭瘡一方 ぢづそういっぽう	189
	調胃承気湯 ちょういじょうきとう	206
	腸癰湯 ちょうようとう	260
	釣藤散 ちょうとうさん	175
	猪苓湯 ちょれいとう	169
	猪苓湯合四物湯 ちょれいとうごうしもつとう	242
つ	通導散 つうどうさん	236
と	桃核承気湯 とうかくじょうきとう	192
	当帰飲子 とうきいんし	216
	当帰建中湯 とうきけんちゅうとう	249

267

	当帰四逆加呉茱萸生姜湯 とうきしぎゃくかごしゅゆしょうきょうとう	166
	当帰芍薬散 とうきしゃくやくさん	145
	当帰湯 とうきとう	233
に	二朮湯 にじゅつとう	218
	二陳湯 にちんとう	212
	女神散 にょしんさん	199
	人参湯 にんじんとう	159
	人参養栄湯 にんじんようえいとう	238
は	排膿散及湯 はいのうさんきゅうとう	249
	麦門冬湯 ばくもんどうとう	154
	八味地黄丸 はちみじおうがん	118
	半夏厚朴湯 はんげこうぼくとう	133
	半夏瀉心湯 はんげしゃしんとう	129
	半夏白朮天麻湯 はんげびゃくじゅつてんまとう	164
ひ	白虎加人参湯 びゃっこかにんじんとう	161
ふ	茯苓飲 ぶくりょういん	201
	茯苓飲合半夏厚朴湯 ぶくりょういんごうはんげこうぼくとう	245
へ	平胃散 へいいさん	210
ほ	防已黄耆湯 ぼういおうぎとう	140
	防風通聖散 ぼうふうつうしょうさん	192
	補中益気湯 ほちゅうえっきとう	170
ま	麻黄湯 まおうとう	23, 152
	麻黄附子細辛湯 まおうぶしさいしんとう	252
	麻杏甘石湯 まきょうかんせきとう	185
	麻杏薏甘湯 まきょうよくかんとう	209
	麻子仁丸 ましにんがん	251
も	木防已湯 もくぼういとう	163
よ	薏苡仁湯 よくいにんとう	182
	抑肝散 よくかんさん	184
	抑肝散加陳皮半夏 よくかんさんかちんぴはんげ	214
り	六君子湯 りっくんしとう	172
	立効散 りっこうさん	241
	竜胆瀉肝湯 りゅうたんしゃかんとう	207

処方索引 ■

苓甘姜味辛夏仁湯 りょうかんきょうみしんげにんとう　247

苓姜朮甘湯 りょうきょうじゅつかんとう　246

苓桂朮甘湯 りょうけいじゅつかんとう　168

ろ　六味丸 ろくみがん　217

269

生薬索引

あ行

阿膠	169, 196, 209, 237, 242
威霊仙	183, 218
茵蔯蒿	246, 255
茴香	114
延胡索	114
黄耆	140, 164, 170, 175, 177, 197, 217, 229, 230, 234, 239, 242, 256
黄芩	38, 112, 121, 122, 124, 126, 128, 130, 131, 144, 178, 179, 181, 186, 188, 189, 193, 199, 205, 208, 211, 218, 221, 227, 228, 235, 239, 242, 243, 249, 260
黄柏	131, 165, 175, 178, 179, 188, 208, 211, 226, 256, 259
黄連	130, 131, 178, 179, 188, 189, 199, 205, 208, 211, 213, 223, 243, 248
遠志	197, 239, 257

か行

艾葉	209, 237
何首烏	217
葛根	107, 198, 233
滑石	169, 186, 193, 242
栝樓根	126, 212
栝樓仁	205
乾姜	126, 130, 138, 159, 165, 171, 194, 214, 229, 232, 234, 246, 247, 248
甘草	29, 41, 108, 112, 114, 115, 122, 124, 126, 130, 137, 138, 140, 143, 147, 151, 152, 153, 154, 159, 161, 162, 167, 168, 170, 172, 173, 174, 176, 177, 178, 181, 182, 183, 185, 186, 189, 190, 191, 192, 193, 194, 197, 198, 199, 200, 202, 204, 205, 206, 207, 208, 209, 210, 212, 213, 214, 215, 216, 217, 218, 219, 221, 223, 225, 226, 227, 228, 229, 230, 231, 233, 234, 236, 237, 239, 240, 241, 242, 243, 244, 246, 247, 248, 249, 250, 253, 255, 256, 257, 258, 259
桔梗	115, 178, 179, 189, 193, 194, 198, 212, 213, 222, 223, 240, 249, 257, 261
菊花	176
枳殻	180
枳実	121, 162, 181, 189, 194, 198, 201, 213, 223, 236, 245, 249, 251, 254, 260
橘皮	258
羌活	183, 218, 229, 250
杏仁	29, 152, 181, 185, 210, 216, 222, 227, 247, 251
苦参	143, 144, 249
荊芥	115, 143, 178, 179, 189, 190, 193, 217, 250
桂皮	29, 41, 107, 114, 118, 124, 126, 128, 136, 137, 138, 149, 151, 152, 164, 167, 168, 174, 177, 182, 191, 192, 194, 196, 199, 214, 219, 230, 231, 234, 237, 238, 239, 244, 245, 246, 248, 250, 251, 255, 258
膠飴	230, 231, 232, 250
紅花	190, 236
香附子	199, 202, 213, 218, 223, 224, 250
粳米	154, 161
厚朴	133, 181, 194, 210, 213,

生薬索引 ■

	216, 228, 228, 234, 236, 244, 245, 251, 254, 258
牛膝	183, 229, 238
呉茱萸	159, 167, 237, 258
牛蒡子	143, 212
胡麻	143
五味子	138, 221, 239, 247, 256

さ行

柴胡	112, 115, 121, 122, 124, 126, 128, 147, 162, 170, 179, 185, 205, 212, 213, 214, 216, 223, 224, 225, 227, 228, 239, 243, 257, 260
細辛	138, 167, 241, 247, 252
山楂子	253
山梔子	131, 147, 178, 179, 186, 188, 189, 193, 208, 211, 221, 225, 235, 255, 257, 259
山茱萸	118, 218, 238
酸棗仁	197, 234, 257
山薬	118, 218, 238, 253
地黄	110, 118, 142, 144, 175, 177, 178, 180, 181, 183, 186, 188, 196, 204, 208, 209, 211, 217, 218, 226, 229, 237, 238, 239, 242, 249
地骨皮	225, 242
紫蘇葉	258
疾梨子	217
炙甘草	196
芍薬	41, 108, 111, 121, 124, 137, 138, 145, 147, 149, 151, 157, 162, 167, 174, 175, 177, 179, 180, 182, 183, 186, 188, 191, 193, 194, 200, 204, 208, 209, 211, 217, 224, 225, 226, 229, 230, 231, 233, 234, 237, 239, 242, 249, 250, 251, 255, 260
車前子	186, 208, 238, 242
縮砂	114
朮	159

生姜	41, 108, 115, 121, 122, 124, 128, 133, 137, 140, 142, 147, 151, 153, 157, 159, 165, 167, 173, 174, 176, 183, 191, 193, 196, 197, 198, 201, 202, 205, 207, 210, 212, 213, 218, 221, 223, 225, 227, 228, 230, 231, 237, 240, 244, 245, 249, 250, 255, 257, 258, 260
小麦	204
升麻	112, 170, 233, 235, 241
蜀椒	232, 234
辛夷	235
石膏	142, 153, 161, 164, 175, 185, 193, 227, 235, 240, 261
川芎	111, 115, 145, 175, 177, 179, 180, 183, 185, 188, 189, 190, 193, 194, 199, 204, 208, 209, 211, 214, 217, 219, 229, 234, 237, 243, 250
前胡	198
川骨	219
蝉退	143
蒼朮	137, 142, 153, 157, 182, 183, 190, 194, 201, 210, 218, 244, 245
桑白皮	221, 227
蘇木	236
蘇葉	133, 198, 202, 213, 216, 228, 245

た行

大黄	112, 121, 128, 160, 180, 190, 192, 193, 206, 215, 219, 236, 243, 251, 254, 255, 258
大棗	41, 108, 121, 122, 124, 128, 130, 137, 140, 151, 153, 154, 159, 167, 170, 173, 174, 191, 194, 196, 197, 198, 204, 205, 207, 210, 221, 227, 228, 229, 230, 231, 240, 243, 244, 248,

271

	249, 250, 255, 257, 260
沢瀉	118, 135, 145, 164, 169, 186, 208, 218, 238, 242, 244, 245, 246, 253
竹筎	213, 221, 223
知母	143, 161, 224, 226, 234, 235
茶葉	250
丁子	199, 219
釣藤鈎	175, 185, 214
猪苓	136, 169, 242, 244, 245, 246
陳皮	164, 170, 173, 175, 183, 194, 198, 201, 202, 210, 212, 213, 215, 216, 218, 221, 223, 225, 226, 236, 239, 244, 245, 253, 256
天南星	218
天麻	164
天門冬	222, 226
冬瓜子	160, 260
当帰	111, 112, 142, 145, 147, 167, 170, 175, 177, 179, 180, 181, 182, 183, 185, 186, 188, 193, 194, 197, 199, 204, 208, 209, 211, 214, 217, 221, 224, 225, 226, 229, 234, 236, 237, 239, 243, 250, 256, 257
桃仁	149, 160, 181, 183, 192, 251, 260
杜仲	229
独活	115
人参	122, 124, 128, 130, 154, 159, 161, 164, 165, 170, 172, 173, 176, 177, 196, 197, 198, 199, 201, 205, 206, 213, 214, 223, 227, 228, 229, 232, 234, 237, 239, 240, 242, 243, 245, 248, 253, 256
忍冬	190

は行

貝母	222, 224
麦芽	165
麦門冬	154, 176, 196, 213, 221, 223,

	224, 226, 235, 237, 242, 256
薄荷	147, 179, 189, 193, 208, 212, 224, 225, 250
半夏	121, 122, 124, 128, 130, 133, 138, 141, 154, 164, 173, 176, 194, 198, 205, 205, 212, 213, 215, 218, 223, 227, 228, 234, 237, 239, 243, 245, 247, 248, 260
百合	235
白芷	179, 183, 189, 194, 250
白朮	135, 140, 145, 147, 157, 164, 168, 170, 172, 173, 177, 185, 193, 197, 199, 206, 214, 218, 224, 225, 226, 229, 239, 244, 245, 246, 253, 256, 257
枇杷葉	235
檳榔子	199, 258
茯苓	115, 118, 128, 133, 136, 141, 145, 147, 149, 157, 164, 168, 169, 172, 173, 176, 177, 183, 185, 186, 194, 197, 198, 201, 207, 212, 213, 214, 218, 221, 223, 224, 225, 228, 234, 238, 239, 242, 244, 245, 246, 247, 251, 253, 257, 258
附子	38, 118, 137, 157, 229, 238, 252
防已	140, 164, 183
芒硝	160, 192, 193, 206, 236, 254
防風	115, 143, 175, 178, 179, 183, 189, 190, 193, 208, 217, 229, 241, 250
樸樕	115, 219
牡丹皮	118, 147, 149, 160, 218, 225, 237, 238, 251, 260
牡蛎	114, 126
牡蠣	128, 151
麻黄	29, 107, 138, 152, 153, 182, 185, 193, 194, 210, 216, 227, 252
麻子仁	181, 196, 251
木通	143, 167, 186, 208, 236
木香	197, 199, 257, 258

生薬索引 ■

や行
薏苡仁	182, 210, 251, 260

ら行
竜眼肉	197, 257

竜骨	128, 151
竜胆	183, 208, 241
良姜	114
連翹	178, 189, 190, 193, 208, 212
蓮肉	242, 253

273

事項索引

あ行

浅田宗伯	57
医心方	54
胃内振水音	89
イレウス	232
インフルエンザ	26, 152
陰陽	74
陰陽五行説	63
エキス剤	17
エビデンス	97
往来寒熱	88
悪寒	88, 174
悪風	88, 174

か行

風邪	32
過敏性腸症候群	232
気血水	61
逆流性食道炎	201
胸脇苦満	88
龔廷賢	53
駆瘀血	145
ゲシュタルト	73
厥陰病	80
血虚	173, 182, 209
月経前気分不快障害	215
月経前症候群	215
口渇	88
高血圧	175, 176
構造主義	42
黄帝内経	52
口内炎	187
後世派	54
五臓六腑	67
後藤艮山	56
古方派	55

さ

臍下悸	90
臍上悸	90
四逆	167
実証	210
渋江抽斎	57
朱丹渓	53
授乳	96
少陽病	78
少陰病	80
傷寒雑病論	52
証相対	59
小児	96
小腹急結	90
小腹拘急	89
小腹不仁	90
小便不利	88
生薬	14
証論治	59
腎陰虚	218
心下悸	90
心下痞硬	89
心悸	90
神農本草経	52
水毒	218
数脈	87
正中芯	90
咳	154
舌診	86
腺病質	178

た行

太陰病	80, 191
太陽病	78, 152
田代三喜	54
丹波康頼	54

事項索引 ■

遅脈	87
中医学	59
張従正	53
張仲景	53, 153
沈脈	87

な行
ニキビ	189
尿道炎	207
妊娠悪阻	142
認知症	184
妊婦	96

は行
華岡青洲	57, 249
花輪壽彦	58
冷え	159
ひきつけ	176
皮膚炎	187, 210
表寒虚症	198
表寒実証	152
副作用	38
腹診	86
勿誤薬室方函口訣	57
浮脈	87
便秘	180, 215, 251
補陰	155
膀胱炎	207
補気	155
補血	145

ポリファーマシー	11
本朝経験方	227, 239

ま行
曲直瀬道三	54
万病回春	53
脈診	86

や行
陽明病	78
吉益東洞	55
吉益南涯	56

ら行
裏急	89
裏急後重	88
六淫外邪	82
李東垣	53
裏熱虚証	205, 218, 221
劉完素	53
六病位	76
リウマチ性多発筋痛症	107

わ行
和田東郭	57

アルファベット
GERD	201
IBS	255

著者略歴

岩田　健太郎〔Kentaro Iwata〕
神戸大学大学院医学研究科感染症内科教授。1971年島根県生まれ。
1997年　島根医科大学（現・島根大学）卒業，沖縄県立中部病院
1998年　ニューヨーク市セントルークス・ルーズベルト病院
2001年　ニューヨーク市ベスイスラエル・メディカルセンター
2003年　北京インターナショナルSOSクリニック
2004年　千葉県亀田総合病院総合診療・感染症科部長
2008年より現職
2017年より感染症総合誌『J-IDEO』編集主幹。著書、論文多数。
『抗菌薬の考え方、使い方 ver.3』（中外医学社）
『目からウロコ！外科医のための感染症のみかた、考えかた』（中外医学社）
『ワクチンは怖くない』（光文社新書）
『感染症医が教える性の話』（ちくまプリマー新書）ほか

監修者略歴

西本　隆〔Takashi Nishimoto〕
医療法人社団岐黄会西本クリニック院長。
1981年　神戸大学医学部卒業，同年　神戸大学医学部第1内科入局
1982年　市立加西病院内科
1984年　兵庫県立尼崎病院内科東洋医学科　（兼務）兵庫県立東洋医学研究所
1989年　中国天津市天津中医学院研修留学　同年　兵庫県立柏原病院内科東洋医学科
1991年　神戸大学より医学博士号授与
1992年　阪神漢方研究所付属クリニック
1996年　兵庫県西宮市にて西本クリニック開院
現在，自院での診療のほか，神戸大学医学部付属病院で漢方外来を担当
神戸大学医学部及び関西医科大学非常勤講師
著書『あなたを幸せにする漢方』（新潮社）

つまずきから学ぶ漢方薬
構造主義と番号順の漢方学習　　　　　Ⓒ

発　行	2018年4月20日	初版1刷
	2018年6月20日	1版2刷
著　者	岩　田　健太郎	
監　修	西　本　　隆	
発行者	株式会社　中外医学社	
	代表取締役　青　木　　滋	
	〒162-0805　東京都新宿区矢来町62	
	電　話　　（03）3268-2701（代）	
	振替口座　　00190-1-98814番	

印刷・製本/三和印刷（株）　　＜HI・MU＞
ISBN978-4-498-06926-8　　　Printed in Japan

JCOPY ＜（社）出版者著作権管理機構 委託出版物＞

本書の無断複写は著作権法上での例外を除き禁じられています．
複写される場合は，そのつど事前に，（社）出版者著作権管理機構
（電話03-3513-6969，FAX 03-3513-6979，e-mail: info@jcopy.
or.jp）の許諾を得てください．